Matthias Hammer, Irmgard Plößl

Irre verständlich: Methodenschätze

Psychiatrie Verlag

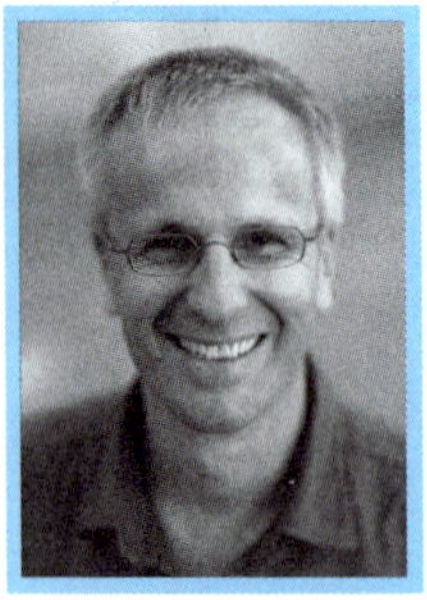

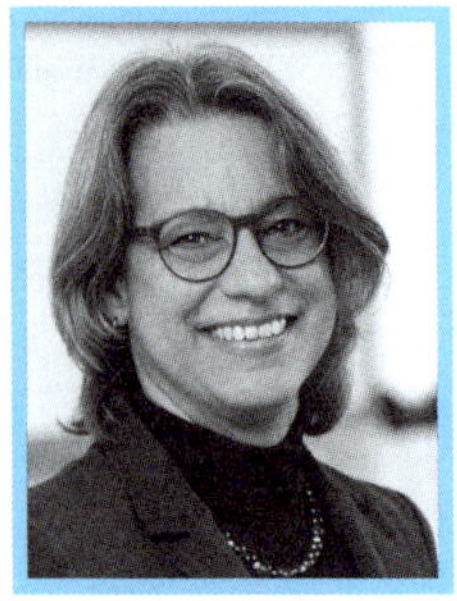

Dr. Matthias Hammer arbeitet als Psychologischer Psychotherapeut in eigener Praxis in Stuttgart nach langjähriger Tätigkeit in den Bereichen Psychiatrie, Rehabilitation psychisch kranker Menschen und Psychotherapie. Er leitet Seminare und Fortbildungen.

Dr. Irmgard Plößl ist Psychologische Psychotherapeutin. Sie leitet die Abteilung für Berufliche Teilhabe und Rehabilitation des Rudolf-Sophien-Stifts in Stuttgart. Seit Jahren gibt sie Seminare und Weiterbildungen.

Matthias Hammer, Irmgard Plößl

Irre verständlich: Methodenschätze

Wirksame Ansätze für die Arbeit mit psychisch erkrankten Menschen

Psychiatrie Verlag

Matthias Hammer, Irmgard Plößl
Irre verständlich: Methodenschätze
Wirksame Ansätze für die Arbeit mit psychisch erkrankten Menschen
Fachwissen

1. Auflage 2020, korrigierter Nachdruck 2024
ISBN: 978-3-88414-674-3
ISBN E-Book (PDF): 978-3-96605-112-5
ISBN E-Book (EPUB): 978-3-96605-113-2

Bibliografische Information der Deutschen Nationalbibliothek

Die Deutsche Nationalbibliothek verzeichnet diese Publikation
in der Deutschen Nationalbibliografie; detaillierte bibliografische Daten sind im Internet über http://dnb.d-nb.de abrufbar.

Weitere Bücher zum Umgang mit psychischen Erkrankungen unter:
www.psychiatrie-verlag.de

Umschlagkonzeption und -gestaltung: Grafikschmitz, Köln,
unter Verwendung eines Fotos von b-fruchten / photocase.de

Lektorat: Sandra Kieser, Köln

Illustrationen: Claus Ast, Nierstein

Typografiekonzeption und Satz: Iga Bielejec, Nierstein

Druck und Bindung: Westermann Druck Zwickau

Einleitung oder: Die Regulationssysteme des Menschen

Als wir beide nach dem Psychologiestudium angefangen haben, mit psychisch erkrankten Menschen zu arbeiten – die eine als Psychologin im Psychosozialen Dienst der Werkstatt für behinderte Menschen, der andere als Psychologe in einer Rehabilitationsabteilung für psychisch erkrankte Menschen, hätten wir uns ein Buch wie dieses gewünscht. Wir hätten uns gewünscht zu erfahren, welche Methoden in der Begleitung von psychisch Erkrankten nützlich sind. Und wir haben uns viele Fragen gestellt: Kann man denn normal reden mit Menschen, die Stimmen hören? Darf ich wahnhafte Klienten kritisieren? Wenn ich Gefühle anspreche, eskaliert dann alles sofort? Von vielen Kolleginnen und Kollegen, die uns ein Vorbild waren, durch deren Anregungen, in Fortbildungen, aus der Fachliteratur und aus den Erfahrungen in der eigenen Arbeit haben wir viel gelernt. Und wir haben hier zusammengetragen, was sich aus unserer Sicht bewährt hat. »Irre verständlich: Methodenschätze« ist eine Sammlung von Ansätzen aus Psychologie und Psychotherapie, die sich für die Arbeit mit schwer psychisch erkrankten Menschen eignen. Natürlich können nicht alle Methoden in allen Situationen und mit jeder Person umgesetzt werden. Deren Anwendung muss in jedem Fall gut überlegt und an die Situation angepasst werden.

Wir haben dieses Buch für all jene Fachkräfte geschrieben, die psychisch erkrankte Menschen im Alltag begleiten und unterstützen. Es soll als übersichtliche Landkarte dienen und als Verständnishilfe. Das Buch stellt eine Verbindung zwischen Theorie und Praxis her und macht deutlich, wie die dargestellten Methoden in der täglichen Arbeit wirken, wie sie eingesetzt und konkret angewandt werden können. Dies ist kein Selbsthilfebuch, aber ein Buch, das Hilfe zur Selbsthilfe geben soll.

Inhaltlich knüpfen wir an den ersten Band von »Irre verständlich« an; dieselbe anthropologische Logik liegt auch diesem Buch zugrunde. Wir versuchen in jedem Kapitel zunächst ein Verständnis dafür zu schaffen, wie unsere Klientinnen und Klienten die Zusammenarbeit mit uns erleben, wie sie fühlen und denken. Dann wird immer der Bezug hergestellt zu dem, was wir alle kennen – das allgemeine menschliche Erleben, das erst in einer extremen Ausprägung zur Erkrankung wird. Entsprechend erfordert die Arbeit mit psychisch erkrankten Menschen die Anwendung von Methoden, die wir aus dem Alltag kennen, die wir aber an unsere Klientinnen und Klienten anpassen müssen. Anschließend werden die fachlichen Grundlagen erläutert – zur Kommunikation, zu Emotionen und Kognitionen und zur Motivation. Herzstück aller Kapitel sind die praktischen Hilfen für den Alltag, die Methodenschätze, mithilfe derer Fachkräfte die Selbsthilfemöglichkeiten bei ihren Klientinnen und Klienten unterstützen und fördern können.

Schon ein Gespräch mit psychisch erkrankten Menschen kann schwer zu führen sein. Manche Klienten erzählen im Gespräch immer dasselbe, andere sprechen fast gar nicht oder antworten sehr einsilbig. Im Kapitel zur Kommunikation wird dargestellt, wie diese Gespräche gelingen können und welche Methoden sich gerade in der Arbeit mit psychisch erkrankten Menschen bewährt haben. Mitunter sind wir mit heftigen Gefühlsausbrüchen unserer Klientinnen und Klienten konfrontiert und wir wissen manchmal nicht, wie wir darauf reagieren sollen. Im Kapitel zu Emotionen erläutern wir, was passiert, wenn heftige oder unangenehme Gefühle aufkommen, und wie man praktisch damit umgehen kann. Das Kapitel zum Denken lässt uns verstehen, was Grübeln bedeutet, was in den Menschen vorgeht, wenn sie grübeln, und was wir tun können, wenn Klienten viel grübeln. Und nicht selten machen Klientinnen einfach nicht, was wir ihnen vorschlagen, obwohl wir doch sicher sind, dass das gut für sie wäre und sie weiterbringen würde. Das Kapitel zum Thema Motivation verrät, wie wir Klientinnen und Klienten motivieren können, auch wenn die am liebsten gar nichts verändern möchten. Und wie wir gelassen mit Widerstand umgehen.

Um unser Gegenüber zu verstehen und in ganz unterschiedlichen Situationen hilfreich unterstützen zu können, hilft uns ein Modell, das auf Paul Gilbert zurückgeht (Gilbert 2013; van den Brink & Koster 2013) und von drei Regulationssystemen ausgeht. Dieses Modell bzw. die Regulationssysteme sind die Grundlage für den verstehenden Zugang in diesem Buch, in jedem Kapitel wird Bezug genommen auf das *Antriebssystem*, das *Alarmsystem* und das *Bindungssystem*.

Die drei Regulationssysteme

Die drei Systeme dienen dazu, unsere Grundbedürfnisse und unser Überleben in einer sich ständig ändernden Umwelt zu sichern. Ihre Aufgabe ist es, uns vor Gefahren zu schützen (Alarmsystem), uns voranzubringen (Antriebssystem) und uns mit anderen Menschen zu verbinden (Bindungssystem). Der aktivierende Einfluss des Sympathikus bzw. sympathischen Nervensystems spielt dabei beim Alarmsystem und beim Antriebssystem eine Rolle, der beruhigende Einfluss des Parasympathikus bzw. parasympathischen Nervensystems dagegen beim Bindungssystem. Diese neurophysiologischen Systeme haben im Laufe der Evolution dem Überleben und der Weiterentwicklung der Menschheit gedient und sie sind zugleich hilfreich für das Verständnis von menschlichem Verhalten und Erleben auch in ganz alltäglichen Situationen.

Alarmsystem

ABBILDUNG 1
Eigenschaften und Funktionen des Alarmsystems (VAN DEN BRINK & KOSTER 2013)

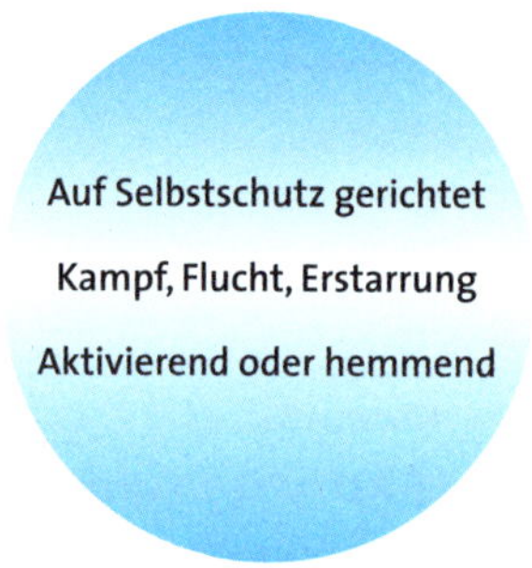

Die Grundfunktion des Alarmsystems ist es, unser Bedürfnis nach Kontrolle und Sicherheit zu bedienen und den Organismus in die Lage zu versetzen, sich vor Gefahren und Bedrohung zu schützen. Gefühle, die mit dem Alarmsystem verbunden sind, sind überwiegend unangenehm: Wir sind aggressiv oder wütend, haben Angst oder verhalten uns abweisend. Die Botenstoffe, mit denen das Alarmsystem arbeitet, sind vor allem Adrenalin, Noradrenalin und Cortisol. Besonders bei längerer Aktivierung des Alarmsystems, wenn man sich also ständig bedroht fühlt, spielt Cortisol eine große Rolle. Unser Körper wird ebenfalls in einen Alarmmodus versetzt, das Herz-Kreislauf-System ist aktiviert, die Muskulatur angespannt und die Atmung beschleunigt. Die Fähigkeit, sich in andere Menschen hineinzuversetzen und Mitgefühl zu empfinden, ist dagegen reduziert, wenn das Alarmsystem stark aktiviert ist.

Die Amygdala (Mandelkern) ist im Gehirn jene Region, von der aus die Alarmreaktion gesteuert wird. Sie liegt im sogenannten limbischen

System, das für Gefühle zuständig ist. Sobald wir Bedrohung und Gefahr wahrnehmen, wird das Alarmsystem aktiviert. Es ist sehr leicht und intensiv zu aktivieren und wird dann ziemlich dominant, denn für unser Überleben ist es extrem wichtig, Gefahren frühzeitig zu erkennen und abzuwehren. Die Amygdala als Alarmzentrale verfährt deshalb nach dem Motto: lieber einmal zu oft Alarm schlagen als einmal zu selten. Wenn das Alarmsystem häufig anspringt, z. B. bei Menschen, die großer Gefahr ausgesetzt waren und Opfer von Traumatisierung geworden sind, ist die Amygdala im Gehirn nicht selten deutlich vergrößert.

Dann besteht jedoch die Gefahr, dass das Alarmsystem gewissermaßen überreizt ist, es kann dann zu häufig anspringen, auch bei Gefahren, die gar nicht lebensbedrohlich sind. Insofern ist das Alarmsystem ganz wesentlich beteiligt an der Entwicklung von psychischen Erkrankungen. Eine akute psychische Krise entsteht durch das Zusammenwirken von Veranlagung (Vulnerabilität) und Stress. Bei einem chronisch überreizten, ständig aktivierten Alarmsystem ist die Stressbelastung dauerhaft hoch und die Gefahr einer akuten Krise steigt deutlich. Denn das Alarmsystem kann auch durch rein psychische Bedrohungen aktiviert werden, z. B. bei Kränkungen, Versagensgefühlen oder Einsamkeit, aber auch durch materielle Bedrohungen, wie Armut oder Arbeitslosigkeit. Und auch ganz ohne Bedrohung kann das Alarmsystem anspringen: Die bloße Erinnerung an ein traumatisches Ereignis kann die Alarmreaktion auslösen, obwohl zu diesem Zeitpunkt gar keine reale Gefahr droht. Wenn unsere Aufmerksamkeit ständig nur auf Bedrohungen gerichtet ist und unser Denken sich vorrangig mit Katastrophen beschäftigt, so kann auch dies das Alarmsystem aktivieren, selbst wenn wir uns eigentlich gar nicht in Gefahr befinden. Ganz besonders ausgeprägt ist dieser Mechanismus bei psychischen Erkrankungen, bei denen man sich bedroht oder verfolgt fühlt, extrem misstrauisch ist und in ständiger Erwartung von Katastrophen lebt. Das ist beispielsweise der Fall bei Psychosen, Depressionen, Angststörungen oder einer paranoiden Persönlichkeitsstörung. Bei Traumafolgestörungen ist das Alarmsystem ebenfalls maximal aktiviert. Aber auch durch Grübeln und sorgenvolles Denken – wenn man jederzeit mit einer Katastrophe rechnet – kann das Alarmsystem aktiviert werden.

Durch häufige Aktivierung von bestimmten Nervenzellnetzwerken stabilisieren sich genau diese Netzwerke (Bauer 2013). Je häufiger also eine Panikreaktion durch das Alarmsystem ausgelöst wird, desto leichter kann diese Reaktion auch in Zukunft ausgelöst werden und desto eher bewerten wir auch viele andere Situationen als potenziell bedrohlich und gefährlich. Eine zentrale Aufgabe von Fachkräften in der Arbeit mit psychisch erkrankten Menschen ist es daher, durch den Aufbau einer vertrauensvollen Beziehung das überaktivierte Alarmsystem der Klienten und Klientinnen zu beruhigen (FIEDLER 2018). Erst wenn das Alarmsystem nicht mehr dominant ist und die Klienten sich nicht mehr in einer permanenten Panikreaktion befinden, sind das Erleben von Sicherheit, Zugehörigkeit und Vertrauen (Bindungssystem) und Weiterentwicklung, Antrieb und Motivation (Antriebssystem) wieder möglich.

Antriebssystem

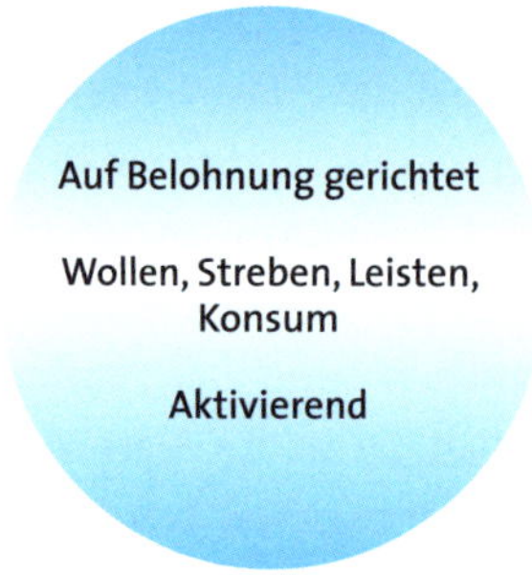

ABBILDUNG 2 Eigenschaften und Funktionen des Antriebssystems (VAN DEN BRINK & KOSTER 2013)

Die Grundfunktion des Antriebssystems ist die Vermittlung positiver Gefühle. Denn unangenehme Gefühle entstehen ganz von selbst, wenn wir längere Zeit nichts tun. Für angenehme Gefühle müssen wir aber aktiv werden und das Antriebssystem versetzt uns deshalb in Bewegung. Entsprechend sind überwiegend angenehme Gefühle mit dem Antriebssystem verbunden, die allerdings meistens nicht lange anhalten und deren Abklingen das Antriebssystem erneut anspringen lässt. Also wollen wir immer mehr, unser Streben nach Leistung oder Konsum wird vom Antriebssystem gesteuert. Ganz besonders geht es uns oft darum, für Leistung Anerkennung oder durch Konsum Belohnungen zu bekommen. Das Antriebssystem nutzt den Botenstoff Dopamin, der auch als Molekül des Wollens bezeichnet wird (KLEIN 2014). Entsprechend fühlen wir uns unter seinem Einfluss energiegeladen, aktiviert, getrieben und erregt. Die Dopaminausschüttung wird dabei ausgelöst durch den Anblick einer möglichen Beute, ganz unabhängig davon, ob wir tatsächlich etwas brauchen oder aber mehr als genug haben (z. B. durch den Klingelton vom Handy oder beim Shopping).

Bei verschiedenen psychiatrischen Krankheitsbildern ist das Antriebssystem überaktiviert. Beispielsweise sind bei Suchtkranken der Antrieb und die Aufmerksamkeit stark darauf gerichtet, das Suchtmittel zu beschaffen. Das gilt sowohl bei stoffgebundenen Süchten als auch bei

Verhaltenssüchten (z. B. Kaufen, Internet). Im Sinne einer Dysbalance sind bei suchtkranken Menschen die anderen Regulationssysteme weniger aktiviert: Beziehungen zu anderen Menschen spielen oftmals kaum noch eine Rolle (Bindungssystem) und auch Gefahren werden ignoriert (Alarmsystem). Bei bipolaren Störungen wechselt das Antriebssystem zwischen zu starker Aktivierung in der Manie und zu schwacher Aktivierung in der Depression. Und auch bei extrem ausgeprägtem Leistungsstreben mit dem Fokus auf Anerkennung, wie dies beispielsweise bei narzisstischen Persönlichkeitsstörungen der Fall ist, ist das Antriebssystem überaktiv. Gerade wenn man mit anderen Menschen um Aufmerksamkeit und Anerkennung konkurrieren muss, kann dies zu einem übersteigerten Antriebssystem führen. Gleichzeitig können sich das Alarmsystem und das Antriebssystem gegenseitig aufschaukeln: Fehlende Anerkennung für Leistung lässt dann das Alarmsystem anspringen, dieses aktiviert sofort wieder das Antriebssystem für noch mehr Leistung. Die Folge kann beispielsweise eine Burn-out-Problematik sein. Paul GILBERT (2013) sieht im Wechselspiel zwischen Antriebssystem und Alarmsystem eine wesentliche Dynamik in unserer Leistungsgesellschaft.

Bei schweren psychischen Erkrankungen ist das Antriebssystem aber oft nicht überreizt, sondern zu wenig aktiv. Bei einer Minussymptomatik in der Psychose, bei Depression aber auch durch Ängste kann der Antrieb fast ganz verloren gehen, es fällt Klientinnen und Klienten dann schwer, überhaupt etwas zu wollen oder zielgerichtet zu handeln. Im Kapitel zu Motivation wird dargestellt, wie das Antriebssystem bei diesen Menschen wieder aktiviert und Motivation wieder aufgebaut werden kann.

Bindungssystem

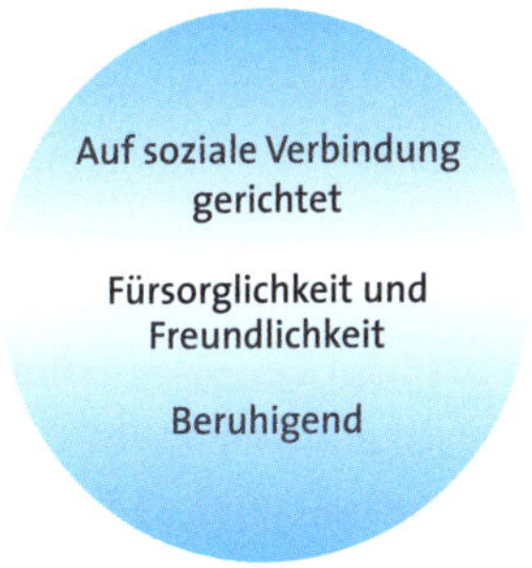

ABBILDUNG 3 Eigenschaften und Funktionen des Bindungssystems (VAN DEN BRINK & KOSTER 2013)

Die Grundfunktion des Bindungssystems ist es, uns zufrieden, sicher und mit anderen Menschen verbunden fühlen zu können. Wenn

Sicherheit, Wohlbefinden und soziale Verbundenheit vorherrschen, ist das Bindungssystem aktiviert. Dieses System hat sich in der Evolution als ausgesprochen vorteilhaft für das Überleben des Menschen und überhaupt für alle Säugetiere erwiesen. Vor allem die Fürsorge von Eltern für ihren Nachwuchs erhöht dessen Überlebenswahrscheinlichkeit ganz erheblich. Dagegen wissen wir, dass der Nachwuchs von Fröschen sehr gefährdet ist. Kaulquappen werden von Fischen, Molchen, Insektenlarven etc. gefressen. Deshalb legen Frösche Tausende von Eiern, damit nur wenige Kaulquappen überleben.

Das Bindungssystem nutzt vorrangig die Botenstoffe Oxytocin, GABA und Serotonin. Das Erleben von sozialer Verbundenheit führt zu länger anhaltenden angenehmen Emotionen wie Wärme, Gelassenheit, Zufriedenheit und Wohlbefinden. Das Bindungssystem kann vor allem dann aktiv sein, wenn die anderen Regulationssysteme nicht im Vordergrund stehen, wenn also das Alarmsystem aktuell keinen Anlass für Gefahr sieht und das Antriebssystem nicht aktiv sein muss, weil kein Mangel besteht. Wenn unser Bindungssystem aktiviert ist und wir andere Menschen in der Nähe haben, die wir als hilfreich erleben, so reduzieren sich die Gefühle von Angst, Bedrohung, Gefahr oder Mangel zusätzlich noch. Wir Menschen sind von der Evolution so geformt, dass wir am besten funktionieren, wenn wir uns sicher, unterstützt und mit anderen verbunden fühlen. Wir sind von Geburt an angelegt auf Beziehungen zu anderen Menschen und die allermeisten von uns haben ein grundlegendes Bedürfnis nach Verbundenheit und Zugehörigkeit.

Wir sollten in unserer Arbeit als Fachkräfte versuchen, das Bindungssystem unserer Klientinnen und Klienten zu stärken, und so dazu beitragen, dass sie sich beruhigen und sicher fühlen können. Wenn das Alarmsystem bei Klienten überaktiv ist, so sollten wir in diesem Panikmodus nicht mit ihnen arbeiten, sondern versuchen, Bedingungen zu schaffen, die eine Verlagerung in das Bindungssystem möglich machen. Durch vertrauensvolle, haltgebende, Zugehörigkeit und Sicherheit vermittelnde Beziehungen können wir Klienten am besten dabei unterstützen, das überaktive Alarmsystem zurückzufahren und wieder Antrieb und Neugier zu entwickeln.

Auch das Bindungssystem kann zu ungünstigen Lebenssituationen führen. Ein Problem sind aber meist nicht zu viele oder zu intensive Beziehungen, sondern die falschen Bindungen und ein Mangel an Bindung durch Einsamkeit. Das Bindungssystem kann dazu führen, dass man in abhängige, missbräuchliche oder gewalttätige Beziehungen hineingerät. Und das Bindungssystem reagiert sehr auf den Verlust von Beziehungen, auf Beziehungslosigkeit, Einsamkeit und Isolation. Dies wird als

Gefahr eingeschätzt und dadurch wiederum wird das Alarmsystem stark aktiviert. Da viele psychisch erkrankte Menschen nur ein kleines Beziehungsnetzwerk haben, sind Einsamkeit und soziale Isolation wichtige Belastungsfaktoren. Generell können zwischenmenschliche Beziehungen nicht nur seelische, sondern weitreichende körperliche Auswirkungen haben. Joachim Bauer (2013) betont, dass gute zwischenmenschliche Beziehungen, Bindung und soziale Unterstützung die am besten wirksame und nebenwirkungsfreie Medizin gegen seelischen und körperlichen Stress sind. Eine von Vertrauen und Wertschätzung geprägte Beziehung zu einer Fachkraft bietet daher nicht selten einen sicheren Anker für die emotionale Weiterentwicklung eines Klienten oder einer Klientin.

Zusammenfassung

Wir Menschen brauchen alle drei Regulationssysteme, jedes ist für sich genommen wichtig und sinnvoll. Es ist deshalb nicht anzustreben, dass ein System stärker aktiviert ist als die anderen oder dass einzelne Systeme gar ganz abgeschaltet werden. Stattdessen sollten sich die drei Systeme in einem harmonischen, wechselseitigen Gleichgewicht befinden.

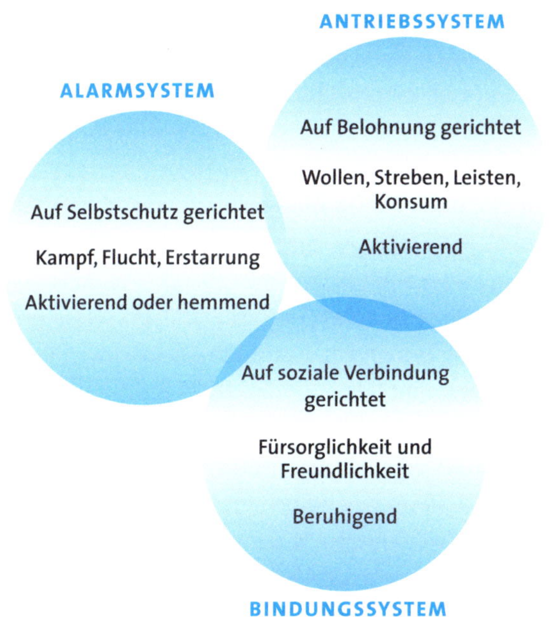

ABBILDUNG 4 Die drei Regulationssysteme im Gleichgewicht (van den Brink & Koster 2013)

Meistens hat eines der drei Systeme die Oberhand, dabei sind schnelle Wechsel zwischen den Systemen möglich. Alle drei Regulationssysteme müssen gut arbeiten und sich bei Bedarf auch wechselseitig ablösen können. Besteht eine konkrete Gefahr, kann ein gut funktionierendes Alarmsystem lebensrettend sein. Wenn wir Hunger haben oder etwas unbedingt erreichen möchten, dann ist das Antriebssystem aktiv. Wenn keine Gefahr droht und nichts organisiert werden muss, kann das Bindungssystem in den Vordergrund treten. Diese drei Regulationssysteme sind zutiefst verankert in uns Menschen. Alle Menschen müssen die Grundbedürfnisse nach Bindung, Sicherheit und Aktivität in Balance halten, psychisch erkrankte Menschen genauso wie alle anderen auch.

Bei psychisch erkrankten Menschen sind die drei Regulationssysteme allerdings oftmals nicht in der Balance. Eine Form der Dysbalance kann ein chronisch überaktives Alarmsystem sein, was ein ständiges Erleben von Bedrohung und Gefahr zur Folge hat. Viele psychisch erkrankte Menschen haben darüber hinaus ein unzureichend entwickeltes Bindungssystem, weil sie in Kindheit und Jugend Traumatisierung oder kaum Sicherheit erlebt haben. Vielen fällt es dann schwer, fürsorglich und liebevoll mit sich selbst umzugehen, und sie entwickeln ein eher negatives Selbstbild. Das Ungleichgewicht besteht hier in einem unzureichend aktivierten Bindungssystem. Eine Dysbalance des Antriebssystems kann dagegen sowohl in übersteigerter als auch in fehlender Aktivierung bestehen. Zu hoch gesteckte Ziele, verbunden mit der Angst, diese Ziele nicht zu erreichen, können das Antriebssystem zu stark aktivieren. Ein unterentwickeltes Antriebssystem führt dagegen eher dazu, dass man nichts mehr wollen kann, keine Energie aufbringt und sich nur schwer motivieren kann.

Insgesamt möchten wir Sie in diesem Buch also über die Hintergründe informieren, wie Emotion, Kognition und Motivation zusammenhängen. Wir sind überzeugt davon, dass dieses Wissen Fachkräften bei ihrer Arbeit hilft, Menschen dabei zu unterstützen, besser mit ihrer psychischen Erkrankung umzugehen und ein Gleichgewicht zwischen Verbundenheit, Aktivität und Sicherheit zu erleben.

Ganz vorn steht das Kapitel zur Gesprächsführung, denn Kommunikation ist das wichtigste Medium unserer Arbeit: um Kontakte zu knüpfen, aber auch um Menschen zu helfen, sich zu beruhigen, sich zu motivieren oder Ziele zu vereinbaren. Kommunikation dient dem Aufbau von Bindung und Beziehung, dem Abbau von Stress und der Beruhigung und vermittelt Sicherheit. Deshalb ist das Thema Kommunikation übergeordnet, gleichzeitig stellen wir auch in allen anderen Kapiteln Gesprächsführungsstrategien vor.

Im nächsten Kapitel finden Sie zunächst einige allgemeine Informationen über den Zusammenhang zwischen Emotionen und psychischer Erkrankung. Emotionen hängen ganz eng mit den drei Regulationssystemen zusammen. Belastende Gefühle haben viel mit der Überaktivierung des Alarmsystems zu tun. Angenehme Gefühle erleben wir, wenn wir unsere Ziele erreichen und Erfolg haben oder wenn wir Bindung und Zugehörigkeit erfahren. Und Emotionen geben uns Rückmeldung dazu, ob unsere Grundbedürfnisse nach Sicherheit, Aktivierung und Bindung erfüllt werden.

Im Kapitel zur Kognition werden Auswege aus häufigen Gedankenfallen dargestellt. Denn bei vielen psychischen Erkrankungen führen v.a. Grübeln, Sichsorgen und Katastrophengedanken zu einer zusätzlichen Aktivierung des Alarmsystems, ohne dass eine reale Bedrohung vorliegt.

Das Kapitel Motivation hält Handwerkszeug bereit, wie es gelingen kann, das Antriebssystem wieder zu aktivieren und zu stärken und ungesunde Übermotivation etwas zu beruhigen.

In der Begleitung von psychisch erkrankten Menschen erleben wir oft, dass Menschen intensive Gefühle oder aber gar keine Emotionen mehr haben, dass Menschen passiv und zurückgezogen leben oder zeitweise überaktiv sind. Wir erleben, dass Menschen zu uns kommen mit übertriebenen Sorgen, mit extrem negativen Sichtweisen von sich selbst, von anderen Menschen und von der Welt. Wir wollen all dies hier mit den dahinterliegenden drei Regulationssystemen in Verbindung bringen und fachliche Theorien und Hintergründe darstellen, wie diese Verhaltensweisen entstehen, und so Verständnis wecken und Handlungsmöglichkeiten aufzeigen.

Kommunikation und Gesprächsführung

»Ich glaube daran, dass das größte Geschenk, das ich von jemandem empfangen kann, ist, gesehen, gehört, verstanden und berührt zu werden. Das größte Geschenk, das ich geben kann, ist, den anderen zu sehen, zu hören, zu verstehen und zu berühren. Wenn dies geschieht, entsteht Beziehung.« VIRGINIA SATIR

Für die allermeisten Menschen ist wichtig, dass sie sich von anderen wahrgenommen und akzeptiert fühlen und ein Gefühl von Zugehörigkeit, Sicherheit, Unterstützung und Verbundenheit mit anderen Menschen haben (GILBERT 2013). Wir Menschen sind so angelegt, dass wir Bindungen und Beziehungen mit anderen Menschen eingehen. Kommunikation ist ganz wesentlich für die Gestaltung solcher Beziehungen. Durch Kommunikation fühlen wir uns vom anderen gesehen, gehört und verstanden und können auch andere verstehen und erreichen. Vor diesem Hintergrund ist Kommunikation das zentrale Mittel für unsere Arbeit mit psychisch erkrankten Menschen. Kommunikation findet mit Worten statt, wir führen Gespräche. Sie findet aber auch ohne Worte statt über Mimik, Gestik und vor allem darüber, dass wir dem Gegenüber unsere Aufmerksamkeit schenken. Aber auch dem anderen die Aufmerksamkeit zu entziehen oder sich abzuwenden ist eine Form von Kommunikation. Durch Kommunikation gestalten wir die Beziehung zu anderen Menschen. Wenn es gelingt, die Beziehung zu Klientinnen und Klienten so zu gestalten, dass sie sich angenommen und wertgeschätzt fühlen, so wie sie sind, dann werden Wachstum und Entwicklung möglich. Entscheidend ist, dass Klienten und Klientinnen uns als »mitfühlende Begleiter« erleben können.

Beziehungsgestaltung und Kommunikation sind die wesentlichen Elemente unserer Arbeit.

Kommunikation ist nicht nur die Anwendung unterschiedlicher Gesprächsführungstechniken, sondern eine umfassende innere Haltung, die über das Einsetzen einzelner Kommunikationswerkzeuge hinausgeht (RIPPER & RIPPER 2018). Dafür sollten Sie sich von Ihren Klientinnen und Klienten emotional berühren lassen und offen sein für deren emotionales

Erleben. Damit die Gesprächsführung zur Beziehungsgestaltung beitragen kann, gibt es Methoden, die sich bewährt haben, und solche, die eher weniger geeignet erscheinen. Insgesamt ist gelungene Gesprächsführung aber nicht eine Aneinanderreihung von Techniken nach Rezept. Entscheidend ist, eine offene, akzeptierende, annehmende und authentische Grundhaltung einzunehmen. Kommunikation ist der zentrale Schlüssel, der den Zugang zu Menschen öffnen oder verschließen kann. Es gibt nicht nur die eine »richtige« Art, Gespräche zu führen, es gibt viele Wege, emotional gut im Kontakt zu sein und zu kommunizieren, aber natürlich kann es manchmal auch zu Missverständnissen und Schwierigkeiten kommen. Derselbe Schlüssel passt nicht für alle Schlösser, aber einer passt immer. Vom richtigen Umgang mit den Schlüsseln der Kommunikation handelt dieses Kapitel. Die vorgestellten Methoden können als Zutaten für eine gelingende Kommunikation verstanden werden, die nicht alle verwendet werden müssen und immer wieder neu kombiniert werden können. Das Kapitel ist als Schatzkiste mit Anregungen zu verstehen.

Die Perspektive von Klientinnen und Klienten

Viele Klientinnen und Klienten berichten rückblickend von Gesprächen mit Fachkräften, die wichtig für sie waren auf ihrem Weg, die Erkrankung zu bewältigen und sich wieder gesund zu fühlen. Viele erzählen von Gesprächen, die ihnen nachdrücklich in Erinnerung geblieben sind, weil sie sich wirklich wahrgenommen gefühlt haben. Sie erlebten ein Gespräch z. B. als hilfreich, wenn es ihnen dadurch gelungen ist, selbst klarer zu sehen oder Ideen für Veränderungsmöglichkeiten zu entwickeln. Während der Arbeit an diesem Kapitel habe ich immer wieder Klientinnen und Klienten gefragt, was sie als positiv und hilfreich in der Kommunikation mit Fachkräften erlebt haben.

BEISPIELE

MARTINA »Also ich finde es ganz wichtig, einen Termin für ein Gespräch auszumachen, damit meine Betreuerin auch wirklich Zeit hat. Es ist wichtig, Zeit zu haben, um kurz eine Situation, in der man sich befindet, zu beschreiben. Erst mal klarmachen, in welcher Situation man steckt, welches Problem man grade hat, wofür man eine Lösung finden will. Und dann ist es zuerst einmal toll, wenn die Person gut zuhören kann, ohne sofort zu viele verschiedene Lösungsmöglichkeiten vorzuschlagen.«

SAMIR »Ich finde sehr gut, wenn meine Betreuerin im Gespräch die Lenkung übernimmt, auch die zeitliche Lenkung, mich manchmal auch unterbricht, um z. B. zum Thema zurückzukehren. Strukturieren kann gut kombiniert werden mit Zuhören und Wiedergeben. Wichtig ist dabei, dass man wirklich spürt, dass die Zeit da ist, um etwas zu äußern. Gut ist aber auch, wenn das Gegenüber das Gespräch doch etwas strukturiert, damit nicht die Zeit um ist und das Problem noch gar nicht zur Sprache kam. Überhaupt sind Formulierungen wichtig: das Wort Problem z. B. vermeiden, besser Herausforderung sagen.«

OLAF »Nachfragen ist wichtig, sich zwischendurch interessieren, ob es läuft. Nicht nur Problemgespräche führen. Fachkräfte sollten wirkliches Interesse zeigen. Privates von den Klienten erinnern, dies auch mal ansprechen, z. B. ein Hobby. Auch gut ist, wenn sie nachfragen, wie es einem geht, was gestern los war oder so. Der Mensch möchte wahrgenommen werden, das Gefühl haben, dass es nicht egal ist, ob er da ist oder nicht.«

SYBEL »Einen angenehmen Raum für ein Gespräch finde ich wichtig, schlicht oder nett dekoriert, aufgeräumt und nicht zu abgelegen. Ich will mich auch als Frau sicher und wohl fühlen und mag es nicht, wenn ich männliche Berater erst mal in irgendwelchen dunklen, mir unbekannten Ecken suchen muss.«

Auf der anderen Seite mussten die meisten Klientinnen und Klienten, die ich gefragt habe, nicht lange überlegen, um sich an unangenehme Gesprächssituationen mit Fachkräften zu erinnern. Manche berichten, sie hätten sich nicht verstanden gefühlt oder wurden vorschnell in eine Ecke gedrängt, bewertet und abgestempelt, nicht ernst genommen oder unter Druck gesetzt.

BEISPIELE

SENAD »Echt nervig ist, wenn jemand sagt, er habe Zeit für ein Gespräch, und dann aber doch total in Eile und unkonzentriert ist. Dann soll er das doch lieber sagen und einen anderen Gesprächstermin vorschlagen.«

TINA »Ich finde es unmöglich, wenn mich jemand einfach so wegschiebt. Ein Betreuer sagte mal zu mir: ›Das ist jetzt nicht mein Gebiet, dafür habe ich überhaupt keine Zeit, ich habe so viel zu tun‹ und dann hat er mir noch erzählt, was er alles zu tun hat. Ich hab mich total abgebügelt gefühlt und hatte den Eindruck, dass der mir sein Problem aufdrücken will. Ich gehe dann mit einem schlechteren Gefühl raus, als ich reingekommen bin. Besser ist es doch, Klartext zu sprechen und auch zu sagen, wie es weitergeht. Also: dass er jetzt keine Zeit für mich hat und wann er sich die Zeit nehmen kann.«

PETER »Schlecht ist es, nicht begrüßt zu werden. Ein Handschlag muss gar nicht sein, aber der Mensch will Aufmerksamkeit erfahren, wahrgenommen werden.«

Was wir alle kennen

Wir alle haben vermutlich gute und schlechte Erfahrungen mit Gesprächen in unserem Alltag gemacht. Wir kennen das Gefühl, wirklich verstanden worden zu sein, und haben Gespräche als echte Entlastung erlebt. Auf der anderen Seite hat jeder schon Gespräche erlebt, die sich im Kreis drehen und die einen ärgerlich oder hilflos zurücklassen. Ob eine bestimmte Methode der Gesprächsführung – beispielsweise das Äußern von Verständnis oder das Erteilen von Anweisungen – als hilfreich oder als vollkommen unangebracht erlebt wird, hängt dabei entscheidend von der Beziehung zwischen den Gesprächspartnern ab und vom Kontext, in dem das Gespräch stattfindet

Wer beispielsweise wegen einer Störung zum wiederholten Mal bei seinem Telefonanbieter anruft, wird sich vermutlich nicht verstanden fühlen, wenn die Person am anderen Ende der Leitung beteuert: »Ich verstehe Ihr Problem«, sondern wütend den Telefonhörer in die Ecke pfeffern. Wenn wir dagegen einer Bekannten erzählen, dass wir große Ängste haben, vor vielen Menschen einen Vortrag zu halten, dann werden wir erleichtert sein, wenn die Bekannte sagt, sie verstehe das, denn ihr sei es genauso gegangen, und wir sind neugierig zu erfahren, wie sie mit den Ängsten umgegangen ist.

Die meisten Menschen reagieren verärgert, wenn ihnen Vorschriften gemacht werden oder sie sich gegängelt fühlen. Nahezu niemand lässt sich gerne Anweisungen geben und findet es gut, wenn der eigene Handlungs- und Entscheidungsspielraum eingeschränkt wird. Das führt dann mitunter sogar dazu, dass wir uns weigern, Anweisungen zu befolgen, die wir eigentlich sinnvoll finden. Wir leisten einfach aus Prinzip Widerstand, um uns nicht fremdbestimmt zu fühlen *(»Nur weil der das sagt, mache ich das noch lange nicht.«)*. Ganz anders erleben wir solche Anweisungen, wenn wir jemanden speziell darum gebeten haben. Dies kann beispielsweise bei einem Arzt der Fall sein, dessen Anweisungen wir als hilfreich erleben und denen wir Folge leisten. Und auch den lautstark vorgetragenen Anweisungen des Fitnesstrainers im Sportstudio folgen wir widerspruchslos.

Wann haben wir das Gefühl, dass ein Gespräch ein »gutes Gespräch« war? Das hängt natürlich von den Inhalten ab, über die gesprochen wurde. Davon, ob wir alles sagen konnten, was uns wichtig war, Antworten auf unsere Fragen bekamen und Dinge klären konnten. Mindestens genauso wichtig ist jedoch die Gesprächsatmosphäre. Das Gefühl zu haben, dass das Gegenüber wirklich zuhört und verstehen möchte, was wir meinen. Dass die Person uns vielleicht einen Rat gibt, aber nicht über uns bestimmen möchte. Dass wir uns auf gleicher Ebene begegnen und nicht vom anderen belehrt oder von oben herab behandelt werden. Und wenn es dann noch gelingt, nicht nur Worte auszutauschen, sondern auch Raum für Emotionen zu lassen, dann ist echte Begegnung zwischen Menschen möglich und ein wirklich gutes Gespräch entsteht.

Der Kontext spielt natürlich eine wichtige Rolle. Gespräche mit guten Freundinnen führen wir oft mit Emotionen und einer Anteilnahme, die uns in Gesprächen mit Klienten unangebracht erscheinen. Dort sind wir darauf bedacht, dass wir in unserer fachlichen, professionellen Rolle bleiben. Die professionelle Distanz einzuhalten ist tatsächlich wichtig. Mitunter kann diese Distanz aber dazu führen, dass wir im Gespräch mit einem Klienten oder einer Klientin betont fachlich und sachlich vorgehen und gar nicht mehr offen für den Menschen sind, wenig zugewandt und emotional spürbar. Wir sollten daher eine Sensibilität dafür entwickeln, wie das Erleben und auch das Verhalten einer Person durch die Art beeinflusst wird, wie wir mit ihr sprechen.

Grundlagen der Kommunikation

Wenn zwei oder mehr Menschen zusammensitzen, sich aufeinander konzentrieren und miteinander sprechen, dann ist das natürlich Kommunikation. Doch Kommunikation umfasst viel mehr als das Führen von Gesprächen. Auch die zwei Sätze, die zwischen Tür und Angel gewechselt werden, und jede kleine Bemerkung im Alltag sind Kommunikation. Kommunikation benötigt keine direkte Begegnung, wir können schriftlich kommunizieren oder über soziale Medien. Und Worte sind generell nicht die einzige Form der Kommunikation. Jemanden anzulächeln, ihm den Rücken zuzudrehen, jemandem zuzunicken oder die Hände in die Hüften zu stemmen sind ebenfalls Formen der Kommunikation. Der Kommunikationswissenschaftler und Psychotherapeut Paul WATZLAWICK

(2016) prägte den berühmten Satz: »Man kann nicht nicht kommunizieren«. Kommunikation besteht also nicht nur aus Worten. Auch wenn wir schweigen oder bewusst versuchen, gar nichts zu tun, senden wir eine Botschaft und es findet Kommunikation statt.

Der Begriff Kommunikation geht auf das lateinische Wort »communicatio« zurück und bedeutet »Mitteilung«. Kommunikation beinhaltet, in Beziehung zu treten mit jemandem. Entscheidend ist dabei die innere Haltung, die man gegenüber dem Gesprächspartner einnimmt. Günstig ist, wenn wir uns bewusst konzentrieren, aufmerksam sind und uns unserem Gegenüber zuwenden.

Durch Kommunikation können wir die Beziehung zu unseren Klientinnen und Klienten verbessern. Wenn es uns gelingt, die Beziehung zu unseren Klientinnen und Klienten aktiv zu gestalten, ist dies ein Kennzeichen, dass wir gut arbeiten. Auch in Studien zur Wirksamkeit von Psychotherapie wird immer wieder belegt, dass nicht die eingesetzten Techniken primär wirksam sind, sondern die Qualität der Beziehung zwischen Therapeutin und Klient (Fiedler 2018). Manche Fachkräfte können bei fast allen Klientinnen und Klienten positive Entwicklungen anregen und diese wirksam unterstützen. Im amerikanischen Sprachgebrauch werden sie »Supershrinks« genannt (Fiedler 2018). Supershrinks zeichnen sich u.a. durch die folgenden Haltungen aus:

Supershrinks (Rudolf 2018)

Freundliches Interesse Sie interessieren sich aufrichtig und anhaltend für andere Menschen und gehen nicht davon aus, sie wüssten sowieso schon, was der Klient wolle oder worum es ihm gehe.

Respektvolle Akzeptanz Sie signalisieren, dass sie auch schmerzliche oder hoffnungslose Zustände ihrer Klientinnen ertragen können und dass Klientinnen ihnen diese Dinge mitteilen können. Die Zusammenarbeit zeichnet sich durch geteilte Verantwortung aus.

Ihre Grundeinstellung ist geprägt durch Versöhnlichkeit, grundlegende Gelassenheit, Daseinsfreude, Dankbarkeit und Humor.

Von Carl Rogers (1902–1987), dem Begründer der Gesprächspsychotherapie, können wir ebenfalls viel lernen zum Thema Haltung und Beziehung in der Kommunikation. Die auf Rogers (2009) zurückgehende *Klientenzentrierte Kommunikation* bietet auch abseits von Psychotherapie viele Ansatzpunkte für den Beziehungsaufbau und die Gesprächsführung. Im Vordergrund steht für Rogers stets die Haltung des Gesprächsführenden.

Carl Rogers legte Wert auf die Feststellung, dass es bei Kommunikation nicht nur darum geht, was inhaltlich gesagt wird, was man »rüberbringen« möchte. Mindestens genauso wichtig sind die Emotionen, die im Gespräch entstehen. Diese sollten wahrgenommen und angesprochen werden. Auch Paul Watzlawick unterscheidet zwischen dem Inhalts- und dem Beziehungsaspekt der Kommunikation: Jede Mitteilung enthält rein sachliche Informationen und zugleich sagt sie etwas über die Beziehung der Gesprächspartner untereinander. Der Beziehungsaspekt ist mindestens so bedeutsam wie die inhaltliche Botschaft.

Wir sollten in einem Gespräch eine Atmosphäre schaffen, in der Klientinnen und Klienten keine Angst haben müssen, in der sie Vertrauen und Verständnis spüren, in Kontakt mit ihren Emotionen sind und sich mit sich selbst auseinandersetzen können. Damit diese Atmosphäre entsteht, sollten wir auf drei von Rogers benannte Qualitäten achten: Kongruenz, Wertschätzung und Empathie.

Klientenzentrierte Gesprächsführung

Empathie: Hinspüren

In der Arbeit mit psychisch erkrankten Klienten ist es wichtig, empathisch zu sein, das ist allgemein bekannt. *Empathie* wird manchmal jedoch fast gleichgesetzt mit einer Persönlichkeitseigenschaft. Menschen sind scheinbar entweder empathisch oder sie sind es eben nicht. Das stimmt so jedoch nicht. Empathie ist viel eher eine innere Haltung, die wir einnehmen und um die wir uns immer wieder bemühen sollten.

Empathisch zu sein bedeutet, die Gefühle zu erspüren, die das Gegenüber hat. Bildlich gesprochen sollte man in diese Emotionen eintauchen, sie erleben und verstehen, jedoch ohne sie zu bewerten. Wir sollten versuchen genau hinzuspüren, welche Emotionen ein Klient hat, auch wenn er sie vielleicht selbst gar nicht zum Ausdruck bringt. Dabei sollten wir unbedingt darauf achten, dem Klienten keine Emotionen zu unterstellen, und auch nicht davon ausgehen, welche Emotionen wir beispielsweise selbst anstelle des Klienten hätten. Damit Empathie entsteht, muss man die eigenen Gedanken und Gefühle soweit möglich beiseitelassen. Es geht weder darum, dass wir das Erleben des Klienten an unsere eigenen Erfahrungen »andocken«, noch darum, dass wir bewerten, ob die Emotionen angemessen und »richtig« sind.

Empathie bedeutet auch, die Emotionen des Gegenübers nicht nur wahrzunehmen, sondern diese auch mitzuteilen. Reinhard und Anne-Marie TAUSCH (1990) beschreiben verschiedene *Empathie-Techniken*, mit denen Emotionen widergespiegelt werden können.

BEISPIEL

KLIENTIN »Meine Chefin hält immer nur zu den anderen. Mich nimmt nie jemand in Schutz!«

Paraphrasieren bzw. Spiegeln

Auf der Sachebene kann die Gesprächspartnerin zunächst in eigenen Worten zusammenfassen, was die Klientin gesagt hat.

ERGOTHERAPEUTIN »Sie haben den Eindruck, dass keiner zu Ihnen hält.«

Ein Ausdruck von Empathie ist es, nicht nur zusammenzufassen, was die Klientin inhaltlich gesagt hat, sondern auch das erspürte Gefühl anzusprechen.

BEISPIEL

ERGOTHERAPEUTIN »Sie fühlen sich im Stich gelassen.«

Verbalisierung emotionaler Erlebnisinhalte

Wir sollten uns dabei ganz auf das Erleben der Klientin konzentrieren:

- Welche Wünsche und Bedürfnisse sind für sie im Moment wichtig?
- Wie nimmt sie die Situation wahr?
- Welches Gefühl löst die Klientin bei mir als Fachkraft aus?

Unsere eigene Bewertung der Situation sollten wir nicht ins Gespräch einfließen lassen, sondern uns ganz auf die Sicht der Klientin konzentrieren. Eigene Emotionen, die die Klientin mit ihrer Schilderung bei uns auslöst, können jedoch mitgeteilt werden.

BEISPIEL

ERGOTHERAPEUTIN »Es macht mich traurig, dass Sie sich so alleingelassen fühlen.«

Verbalisierung von Wunschgedanken

Wenn Sie erspüren, welches Bedürfnis hinter dem Gefühl steht, können Sie das Gespräch zusätzlich noch in eine positive Richtung lenken. Versuchen Sie auszudrücken, was die Klientin sich wünscht, und bringen Sie dies in Ihrer Zusammenfassung zum Ausdruck.

BEISPIEL

ERGOTHERAPEUTIN »Sie wünschen sich, dass jemand zu Ihnen hält und Sie nicht alleine dastehen.«

Wenn wir uns über das Verhalten eines Klienten ärgern, fällt es uns oft besonders schwer, empathisch zu sein. Mit einer empathischen Gesprächsführung kann es jedoch auch bei schwierigem oder störendem Verhalten gelingen, nachzuvollziehen, welches unerfüllte Bedürfnis hinter diesem Verhalten steht. Und oft ergeben sich Ideen, welche anderen, nicht störenden Verhaltensweisen das Bedürfnis stattdessen befriedigen könnten. In der *gewaltfreien Kommunikation* (ROSENBERG 2019) wird die empathische Gesprächsführung auf der Ebene der Gefühle und Bedürfnisse auch als »Giraffensprache« bezeichnet (siehe auch S. 90).

Die Giraffensprache ist die Sprache des Herzens und heißt so, weil die Giraffe das Landtier mit dem größten Herzen ist und aufgrund ihres langen Halses einen guten Überblick hat. In der Giraffensprache wird strikt darauf geachtet, nur Beobachtungen mitzuteilen und keine Bewertungen. Gefühle und die dahinterliegenden Bedürfnisse werden wahrgenommen und angesprochen, sowohl beim Gegenüber als auch bei sich selbst. Die Giraffensprache ist eine mitfühlende, empathische Sprache, in Giraffensprache werden keine Forderungen gestellt, sondern Wünsche formuliert.

Giraffensprache: nur Beobachtungen, keine Bewertungen

BEISPIEL

ERGOTHERAPEUTIN (*in Giraffensprache*) »Sie fühlen sich im Stich gelassen und haben den Eindruck, dass niemand zu Ihnen hält. Es macht mich traurig, dass Sie sich so alleingelassen fühlen. Ich möchte mit Ihnen einen Weg finden, damit Sie sich wahrgenommen und geborgen fühlen können.«

Wertschätzung: Du bist o. k.

Eine wertschätzende Haltung gegenüber Klientinnen und Klienten einzunehmen ist die zweite von Rogers benannte Qualität in der klientenzentrierten Gesprächsführung. Wir alle wissen, wie wichtig Wertschätzung ist, und wohl kaum jemand würde von sich selbst sagen, er oder sie arbeite nicht wertschätzend mit den Klientinnen und Klienten. Dennoch kann es passieren, dass die Wertschätzung, die man jemandem entgegenbringt, zu wenig zum Ausdruck gebracht wird, nicht nur zwischen Fachkräften und Klienten, sondern auch unter Kolleginnen und Vorgesetzten. Es lohnt sich deshalb, bewusst auf das Übermitteln professioneller Wertschätzung zu achten.

Wertschätzung bedeutet nicht, den anderen allgemein großartig zu finden oder zu übermitteln, was am Gegenüber besonders toll ist. Wertschätzung bedeutet nach Rogers, eine Person so zu akzeptieren, wie sie ist. Das Gegenüber wird vollständig respektiert, angenommen und geachtet. Rogers (1973) nennt dies »bedingungslose Akzeptanz«. Eine Klientin empfindet sich also als wertgeschätzt, wenn sie das Gefühl hat, als Person in Ordnung und akzeptiert zu sein – und dies nicht nur dann, wenn sie sich so verhält, wie andere das von ihr erwarten.

Bedingungslose Akzeptanz: bezieht sich nicht nur auf einzelne Verhaltensweisen, sondern auf die ganze Person

In der Lebensgeschichte vieler Menschen mit psychischer Erkrankung zeigt sich, dass sie diese bedingungslose Akzeptanz kaum kennengelernt haben, sondern häufig den Eindruck hatten, den Ansprüchen anderer genügen zu müssen und nur dann akzeptiert zu werden, wenn sie diese erfüllen. Wenn Kommunikation nicht wertschätzend erfolgt, können

Erinnerungen an frühere verletzende Erfahrungen wieder wachgerufen werden, gemeinsam mit den entsprechenden Emotionen wie Angst oder Wut. Dagegen ermöglicht es wertschätzende Kommunikation, dass Klientinnen und Klienten sich auch selbst achten können. Wertschätzung vermitteln Sie, indem Sie:

- sich Klientinnen und Klienten aufmerksam zuwenden;
- sich Zeit nehmen;
- beim Zuhören nicken oder zustimmende Laute wie »Ah«, »Mhm« etc. einsetzen;
- genauer nachfragen, um besser zu verstehen;
- Blickkontakt halten;
- Klientinnen und Klienten mit Namen ansprechen, sie begrüßen und verabschieden.

Wertschätzung ist eine Grundhaltung, sie bezieht sich nicht nur auf einzelne Verhaltensweisen, für die der Klient wertgeschätzt oder gelobt wird.

Kongruenz: Echt sein

Für Carl Rogers ist die Echtheit (Kongruenz) die wichtigste Qualität in der klientenzentrierten Gesprächsführung. Denn Empathie und Wertschätzung wirken nur, wenn wir sie wirklich empfinden, und nicht, wenn wir sie nur als Technik einsetzen.

Nur das sagen, was man wirklich meint und fühlt

Unter Kongruenz versteht man, dass Verhalten, Gestik, Mimik und das, was gesagt wird, in Übereinstimmung sind. Außer bei sehr guten Schauspielern ist das nur dann der Fall, wenn wir das, was wir sagen, auch tatsächlich meinen und empfinden.

Sie sollten daher keine Rolle spielen, Empathie und Wertschätzung nicht nur zur Schau stellen, sondern sie als echte innere Haltung empfinden. Dazu ist es wichtig, dass wir uns immer wieder bewusst machen, welche Emotionen wir unseren Klientinnen und Klienten gegenüber haben, und dass wir zu diesen Emotionen stehen. Dazu gehören auch vermeintlich unprofessionelle Emotionen wie Ärger, Hoffnungslosigkeit oder Ungeduld. Auch solche Emotionen sollten nicht einfach weggeschoben oder verdeckt werden. Sie gehören dazu, wenn wir echt sein wollen. Doch was, wenn Sie sich ärgern, ungeduldig sind oder hoffnungslos? Nutzen Sie den kollegialen Austausch, sprechen Sie darüber, um die Emotionen zu verstehen und um anderen, wertschätzenden Emotionen nachzuspüren. Informeller Austausch unter Kolleginnen, kollegiale Beratung, Supervision oder Fallbesprechungen sind daher eine wichtige

Voraussetzung, damit wir bei der Arbeit echt sein können. Sie sollten Ihre aktuelle Beziehung zu Klientinnen und Klienten immer wieder überdenken und sich Rückmeldungen dazu einholen, ob die Botschaften, die Sie verbal und nonverbal senden, in Übereinstimmung, also echt sind (siehe »Von sich sprechen«, S. 75).

Validierende Gesprächsführung

Manchmal suchen Klientinnen das Gespräch mit uns, weil sie aufgewühlt sind. Mitunter reagieren sie auch im Verlauf des Gesprächs ganz emotional, beispielsweise wenn sie mit Kritik an ihrem Problemverhalten konfrontiert werden und ihr Alarmsystem wachgerufen wird. Klientinnen und Klienten sind dann mitunter vollauf damit beschäftigt, sich zu verteidigen, auch gegenüber dem Gesprächspartner, der oft als Gegner wahrgenommen wird. Solche Gespräche verlaufen häufig wenig konstruktiv und muten eher wie Streitgespräche oder Auseinandersetzungen an. Erst wenn die betreffenden Klientinnen und Klienten sich wieder sicher und verstanden fühlen, sind sie weiter zugänglich für Rückmeldungen jeglicher Art und können aufnehmen, was ihr Gegenüber sagen möchte. Deshalb sollte die Gesprächsführung zu einer Atmosphäre von Sicherheit, Zugehörigkeit und Verstandensein beitragen. Dies gelingt mit der Methode der validierenden Gesprächsführung.

Die validierende Gesprächsführung kann unabhängig von der Art des Gesprächs und vom Zeitpunkt angewandt werden, also sowohl um ein Gespräch zu eröffnen als auch mittendrin und zur Beendigung eines Gesprächs. Gespräche validierend zu führen bewirkt, dass das Gegenüber sich verstanden, wahrgenommen und akzeptiert fühlt. Gerade durch dieses Gefühl des Angenommenseins gelingt es Klientinnen und Klienten oft, sich für eine Veränderung zu motivieren. Validierende Gesprächsführung ist nicht damit gleichzusetzen, alles zu verstehen und keine Grenzen zu setzen. Validierende Gesprächsführung versucht immer, eine Balance herzustellen: Gar keine Grenzen zu setzen ist nicht gleichbedeutend mit validieren, totale Abgrenzung aber auch nicht.

»Valide« kommt aus dem Lateinischen und bedeutet dort kräftig, wirksam oder fest. Der Begriff Validieren wird in ganz unterschiedlichen Zusammenhängen verwendet, meistens für die Prüfung auf Plausibilität und Stimmigkeit. In der Gesprächsführung bedeutet Validieren, den Klienten zu vermitteln, dass ihre Verhaltens- und Erlebensweisen aus ihrer Sicht stimmig sind, wenn auch manchmal nicht die einzig möglichen und mitunter nicht die sinnvollsten Verhaltens- und Erlebensweisen.

Verstehen, warum das Gegenüber so denkt, fühlt und handelt

Validieren geht weiter als Empathie. Wenn wir validieren, bemühen wir uns aktiv um Nachvollziehbarkeit. Empathie bedeutet zu verstehen, *wie* der Gesprächspartner denkt und fühlt. Beim Validieren kommt noch etwas hinzu: Wir verstehen nicht nur, wie der andere denkt und fühlt, wir verstehen auch, *warum* er aufgrund seiner Situation und Lebenserfahrung genau so denkt und fühlt. Wir nehmen das Gegenüber also als Ganzes wahr und können seine Gefühle und Verhaltensweisen einordnen vor dem Hintergrund seines bisherigen Lebens oder seiner aktuellen Lebenssituation. Validieren geht also über ein empathisches Verstehen hinaus und bedeutet auch Nachvollziehen.

BEISPIEL

KLIENTIN »Meine Chefin hält immer nur zu den anderen. Mich nimmt nie jemand in Schutz!«
ERGOTHERAPEUTIN (*empathisch*) »Sie fühlen sich im Stich gelassen.«
ERGOTHERAPEUTIN (*validierend*) »Das fühlt sich für Sie ja so an, als würde gar keiner zu Ihnen halten und als würden Sie mal wieder ganz alleine dastehen.«

Um es gleich vorwegzunehmen: Wenn Sie validierend Gespräche führen möchten, so ist es nicht damit getan, jeden Satz mit »Ich verstehe Sie …« zu beginnen. Validieren bedeutet, zunächst einmal für richtig und gültig zu erklären, wie ein anderer Mensch die Welt sieht und sich verhält, und nachzuvollziehen, wie seine innere Welt, seine Gedanken, Gefühle und Verhaltensweisen vor dem Hintergrund seiner Lebensgeschichte und Erfahrungen zu verstehen sind.

BEISPIEL

ERGOTHERAPEUTIN »Wenn ich als Kind die Erfahrung gemacht hätte, dass immer nur meinen Brüdern recht gegeben wird, würde mich das wahrscheinlich auch aufregen, wenn meine Chefin die Kollegin in Schutz nimmt.«

Wenn Formulierungen in einem Gespräch nicht validierend sind, so bedeutet das nicht, dass die Aussagen falsch, unsachlich oder gar schädlich sind. Im Gegenteil: Oftmals sind diese Formulierungen durchaus richtig und müssen im Gespräch auch gesagt werden, nur nicht gleich an erster Stelle. Validieren hat nichts mit unterwürfiger Nettigkeit zu tun. Validieren kann auch bedeuten, klare Grenzen zu setzen und Probleme deutlich zu benennen.

Formulierungen, die nicht validierend sind, erzeugen allerdings bei Klientinnen und Klienten eher das Gefühl, dass sie nicht verstanden wurden. Viele neigen dann dazu, ihre Sichtweise oder ihr Problem noch deutlicher und mit noch mehr Nachdruck zu schildern, um endlich verstanden zu werden. Sie sind dann weniger offen für Veränderungsvorschläge oder Lösungsideen.

Bei emotional aufgewühlten Klientinnen und Klienten ist es daher sinnvoll, vor allem zu Beginn eines Gesprächs auf validierende Formulierungen zu achten, um zunächst eine Atmosphäre des Angenommenseins zu schaffen. Darauf aufbauend können dann kritische Inhalte und Hinweise leichter kommuniziert werden und Veränderungsprozesse kommen eher in Gang.

Um sich die Unterschiede noch einmal klar vor Augen zu führen, ordnen Sie die Äußerungen in der folgenden Tabelle den Kategorien »validierend« und »non-validierend« zu. Die Auflösung finden Sie bei den Downloadmaterialien.

KLIENT »Ich muss die Prüfung absagen, ich habe totale Panikattacken und kann überhaupt nicht mehr schlafen.«

	Validierend	Non-validierend
»Das ist doch kein Grund, solche Angst zu haben. Sie machen das doch ganz toll in der Ausbildung.«	☐	☐
»Angesichts der Probleme, die Sie früher in der Schule hatten, kann ich gut verstehen, dass Sie das jetzt so aufwühlt, obwohl es ja viel besser läuft als früher.«	☐	☐
»Weil Sie die Schule damals als so schlimm erlebt haben, wollen Sie das jetzt nicht noch mal bis zum Schluss aushalten müssen, verstehe ich das richtig?«	☐	☐
»Deswegen müssen Sie doch nicht gleich absagen, das wird bestimmt wieder besser, warten Sie mal ab.«	☐	☐
»Soll ich mal mit Ihrem Chef reden? Uns fällt bestimmt was ein, damit die Prüfung angenehmer für Sie wird.«	☐	☐

Die nächste Tabelle enthält weitere Beispiele für validierende und non-validierende Formulierungen, und es gibt noch Platz für Ihre eigenen Antworten. Probieren Sie auch Kombinationen von Äußerungen aus. Es hat sich bewährt, mit einer validierenden Äußerung zu beginnen.

KLIENTIN »Neulich auf dem Gang, da sind Sie einfach wortlos an mir vorbeigegangen und haben mich nicht gegrüßt. Ich habe mich total schlecht gefühlt. Sie können mich nicht leiden und sind arrogant, das war mir ja gleich klar!«

Validierend	Non-validierend
»Es kam Ihnen also so vor, als hätte ich Sie bewusst nicht gegrüßt. Ich kann verstehen, dass Sie das verletzt hat.«	»Ich habe Sie halt nicht gesehen. Das kommt schon mal vor, ich war in Gedanken.«
»Sie haben das persönlich genommen und sich abgelehnt gefühlt. Ich kann nachvollziehen, dass das schlimm für Sie war.«	»Das tut mir leid, bitte entschuldigen Sie.«
	»Das ist doch kein Grund, das gleich so persönlich zu nehmen.«
	»Jetzt überlegen Sie doch mal, ob es nicht noch einen anderen Grund geben könnte, warum ich Sie nicht gegrüßt habe.«

KLIENTIN »Ich bin durch die Prüfung gefallen – das ist eine Katastrophe! Jetzt weiß ich überhaupt nicht mehr, wie es weitergehen soll.«

Validierend	Non-validierend
»So ein Mist, ich hätte Ihnen so gewünscht, dass Sie die Prüfung schaffen!«	»Davon geht doch die Welt nicht unter!«
»Das tut mir so leid für Sie, das ist ja wirklich blöd, dabei haben Sie sich so gut vorbereitet!«	»Ist doch nicht so schlimm, Sie können die Prüfung sicher noch mal machen.«

Eine empathisch-validierende Gesprächsführung ist natürlich nicht nur im Gespräch mit psychisch erkrankten Menschen sinnvoll. Für unsere Klientinnen und Klienten ist sie jedoch oft ganz besonders wichtig. Denn sie haben nicht selten die Erfahrung gemacht, von anderen nicht verstanden zu werden. Im Gegenteil – viele haben vermittelt bekommen, dass mit ihnen etwas nicht stimmt, dass sie »nicht richtig« sind. Gerade Menschen mit Störungen bei der Informationsverarbeitung, beispielsweise im Rahmen einer Psychose, oder mit Problemen der Identität, wie bei der Borderlinestörung, haben dies oft in ihr Selbstbild übernommen und misstrauen der eigenen Wahrnehmung und Einschätzung. Gerade für psychisch erkrankte Menschen ist also besonders wichtig, dass sie sich von anderen verstanden und angenommen fühlen, und sie reagieren ausgesprochen sensibel, wenn dies nicht der Fall ist.

Kommunikation auf Augenhöhe

Mittlerweile ist es ein geflügeltes Wort, dass Kommunikation mit Klienten auf Augenhöhe stattfinden sollte, und viele Institutionen werben damit. Aber was genau ist damit gemeint, wenn auf Augenhöhe kommuniziert wird?

Früher war es üblich, schon allein über die Höhe der Sitzposition und die Art des Sitzmöbels hierarchische Unterschiede zwischen Gesprächspartnern zu demonstrieren und zu festigen. Ein Beispiel ist der sogenannte Chefsessel, der ein bisschen größer und vor allem höher war als der Besucherstuhl und so von vornherein Überlegenheit demonstrierte. Solch ein offensichtliches Zurschaustellen unterschiedlicher hierarchischer Positionen ist weitgehend aus der Mode gekommen. Aber ist eine Kommunikation auf Augenhöhe allein schon dadurch gewährleistet, dass die Gesprächspartner auf derselben Art von Stühlen sitzen?

Das psychodynamische Modell der *Transaktionsanalyse* nach dem kanadischen Psychiater Eric Berne (2002) ermöglicht es, die unterschiedlichen Positionen, die in Gesprächen eingenommen werden, unabhängig von der Sitzposition zu verdeutlichen. In der Transaktionsanalyse geht man von drei unterschiedlichen Ich-Zuständen aus. *Ich-Zustände* sind eine Kombination aus Gedanken, Gefühlen und Verhaltensweisen. Die Transaktionsanalyse unterscheidet zwischen dem Kind-Ich, dem Eltern-Ich und dem Erwachsenen-Ich.

Kind-Ich

Dieser Ich-Zustand stammt natürlich aus der Kindheit, tritt aber auch im Erwachsenenalter weiterhin auf. Wir verhalten uns dann nicht nur so wie in unserer Kindheit, wir fühlen uns auch so. In der Transaktionsanalyse werden drei verschiedene Formen des Kind-Ichs unterschieden.

Das *spontane Kind* folgt seinen Bedürfnissen und ist natürlich und unbefangen, ohne auf die Konsequenzen seines Handelns zu achten. Beim Erwachsenen zeigt sich das spontane Kind z. B., wenn wir spontan etwas bejubeln, aber auch, wenn wir unvermittelt ganz wütend reagieren, beispielsweise auf den Fahrstil eines anderen Autofahrers. Das *angepasste Kind* verhält sich dagegen sehr gehorsam und folgsam, es passt sich an bzw. unterwirft sich dem Willen des Gegenübers. Als Erwachsene befinden wir uns in diesem Ich-Zustand, wenn wir uns z. B. nach einem Fehler schuldbewusst entschuldigen und alles tun, um das Gegenüber wieder freundlich zu stimmen. Ganz anders dagegen das *trotzige Kind*, es rebelliert gegen den Willen des Gegenübers und will sich nichts vorschreiben lassen. Im Ich-Zustand des trotzigen Kindes sind wir beispielsweise immer dann, wenn wir uns jemandem widersetzen: »Was glaubt der eigentlich! Der hat mir doch gar nichts vorzuschreiben!« All diese Ich-Zustände können auch auftreten, wenn das Alarmsystem aktiviert ist und eine Alarmreaktion ausgelöst wurde. Manche Menschen reagieren dann mit Trotz und Widerstand, andere sind spontan wütend oder ängstlich und wieder andere versuchen durch Beschwichtigung und Unterwerfung die erlebte Bedrohung abzuschwächen.

Eltern-Ich

In diesem Ich-Zustand agiert man generell aus der Position der Stärke, Macht und Überlegenheit heraus, deshalb ist er sehr beliebt. Die Transaktionsanalyse unterscheidet zwei verschiedene Formen des Eltern-Ichs. Das *kritische Eltern-Ich* verkörpert Werte, Normen, Gebote und soziale Gefühle. In diesem Ich-Zustand appellieren wir an die Moralvorstellungen von jemandem oder an sein Mitgefühl, um etwas zu erreichen. Beispielsweise die Äußerung des Wohnbetreuers: »Sie wollen doch auch nicht, dass Ihre Mitbewohner nicht schlafen können, weil Sie mitten in der Nacht laut Musik hören. Denen geht es dann ganz schlecht!« Dagegen bietet das *helfende Eltern-Ich* Wohlwollen, Trost, Wärme und Unterstützung. Das helfende Eltern-Ich wird angesprochen, wenn das Gegenüber klein und hilfsbedürftig ist oder sich zumindest so gibt: »Ich organisiere einen guten Kopfhörer für Sie« oder »Sie können sicher die maximale Lautstärke begrenzen, ich schaue mir das mal an« wären typische Sätze eines Wohnbetreuers aus dem helfenden Eltern-Ich heraus.

Erwachsenen-Ich

Dieser Ich-Zustand zeichnet sich dadurch aus, dass zwei Erwachsene wirklich auf Augenhöhe kommunizieren, dass das Gegenüber also auch im Erwachsenen-Ich angesprochen wird und nicht als hilfsbedürftiges Kind. Das Erwachsenen-Ich zeigt durchaus Emotionen, aber nicht unkontrolliert. Ein möglicher Einstieg in einen Dialog aus dem Erwachsenen-Ich könnte sein: »Klar möchte jeder gerne mal laut Musik hören.

Was könnten Sie denn mit Ihren Mitbewohnern absprechen, damit die sich nicht gestört fühlen?«

Welche Positionen eine Fachkraft und ein Klient in einem Gespräch einnehmen und wie dies den Gesprächsverlauf beeinflusst, das ist durchaus interessant. Als Beispiel dient uns ein Gespräch zwischen einer Betreuerin im Wohnheim und ihrer Klientin. Die Klientin mit der Diagnose einer Borderlinestörung hat sich am Tag zuvor selbst verletzt. Sie hat sich mit einem Messer am Arm geschnitten und ist dann mit der blutenden Wunde durch das Wohnheim gelaufen.

BEISPIEL

WOHNBETREUERIN »Das ist ja ganz schlimm, was Sie da gestern gemacht haben. Ich habe gar nicht gemerkt, dass es Ihnen so schlecht geht. Wie kann ich denn beim nächsten Mal verhindern, dass Sie sich selbst verletzen müssen? Sie können doch immer zu mir kommen, ich bin für Sie da.«

ABBILDUNG 5

Hier ist die Wohnbetreuerin in der Position des helfenden Eltern-Ichs, gewissermaßen die Stammposition von Fachkräften, die Menschen mit psychischer Erkrankung begleiten. Viele definieren ihre berufliche Rolle so, dass sie helfen und unterstützen sollen, und sehen die Klienten und Klientinnen als hilfebedürftig an. Hilfe anzubieten ist ja keinesfalls falsch. In unserem Beispiel wird jedoch deutlich, dass die Wohnbetreuerin allein auf ihrer Seite Veränderungsmöglichkeiten sieht: Was hätte sie anders machen können bzw. was könnte sie künftig besser machen? Aufseiten der Klientin spricht sie gar keine Handlungsmöglichkeiten an, diese wird eher als hilflos und nicht verantwortlich für ihr Handeln gesehen.

Manche Klientinnen und Klienten nehmen aufgrund ihrer Erfahrungen mit dem Hilfesystem gewissermaßen vorsorglich die Position des oder der Hilfsbedürftigen bzw. des angepassten Kindes ein und sprechen Fachkräfte damit im helfenden Eltern-Ich an. Oftmals haben Klientinnen und Klienten die Erfahrung gemacht, dass sie auf diese Weise eher Unterstützung bekommen und ihre Ziele erreichen. Die Kommunikation findet allerdings auch dann nicht auf Augenhöhe statt. In diesem Fall könnte die Klientin auf diese Weise das Gespräch eröffnen:

BEISPIEL

KLIENTIN »Es tut mir so unendlich leid, was gestern passiert ist. Ich wusste mir einfach nicht mehr anders zu helfen. Ich weiß auch nicht, wie das passieren konnte. Und Sie waren ja im Gespräch, da wollte ich nicht stören.«

ABBILDUNG 6

Auch die Position des kritischen Eltern-Ichs wird von Fachkräften häufiger eingenommen. In unserem Beispiel könnte die Wohnbetreuerin aus dem kritischen Eltern-Ich heraus beispielsweise so argumentieren:

BEISPIEL

WOHNBETREUERIN »Denken Sie doch mal dran, wie das für Ihre Mitbewohnerinnen ist, wenn die all das Blut sehen. Damit kommen einige doch gar nicht zurecht. Das können Sie denen nicht zumuten.«

ABBILDUNG 7

Die Klientin könnte auf diese Äußerung durchaus aus dem trotzigen Kind-Ich heraus reagieren:

BEISPIEL

KLIENTIN »Sie haben immer nur Verständnis für die anderen! Ich finde es so schlimm, dass Sie gar nicht verstehen, wie schlecht es mir oft geht, und sich immer nur um die anderen kümmern!«

ABBILDUNG 8

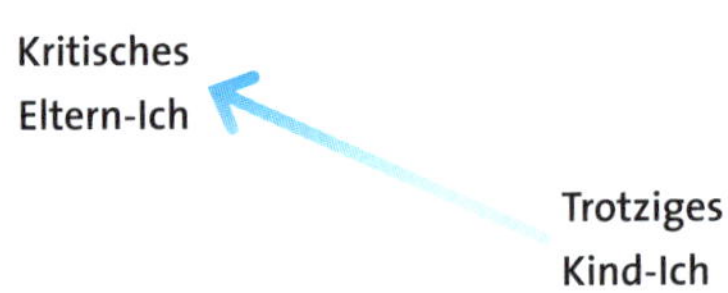

In all diesen Beispielen findet die Kommunikation zwischen Eltern-Ich und Kind-Ich nicht auf Augenhöhe statt. Wir sollten eine Sensibilität dafür entwickeln und nicht zu schnell in die Position des Eltern-Ichs gehen. Auch dann nicht, wenn wir von Klientinnen und Klienten in dieser Position angesprochen werden. Manchmal scheint es der Erwartung an unsere berufliche Rolle zu entsprechen, Hilfe anzubieten, uns zu kümmern, Verantwortung zu übernehmen oder moralische Grundsätze zu vertreten und auf deren Einhaltung zu achten.

Und tatsächlich gibt es Situationen, in denen diese Rolle angebracht ist. Beispielsweise, wenn Klienten vorübergehend nicht steuerungsfähig sind, sehr verwirrt oder akut erkrankt, und es erforderlich ist, stellvertretend für sie zu handeln und Verantwortung zu übernehmen. Solche Situationen kommen jedoch außerhalb der Akutpsychiatrie eher selten vor, deshalb sollte die Kommunikation aus dem Eltern-Ich heraus nicht die Regel sein. Denn der Klient oder die Klientin erlebt sich in der Position des Kind-Ichs nicht als kompetent, selbstständig und mit Ressourcen ausgestattet, sondern als hilfsbedürftig, abhängig und manchmal auch im Widerstand. Wir stärken unsere Klienten also immer dann, wenn wir sie aus der Position des Erwachsenen-Ichs auf Augenhöhe ihrerseits im Erwachsenen-Ich ansprechen.

BEISPIEL

WOHNBETREUERIN »Ich habe mich gestern sehr erschrocken, dass Sie sich verletzt haben. Ich mache mir Sorgen, dass so etwas wieder vorkommen könnte. Ich möchte mit Ihnen gemeinsam überlegen, was Sie anders machen können, wenn es Ihnen noch mal so schlecht geht.«
KLIENTIN »Ich weiß, ich hätte eigentlich etwas machen sollen, das mir guttut, aber irgendwie ging das in dem Moment nicht.«
WOHNBETREUERIN »Warum ging das in dem Moment denn nicht? Was hätte anders sein müssen oder was hätten Sie gebraucht?«

ABBILDUNG 9

Wenn Sie von Klienten oder Klientinnen im Eltern-Ich und somit nicht auf Augenhöhe angesprochen werden, so müssen Sie diese Rolle nicht annehmen und können gewissermaßen aus dem Spiel aussteigen. In der Regel gelingt das, indem Sie bewusst die angesprochene Ebene verlassen und ins Erwachsenen-Ich wechseln.

BEISPIELE

KLIENTIN »Ich stelle mich immer so dumm an, ich hab echt keine Ahnung, wie das geht. Können Sie mir helfen?«
GRUPPENLEITERIN »Mir fällt auf, dass Sie es gar nicht mehr selbst probieren, sondern gleich um Hilfe bitten. Ich erkläre es Ihnen gerne noch einmal. Und ich wünsche mir, dass Sie sich künftig die Zeit nehmen, es selbst zu probieren. Wenn es gar nicht klappen sollte, helfe ich Ihnen gerne.«

KLIENT »Der hat mich schon wieder so blöd angeschaut. Da müssen Sie jetzt aber echt mal was machen!«
BETREUER »Sie sind verärgert und wünschen sich einen Sheriff, das kann ich gut verstehen. Das ist aber nicht meine Aufgabe. Stattdessen sollten wir gemeinsam überlegen, wie man das Problem lösen könnte. Haben Sie denn eine Idee?«

Kriterien für Kommunikation im Erwachsenen-Ich

Wenn Sie mit Klienten und Klientinnen im Erwachsenen-Ich kommunizieren, zeichnet sich das zusammenfassend durch folgende Kriterien aus:

- Ideen, Lösungsvorschläge etc. werden vom Klienten geäußert, Sie sind in der Rolle eines »Geburtshelfers«.
- Die Atmosphäre ist von Wertschätzung und von Zutrauen in die Fähigkeiten und Entwicklungsmöglichkeiten der Klientin geprägt.
- Sie sind mit der Aufmerksamkeit ganz beim Klienten und bewerten dessen Äußerungen nicht.
- Eigene Ratschläge und Einschätzungen äußern Sie nur auf Wunsch des Klienten oder auf Nachfrage, wenn der Klient sie hören möchte. Für manche Klienten ist ein direktives Vorgehen durchaus hilfreich. Man kann auch im Erwachsenen-Ich sehr klar und direktiv Einschätzungen und Ratschläge äußern, wenn man sich vorher die Erlaubnis eingeholt hat.
- Die Entscheidungen liegen beim Klienten oder bei der Klientin, Sie treffen sie nicht stellvertretend oder schreiben etwas vor.

Natürlich ist es nicht immer möglich, ein Gespräch ruhig und auf Augenhöhe im Erwachsenen-Ich zu führen. Manchmal sind Klientinnen und Klienten aufgeregt oder sehr hilfsbedürftig und benötigen Unterstützung. Manchmal haben Fachkräfte die Rolle, die Einhaltung von Regeln und Verordnungen zu überwachen oder Arbeitsanweisungen zu erteilen. Es ist daher wichtig, sich stets bewusst zu sein, in welchem Kontext eine Begegnung oder ein Gespräch stattfindet. Das Klärungskarussell aus dem ersten Band von »Irre verständlich« (Hammer & Plößl 2023) bietet dafür eine gute Grundlage.

Gut zuhören

»Was die kleine Momo konnte wie kein anderer, das war das Zuhören. Momo konnte so zuhören, dass dummen Leuten plötzlich sehr gescheite Gedanken kamen. Nicht etwa, weil sie etwas sagte oder fragte, was den anderen auf solche Gedanken brachte – nein, sie saß nur da und hörte einfach zu, mit aller Aufmerksamkeit und aller Anteilnahme. Sie konnte so zuhören, dass ratlose, unentschlossene Leute auf einmal ganz genau wussten, was sie wollten.«

Aus »Momo« von MICHAEL ENDE *(1973, S. 15; © 1973, 2018 Thienemann in der Thienemann-Esslinger Verlag GmbH, Stuttgart)*

Es sieht einfach aus und scheint fast so, als wäre man untätig: das Zuhören. Und doch haben wir alle schon mal bemerkt, wie anstrengend es sein kann, wirklich gut und aufmerksam zuzuhören. Und fast alle Klientinnen und Klienten können von Situationen berichten, in denen es ihnen so erging, als würde ihnen Momo gegenübersitzen und aufmerksam und voller Anteilnahme zuhören, sodass sie plötzlich genau wussten, was sie wollten, und ihnen sehr gescheite Gedanken kamen. Aufmerksames Zuhören ist eines der größten Geschenke, das man anderen Menschen machen kann. Durch aufmerksames, zugewandtes Zuhören stärken wir die Bindung zum Gesprächspartner. Wenn wir uns einfühlen in den anderen, entsteht eine Resonanz zwischen Menschen, eine emotionale Schwingung. Wertschätzung und Verständnis können wir also nicht nur durch Worte vermitteln, sondern auch durch Zuhören. Mittelfristig ist das Ziel unserer Arbeit, Selbstständigkeit und Autonomie bei unseren Klientinnen und Klienten zu fördern. Die Stärkung der Bindung durch aufmerksames Zuhören ist ein erster Schritt in diese Richtung.

Zuhören bedeutet nicht fragen, vorschlagen oder kommentieren. Zuhören bedeutet einfach nur zuhören. Sie sollten sich die Zeit nehmen, wirklich zuzuhören und nicht zu schnell Lösungsvorschläge, Anregungen oder auch nur Fragen zu äußern. Die Kunst des Zuhörens soll in diesem Abschnitt beschrieben werden. WEISBACH & SONNE-NEUBACHER (2015) unterscheiden das aufnehmende, das umschreibende und das aktive Zuhören.

Aufnehmendes Zuhören

Unter aufnehmendem Zuhören versteht man ganz klassisch das Zuhören, wie es von Michael Ende in »Momo« beschrieben wird. Man nimmt genau auf, was die andere Person sagt, und achtet auch darauf, wie sie es sagt, also auf die nonverbalen Aspekte wie Körperhaltung, Tonfall, Mimik und Gestik. Wer aufnehmend zuhört, ist mit seiner Aufmerksamkeit ganz beim Gesprächspartner und nimmt alles auf, was von diesem kommt, verbal und nonverbal. Zwischendurch kann er signalisieren, was alles bei ihm angekommen ist, oder einfach durch Nicken oder kurze Äußerungen deutlich machen, dass er zuhört. Das nennt man Quittierungsreaktionen (z. B. »*Ach*«, »*Natürlich*«, »*Okay*«, »*Wirklich*«). Es ist gut, wenn man dabei ein bisschen abwechselt und nicht immer mit »*Ach*«, sondern auch mal mit »*Wirklich*« signalisiert, dass man mit der Aufmerksamkeit ganz bei der Sache ist.

Beim aufnehmenden Zuhören geht es nicht darum, durch gezieltes Nicken, Bestätigen oder Nachfragen die Richtung des Gesprächs zu beeinflussen oder zu steuern, was der Gesprächspartner vertiefen soll und was nicht. Es geht nur darum zu zeigen, dass man noch da ist. Man hört einfach zu und ist mit aufmerksamem Interesse dabei.

Umschreibendes Zuhören

Das umschreibende Zuhören geht einen Schritt weiter als das aufnehmende Zuhören. Man umschreibt mit eigenen Worten, was man vom Gesprächspartner gehört und aufgenommen hat. Dies ist schwieriger als die wörtliche Wiederholung dessen, was der Gesprächspartner gesagt hat. Man kann das umschreibende Zuhören z. B. mit diesen Formulierungen einleiten:

- »Verstehe ich Sie richtig, dass …«
- »Sie meinen also …«
- »Ich habe jetzt verstanden, dass …«
- »Was Sie sagen, fasse ich so auf …«
- »Wenn ich das richtig erfasst habe, dann geht es Ihnen um …«

Die Schwierigkeit beim umschreibenden Zuhören besteht darin, einerseits eigene Worte und Formulierungen zu verwenden, andererseits das Gehörte nicht zu kommentieren. Man signalisiert dem Gesprächspartner, dass man ihn wirklich verstanden hat, indem man seine Äußerungen nicht einfach wiederholt, sondern in eigenen Worten formuliert. Die eigene Meinung bringt man dabei jedoch noch nicht zum Ausdruck, weder Zustimmung noch Kritik. Dies ist besonders schwierig, da wir meistens, bereits während wir einer anderen Person zuhören, fortlaufend bewerten, was wir von dem halten, was wir da hören, welche Meinung wir dazu haben etc.

BEISPIEL

KLIENTIN »Ich bin echt sauer auf Sie wegen unserem letzten Gespräch. Ich finde, Sie haben mir überhaupt nicht zugehört. Mit den anderen Bewohnern befassen Sie sich sowieso viel mehr als mit mir!«

WOHNBETREUERIN »Sie haben mich bei unserem letzten Gespräch als unaufmerksam erlebt und sich sehr über mich geärgert. Außerdem haben Sie den Eindruck, ich würde mir für Ihre Mitbewohner mehr Zeit nehmen als für Sie. Habe ich Sie da richtig verstanden?«

KLIENTIN »Ja, genau!«

Erst jetzt sollte die Wohnbetreuerin inhaltlich auf die Kritik eingehen und sie kommentieren. Das umschreibende Zuhören signalisiert dem Gesprächspartner, dass alles, was er gesagt hat, wirklich verstanden und aufgenommen wurde. So kann er viel leichter seine Aufmerksamkeit auf neue Aspekte des Gesprächs lenken und muss nicht immer wieder sicherstellen, dass sein Gegenüber auch wirklich verstanden hat, was er meint.

Paraphrasieren fördert das Gefühl, verstanden zu werden, und hilft, Gespräche zu strukturieren.

Die Wiedergabe des Gehörten mit eigenen Worten nennt man auch *Paraphrasieren* oder *Spiegeln* (siehe S. 24). Durch diese Technik wird nicht nur das Gefühl, verstanden zu werden, beim Gesprächspartner gefördert. Mit dieser Methode kann auch das Tempo eines Gesprächs gedrosselt und z. B. ein sehr mitteilsamer Gesprächspartner etwas entschleunigt werden. Dies gilt insbesondere, wenn das Paraphrasieren verbunden wird mit Nachfragen (»Liege ich damit richtig?«). Insgesamt kann man durch häufiges Zusammenfassen der Gesprächsinhalte und durch Nachfragen ein Gespräch verlangsamen und strukturieren. Auch wenn der Gesprächsverlauf stockt, kann es hilfreich sein, durch Zusammenfassungen, Nachfragen etc. dem Gespräch wieder zum Fluss zu verhelfen. Besonders gut gelingt dies, wenn der Klient oder die Klientin bei der Zusammenfassung der bisherigen Gesprächsinhalte eine aktive Rolle spielt:

BEISPIEL

WOHNBETREUERIN »Ich verstehe Sie so, dass Sie mich bei unserem letzten Gespräch als unaufmerksam erlebt haben und sich sehr über mich geärgert haben.«

KLIENTIN »Ja, genau!«

WOHNBETREUERIN »Gibt es noch etwas, das Ihnen wichtig ist und das ich noch nicht benannt habe?«

KLIENTIN »Ja, dass Sie sich für die anderen immer viel mehr Zeit nehmen.«

Aktives Zuhören

Beim aktiven Zuhören geht es dagegen nicht so sehr um die Gesprächsinhalte, man fasst nicht alles zusammen, was der Gesprächspartner sagt, auch nicht mit eigenen Worten. Stattdessen versucht man, die Emotionen, die im Gespräch mitschwingen, in Worte zu fassen. Dies entspricht der empathischen Wiedergabe emotionaler Erlebnisinhalte (siehe »Gefühle ansprechen«, S. 69 ff.). Dabei fragt man sich bereits während des Zuhörens:

- Was empfindet mein Gesprächspartner?
- Was ist ihm an dem, was er gerade sagt, so wichtig?
- Was beschäftigt ihn daran so sehr?
- Welches Interesse will er damit verfolgen?
- Wie ist ihm zumute?

Auch das aktive Zuhören hat zum Ziel, beim Gegenüber das Gefühl zu erzeugen, wirklich verstanden zu werden. Dies gelingt besonders dann, wenn man auf die Empfindungen der anderen Person eingeht, die sie ja nicht direkt verbal zum Ausdruck bringt und die ihr teilweise selbst nicht bewusst sind. Klienten, die sich in ihren Empfindungen nicht wahrgenommen und verstanden fühlen, heben diese Emotionen unter Umständen mit viel Nachdruck noch mehr hervor, so lange, bis ihr Gegenüber sie ihrer Einschätzung nach wirklich verstanden hat. Wenn Klienten sich in ihren Emotionen und mit ihren Anliegen wirklich ernst genommen und wahrgenommen fühlen, schwächen sich diese Emotionen meist ab und es entsteht Raum für andere Gesprächsinhalte.

BEISPIEL

KLIENT »Am Wochenende auf der Hochzeit meiner Schwester war es wieder ganz schrecklich mit meiner Familie! Alle haben mich von oben herab behandelt, so als wäre ich ein kleines Kind.«

SOZIALPÄDAGOGE »Ich merke, wie sehr Sie das immer noch aufwühlt. Ich habe den Eindruck, dass es Sie sehr verletzt, weil Sie sich von Ihrer Familie nicht ernst genommen fühlen. Trifft das zu?«

KLIENT »Ja, genau. Das macht mich voll wütend, wenn die mich gar nicht ernst nehmen.«

SOZIALPÄDAGOGE »Ist es vor allem Wut, die Sie empfinden? Ist da noch ein anderes Gefühl dabei?«

KLIENT »Also vor allem bin ich schon wütend. Aber es macht mich auch sehr traurig.«

Auch beim aktiven Zuhören ist es wichtig, ganz den Äußerungen des Klienten zu folgen und keine eigenen Interpretationen über vermutete Emotionen vorzunehmen (»Sie waren wütend«), ohne beim Gesprächspartner nachzufragen, ob die Vermutung zutrifft (»Ich habe den Eindruck, das hat Sie sehr wütend gemacht. Stimmt das?«).

Gut nachfragen

Die richtige Frage am richtigen Ort ist eine starke Intervention (Prior 2019). Die richtige Frage kann sehr hilfreich sein für Klienten, sie kann den Blick auf bisher unbeachtete Themen lenken, zu einem anderen Aspekt, hin zu neuen Ideen. Auf der anderen Seite können Fragen auch sehr quälend sein. Klienten und Klientinnen können sich ausgefragt fühlen, manche werden dann im Gesprächsverlauf immer einsilbiger oder beantworten Fragen defensiv mit »Nein« oder »Weiß nicht«. Fragen dürfen kein Selbstzweck sein, sondern sie sind eine Methode, die im Gespräch weiterhelfen soll. Damit Klientinnen sich nicht ausgefragt fühlen, hat es sich daher bewährt, wenn man die eigenen Fragen immer wieder kurz begründet, die Klientin also darüber informiert, warum man das fragt.

BEISPIELE

PFLEGEKRAFT »Können Sie mir sagen, wie oft Sie so etwas schon erlebt haben? Ich frage das, damit ich weiß, wie häufig das Problem für Sie auftritt.«

SOZIALPÄDAGOGE »Können Sie mir noch genauer schildern, womit ich Sie verärgert habe? Ich frage das, weil ich es noch nicht richtig verstanden habe.«

Fragen sollten den Gesprächspartner dazu anregen, seine Äußerungen noch deutlicher darzulegen. Es geht also oft um Dinge, die ein Klient bereits geschildert hat und die man als Fachkraft vielleicht noch nicht richtig verstanden hat. Das bedeutet, wirklich nur dann nachzufragen, wenn man etwas nicht gut verstanden hat bzw. sich nicht so richtig vorstellen kann. Und nicht »investigativ« zu fragen, um beispielsweise eine Vermutung bestätigt zu bekommen (siehe »Stolperfalle: forschendes Nachfragen«, S. 49 f.). Im idealen Fall dienen Fragen dazu, dass die befragte Person ganz von selbst zu neuen Einsichten und auf neue Ideen kommt. Fragen sind also auch eine Strukturierungshilfe für den Klienten, um bewusster wahrzunehmen und Gestaltungmöglichkeiten zu erkennen.

Öffnende und schließende Fragen

Zunächst sollten Fachkräfte sich überlegen, warum sie fragen und worum es geht. Soll der Klient sich für oder gegen etwas entscheiden? Geht es um die möglichst schnelle Erhebung von Informationen, um beispielsweise ein Formular ausfüllen zu können? In solchen Fällen sind geschlossene bzw. schließende Fragen durchaus angebracht. Schließende Fragen sind z. B. mit »Ja« und »Nein« zu beantworten.

BEISPIEL

WOHNBETREUER »Möchten Sie in das Zimmer in der WG in der Kurzen Straße ziehen?«

Auch die Frage nach Alternativen, zwischen denen man sich entscheiden muss, ist eine schließende Frage.

BEISPIEL

WOHNBETREUER »Möchten Sie in das Zimmer in der WG in der Kurzen Straße oder in das im Mühlenweg ziehen?«

Öffnende Fragen lassen dagegen Raum für die Vorstellungen des Gesprächspartners, man kann sie nicht einfach mit Ja oder Nein beantworten. Öffnende Fragen beginnen beispielsweise mit

- »Was ...?«
- »Welche ...?«
- »Wie ...?«
- »Wodurch ...?«
- »Wann ...?«
- »Wer ...?«
- »Woran ...?«

Sie werden deshalb auch *W-Fragen* genannt. Öffnende Fragen beginnen allerdings *nicht* mit »Warum …?«, obwohl auch dies eine W-Frage wäre. Die Frage nach dem Warum (z. B. »Warum haben Sie …?«) bringt die befragte Person in der Regel in eine Rechtfertigungsposition und dient daher nicht dazu, den Gesprächsfluss zu öffnen. Nach Gründen für ein bestimmtes Verhalten sollte daher besser mit einer anderen W-Frage gefragt werden, z. B. »Aus welchem Grund haben Sie …?« oder »Was war Ihre Überlegung …?«. Die folgende Tabelle verdeutlicht, wie öffnende und schließende Fragen zu demselben Thema jeweils wirken.

Schließende Frage	Öffnende Frage
»Wollen Sie wieder auf dem allgemeinen Arbeitsmarkt arbeiten?«	»Was spricht für Sie dafür, wieder auf dem allgemeinen Arbeitsmarkt zu arbeiten?«
»Möchten Sie in einer WG wohnen oder allein?«	»Was gefällt Ihnen daran, mit anderen Menschen zusammenzuwohnen? Was spricht dafür, allein zu leben?«
»Unternehmen Sie etwas in Ihrer Freizeit?«	»Was machen Sie in Ihrer Freizeit gerne?«

Ein Sonderfall der schließenden Frage ist die Verwendung des Wörtchens »ob«. »Ob« ist hilfreich, wenn es darum geht, eine klare Entscheidung zwischen mehreren möglichen Alternativen zu erfragen (ob oder ob nicht) oder eine eindeutige Information mit Ja-Nein-Antwort zu erhalten. In allen anderen Fällen engt »ob« den Gesprächsverlauf stärker ein als öffnende W-Fragen.

Schließende Frage	Öffnende Frage
»Mich interessiert, ob es Ihnen am Wochenende besser ging?«	»Wie ging es Ihnen am Wochenende?«
»Haben Sie die Arbeit erledigt?«	»Welche Arbeit konnten Sie erledigen?
»Haben Sie Ihre Wohnung aufgeräumt?«	»Wie hat es mit dem Aufräumen der Wohnung geklappt?«

Generell sind schließende Fragen gut geeignet, um schnell klare Antworten zu bekommen. Unsichere Klienten und Klientinnen schätzen geschlossene Fragen manchmal, weil mit ihnen mehr Struktur vorgegeben wird und sie sich damit sicherer fühlen. Eine Aneinanderreihung geschlossener Fragen kann jedoch leicht wie ein Verhör anmuten.

Um etwas darüber zu erfahren, was im Gesprächspartner vorgeht und wie er die Welt sieht, sind kurz und knapp formulierte offene bzw. öffnende Fragen besser geeignet. Öffnende Fragen lassen es zu, ganz unterschiedliche Antworten zu geben, regen zum Nachdenken an und bringen ein Gespräch in Schwung. Mit den bereits beschriebenen Formen des Zuhörens kombiniert, stärken öffnende Fragen die Bindung zum Klienten bzw. zur Klientin.

Aber auch W-Fragen werden nicht immer als angenehm erlebt. Selbst wenn wir lösungsorientiert und öffnend fragen, ernten wir manchmal defensive »Nein«- oder »Weiß nicht«-Antworten. Das ist vor allem der Fall, wenn Klienten sich durch Fragen überfordert fühlen und dann zu schnellen, einfachen Antworten tendieren, bei denen sie nicht viel überlegen müssen. Überfordert fühlen sich Klienten z. B. durch Fragen, deren Sinn sie nicht verstehen, die zu kompliziert formuliert sind, oder wenn beispielsweise gleich mehrere Fragen auf einmal gestellt werden: »Möchten Sie das jetzt machen? Oder lieber nicht? Und was stattdessen?« Überfordernd können auch Fragen nach den nächsten Schritten sein, wenn die Schritte als zu groß erlebt werden: »Was können Sie tun, damit es Ihnen mal wieder so richtig gut geht?« oder: »Wie soll Ihr Leben in zehn Jahren aussehen?«.

Konstruktive W-Fragen

Wenn Klienten auf W-Fragen eher einsilbig reagieren, kann es hilfreich sein, die Fragen in kleine Schritte zu zerlegen. Prior (2019) nennt solche Fragen »konstruktive W-Fragen«. Konstruktiv bedeutet, dass die Fragen in kleinen Schritten aufeinander aufbauen. Bei konstruktiven Fragen machen die Klienten mit jeder Antwort die Erfahrung wachsender Kompetenz, weil sie auf jede einzelne Frage antworten können und sich dann in gewisser Weise immer mehr zutrauen, sich immer weiter vorwagen. Gefragt wird beispielsweise nach ersten kleinen Schritten, nach ersten Ideen, gerne auch im Konjunktiv nach »Denkbarem«.

- »Was könnten Sie denn als Erstes tun, damit Sie sich ein kleines bisschen wohler fühlen?«
- »Was wäre ein erster Schritt, um rauszufinden, was Ihr langfristiges Ziel ist?«
- »Wie könnten Sie ein bisschen mehr auf Ihre Gesundheit achten, womit könnten Sie anfangen?«

Wenn Klienten mehrere Ideen genannt haben, kann es dann mit der Frage, welche der Ideen am leichtesten als Erstes umsetzbar erscheint, wieder konkreter werden. Entscheidend ist die Richtung der konstruktiven W-Fragen. Die Fragen sollten nicht nachbohren und ein Problem immer noch genauer erfragen, sondern vielmehr auf Wachstum und positive Veränderung in kleinen Schritten gerichtet sein. Also hin zu Lösungen, Verbesserungen, Fähigkeiten und Ressourcen des Klienten oder der Klientin.

BEISPIEL

WOHNBETREUER »Wie könnten Sie Ihrem Mitbewohner denn sagen, dass er nicht immer so laut sein soll, weil Sie das sehr stört?«

KLIENTIN »Weiß nicht.«

WOHNBETREUER »Womit könnten Sie anfangen? Was wäre ein erster kleiner Schritt?«

KLIENTIN »Na ja, ich könnte ihn auf die Hausordnung verweisen; da steht, dass man nach 22 Uhr nicht mehr laut Musik hören darf.«

WOHNBETREUER »Gute Idee. Gibt es noch etwas, das Ihnen einfällt?«

KLIENTIN »Wenn er wieder so laut telefoniert auf dem Gang, könnte ich rausgehen und ihm ein Zeichen geben, dass er leiser sein soll.«

WOHNBETREUER »Sehr gut, jetzt haben Sie schon zwei Möglichkeiten. Womit möchten Sie anfangen?«

»Was noch?«-Fragen

Eine gute Möglichkeit, konstruktive W-Fragen miteinander zu verbinden, ist die Nachfrage »Was noch?«. Bei dieser Nachfrage wird vor allem nach Lösungsansätzen und Veränderungsideen gefragt. Diese werden zunächst in größerer Zahl gesammelt und sie werden nicht bewertet, wie beim Brainstorming. So kommen nicht nur die üblichen, naheliegenden Ideen zusammen, die meistens als Erstes genannt werden. Durch ein wiederholtes »Was noch?« werden mitunter auch neue und ungewöhnliche Ideen genannt. Im Anschluss an die Sammlung kann der Klient wählen, mit welchem ersten Schritt er beginnen möchte. Wenn Klienten auf die wiederholte Nachfrage »Was noch?« zunächst genervt reagieren, können Sie den Hintergrund des Vorgehens erläutern. Mit etwas Übung macht das Sammeln möglicher und teilweise ungewöhnlicher Lösungsansätze durchaus Spaß und der Blick der Klienten für eine Vielzahl von Lösungsmöglichkeiten weitet sich.

BEISPIEL

WOHNBETREUER »Was könnten Sie tun, um morgens früher aufzustehen?«

KLIENT »Na halt früher ins Bett gehen.«

WOHNBETREUER »Klar. Was noch?«

KLIENT »Weiß nicht. Vielleicht nachmittags keinen Kaffee mehr trinken.«

WOHNBETREUER »Hört sich gut an. Was noch?«

KLIENT »Jemanden bitten, mich morgens zu wecken.«

WOHNBETREUER »Super. Was noch?«

KLIENT »Wenn es vielleicht schon nach Kaffee riechen würde, könnte ich leichter aufstehen.«

WOHNBETREUER »Prima. Jetzt haben Sie viele Ideen genannt: früher ins Bett zu gehen, nachmittags keinen Kaffee mehr zu trinken, sich morgens wecken zu lassen oder dafür zu sorgen, dass es morgens schon nach Kaffee riecht. Mit welchem Schritt möchten Sie beginnen?«

Auch hier geht es nicht darum, den besten oder vielversprechendsten aller Lösungsvorschläge auszuwählen, sondern den ersten Schritt, den der Klient oder die Klientin sich selbst zutraut.

Fragen dienen in Gesprächen jedoch nicht nur dazu, Informationen zu bekommen. Genauso häufig können sie als Strukturierungshilfen eingesetzt werden und um das Gegenüber zum Nachdenken anzuregen und den Blick auf Ideen und Lösungsansätze zu lenken.

Häufig wenden sich Klienten und Klientinnen mit Fragen an uns. Manchmal geht es ihnen tatsächlich darum, Informationen zu bekommen (»Wann treffen wir uns morgen früh zur Abfahrt zum WG-Ausflug?«). Oft dienen Fragen von Klientinnen und Klienten aber eher der Kontaktaufnahme oder sind eine Form, wie die Person ihr Problem formuliert. Bei einer empathischen und wertschätzenden Kommunikation auf Erwachsenen-Ich-Ebene ist es nicht sinnvoll, wenn wir diese Fragen immer gleich zu beantworten versuchen, und der Klient erwartet dies auch nicht. Er möchte von uns nicht die Antwort auf seine Probleme genannt bekommen, sondern erwartet von uns Unterstützung dabei, selbst auf mögliche Lösungen zu kommen.

Zurückgegebene Fragen

Eine gute Möglichkeit ist, Fragen so zurückzugeben, dass die Klientinnen oder Klienten angeregt werden, eigene Lösungen zu entwickeln.

BEISPIEL

KLIENTIN »Soll ich mit der Theatergruppe weitermachen oder nicht?«
SOZIALPÄDAGOGIN »Was spricht denn aus Ihrer Sicht fürs Weitermachen? Und was spricht fürs Aufhören?«

Durch zurückgegebene Fragen werden Klientinnen und Klienten in ihrer Selbstbestimmung und Autonomie gefördert, sie werden angeregt, auf eigene Ressourcen zurückzugreifen. Allerdings reagieren manche, die aufgrund ihrer Lebens- und Krankheitserfahrung viel Unterstützung und Handlungsanweisungen von außen erwarten, mitunter verärgert oder enttäuscht auf zurückgegebene Fragen. In diesen Fällen können Sie Ihr eigenes Vorgehen erläutern und begründen, warum Sie die Fragen nicht selbst beantworten.

BEISPIEL

KLIENTIN »Wieso sagen Sie mir nicht einfach, was ich machen soll?«
SOZIALPÄDAGOGIN »Es ist wichtig, dass Sie sich für etwas entscheiden, das Sie wirklich wollen. Meine Aufgabe ist, Sie dabei zu unterstützen, und nicht, Ihnen zu sagen, was Sie tun sollen.«

Vergewisserungsfragen

Bei Vergewisserungsfragen geht es darum zu klären, ob man selbst etwas richtig verstanden hat, oder darum, ob man vom Gegenüber richtig verstanden wurde. Mögliche Vergewisserungsfragen sind:

- »Habe ich das richtig verstanden, es geht Ihnen um ...?«
- »War das für Sie verständlich, was ich grade erklärt habe?«
- »Haben Sie noch Fragen dazu?«

Mit einer Vergewisserungsfrage holt man sich aktiv Rückmeldungen ein. Dabei geht es nicht darum, den Gesprächspartner zu überprüfen (»Haben Sie das jetzt verstanden?«, »Habe ich mich klar ausgedrückt?«), sondern darum, sich selbst zu vergewissern (»Habe ich Ihre Fragen beantwortet? Welche sind noch offen geblieben?«).

Fragen nach Lösungsansätzen

Um Probleme überwinden oder einen ersten Veränderungsschritt machen zu können, ist es nicht immer notwendig, möglichst viel über das Problem zu wissen. Teilweise ist es sogar schädlich, viele Fragen zu einem Problem zu stellen, denn dadurch werden die Gedanken und Gefühle nur auf das Problem gerichtet. Steve de Shazer (2022), Entwickler der lösungsorientierten Kurzzeittherapie, nennt dies *Problem Talk*. Er geht davon aus, dass Fragen zu Problemen noch mehr Probleme entstehen lassen, Fragen zu Lösungen schaffen dagegen Lösungen. Nach de Shazer geht es also bei einem lösungsfokussierten Ansatz nicht darum, ein Problem in seiner Komplexität zu verstehen, sondern darum, Lösungen zu finden. Fragen nach Lösungsmöglichkeiten lenken den Blick weg vom Problem, hin zu einer wünschenswerten Veränderung. Durch Veränderungsfragen, Ausnahmefragen oder Coping-Fragen kann nach Steve de Shazer beispielsweise *Solution Talk* angeregt werden.

Veränderungsfragen

Veränderungsfragen lenken den Blick auch auf kleine Veränderungen. Das Problem besteht zwar nach wie vor, es ist nicht gelöst oder verschwunden, aber kleine Verbesserungen sind durchaus möglich und sollten wahrgenommen werden. Und selbst wenn es keine Verbesserungen gibt, so weisen mögliche Veränderungen doch darauf hin, dass das Problem nicht statisch und unveränderbar ist. Mögliche Veränderungsfragen sind z. B.:

- »Was hat sich seit unserem letzten Gespräch verbessert?«
- »Was fühlt sich anders an?«
- »Welche Veränderungen sind Ihnen aufgefallen?«

Ausnahmefragen

Probleme werden von Klienten und Klientinnen nicht selten als umfassend und allgegenwärtig wahrgenommen. Ihr Blick und auch unserer in den Gesprächen ist dann ausschließlich auf das Problem gerichtet. Dabei gerät völlig ins Abseits, dass das Problem in manchen Situationen gar nicht oder nur in abgeschwächter Form besteht. Durch Ausnahmefragen lenken wir den Fokus wie einen Scheinwerfer auf solche Ausnahmesituationen – z. B. so:

- »Wann haben Sie weniger Angst, das Haus zu verlassen? Was machen Sie dann? Was noch?«
- »Wann fällt es Ihnen leichter aufzustehen?«
- »Kommt es vor, dass Ihre Kollegin freundlich zu Ihnen ist? Was ist dann anders?«

Coping-Fragen

Klienten leiden oft sehr unter ihren Problemen und erleben sich als hilflos und überfordert. Sie fixieren sich darauf, dass sie es wieder nicht geschafft haben, die Schwierigkeiten zu überwinden oder das Problem zu lösen. Dabei lassen sie außer Acht, dass die Schwierigkeiten noch viel größer sein könnten, das Problem noch umfassender sein könnte und dass sie es schaffen, das Problem auf das gegenwärtige Ausmaß zu begrenzen. Zwar gelingt es ihnen gegenwärtig nicht, die Schwierigkeiten ganz zu überwinden, aber sie schaffen es, sie einzudämmen und nicht noch größer werden zu lassen. Durch Coping-Fragen wird die Aufmerksamkeit im Gespräch auf diese Bewältigungsleistung von Klienten gelenkt:

- »Wie haben Sie es geschafft, dass der Wutanfall nicht noch länger gedauert hat?«
- »Wie konnten Sie es aushalten, trotz Ihrer Ängste zehn Minuten im Kino zu bleiben?«

Skalierungsfragen

Eine weitere gute Möglichkeit, den Blick auf die aktuelle Bewältigungsleistung von Klienten zu richten, sind Skalierungsfragen. Diese eignen sich gut, um Einstellungen und momentane Einschätzungen zu erfragen und zugleich die eigenen Ziele, mögliche Handlungsansätze und Ressourcen in Augenschein zu nehmen. Bei Skalierungsfragen bitten Sie die befragte Person um eine Einschätzung ihres Problems oder der aktuellen Situation auf einer Skala von 1 bis 10. Was 1 und was 10 bedeutet, das sollten Sie vorgeben und jeweils an das Anliegen anpassen. Skaliert werden kann beispielsweise die Motivation, mit dem Rauchen aufzuhören, der aktuelle Stresspegel, das Ausmaß der Angst oder die emotionale Belastung.

Skalierungsfragen können also dazu dienen, die Schwere eines Problems auf persönlicher Ebene zu erfassen. Sie können daher auch zur Selbstbeobachtung genutzt werden. Auch Veränderungen werden sichtbar, ob die Einschätzung eines Problems durch den Klienten im Laufe der Zeit z. B. größer oder kleiner geworden ist. Dabei geht es nicht darum, die Schwere eines Problems »richtig« einzuschätzen, sondern ausdrücklich um die Erfassung der subjektiven Sichtweise.

Eine weitere Funktion von Skalierungsfragen ist es, die Sicht auf ein Problem beim Gesprächspartner zu erweitern, ihn zu veranlassen, es sich größer oder kleiner vorzustellen und sich jeweils auszumalen, was das für Folgen für ihn hätte.

Ist-Zustand erfassen

Zunächst wird erfragt, wie ein Klient oder eine Klientin die Situation momentan einschätzt.

BEISPIEL

ERGOTHERAPEUTIN »Sie haben mir erzählt, dass Sie sich sehr gestresst fühlen im Moment. Auf einer Skala von 1 bis 10 – 1 steht für ›ganz wenig gestresst‹ und 10 steht für ›maximal gestresst‹ –, wie würden Sie Ihren momentanen Stresspegel einschätzen?«

Aus der Antwort geht hervor, wie schwerwiegend das Problem aus der Sicht der Person wirklich ist. Wir können uns durch Skalierungsfragen also auch vergewissern, ob unsere Einschätzung zutreffend ist, was die Schwere des Problems aus Sicht des Gegenübers angeht. Nicht alle Themen und Schwierigkeiten, die Klientinnen und Klienten anschneiden, sind aus deren Sicht tatsächlich gravierend. Manche Probleme belasten sie jedoch deutlich stärker, als wir gedacht haben.

Zielgröße festlegen

Um über Skalierungsfragen ein Ziel festzulegen, fragen wir, mit welchem Wert auf der Skala der Klient oder die Klientin zufrieden wäre, wobei auch hier wieder die Werte vorgegeben werden müssen.

BEISPIEL

ERGOTHERAPEUTIN »Auf einer Skala von 1 bis 10, wobei wieder 1 für ›ganz wenig gestresst‹ und 10 für ›maximal gestresst‹ steht, welchen Wert sollte Ihr Stresspegel im Alltag haben, was wäre gut für Sie?«

Gefragt wird also nicht, welchen Wert jemand für realistisch erreichbar hält, sondern was die Person sich wünscht, womit sie zufrieden wäre. Keineswegs werden hier immer die Werte 1 oder 10 genannt, oftmals wären die Befragten auch mit einer 4, 5 oder 6 vollauf zufrieden – eine gute Grundlage für eine realistische Zielplanung.

Handlungsmöglichkeiten erarbeiten

Durch die Festlegung der Zielgröße auf der Skala wird deutlich, wie weit diese von der momentanen Situation entfernt ist. Als Nächstes wird jedoch nicht gleich geplant, wie die Zielgröße erreicht werden kann. Stattdessen wird zunächst ein erster Verbesserungsschritt besprochen:

BEISPIEL

ERGOTHERAPEUTIN »Was müssten Sie konkret tun, um bis nächste Woche einen Punkt weniger gestresst zu sein auf der Skala? Was könnten andere dazu beitragen?«

Diese Fragen zielen auf mögliche Lösungen oder Veränderungen aus Sicht des Klienten oder der Klientin ab.

Um Ressourcen herauszuarbeiten, können Sie beispielsweise danach fragen, was Klienten bislang getan haben oder aktuell leisten, damit das Problem nicht noch größer wird:

Ressourcen herausarbeiten

BEISPIEL

ERGOTHERAPEUTIN »Wie schaffen Sie es, dass Ihr Stresspegel auf der Skala bei 7 liegt und nicht noch höher, also bei 8 oder 9?«

So nachgefragt wird die Aufmerksamkeit auf die Leistung des Klienten gelenkt, darauf, was er tut, damit das Problem nicht noch größer wird. An diesen Ressourcen kann dann im weiteren Gesprächsprozess angeknüpft werden (siehe S. 56).

Eine Sonderform der Skalierungsfragen ist die Bearbeitung in einer Gruppe. Die Teilnehmenden werden aufgefordert, sich entlang einer im Raum ausgelegten Skala (z. B. eine auf dem Boden liegende Schnur mit danebenliegenden Zahlen 1 bis 10) zu einer bestimmten Fragestellung zu platzieren.

Skalierung in der Gruppe

BEISPIEL

WOHNHEIMLEITUNG »Wie zufrieden sind Sie mit dem Klima in der Wohngruppe auf einer Skala von 1 bis 10, wobei 1 für ›sehr unzufrieden‹ und 10 für ›sehr zufrieden‹ steht? Stellen Sie sich bitte alle zu dem Wert auf der Skala am Boden, der Ihrer Einschätzung entspricht.«

Diese Form der Skalierung dient beispielsweise dazu zu zeigen, wie vielfältig das Gruppenklima wahrgenommen wird und dass die Einschätzungen der einzelnen Gruppenmitglieder sich durchaus unterscheiden können, wobei jede Einschätzung dem subjektiven Erleben entspricht und daher keine richtig oder falsch ist.

Stolperfalle: forschendes Nachfragen

Fragen sind ein mächtiges Instrument, nicht nur, um ein Gespräch zu gestalten, sondern auch, um es zu dominieren. Mit der Folge, dass Fragen auch in einer ungünstigen Art und Weise eingesetzt werden können. Wir sollten uns deshalb immer bewusst machen, warum wir eigentlich nachfragen: um Zeit zu gewinnen? Um die eigene Neugier zu befriedigen? Um Prozesse des Nachdenkens bei der Klientin auszulösen? Um Informationen zu bekommen, die für eine gute Beratung des Klienten noch fehlen?

Fragen können ein Gespräch sogar massiv stören, wenn sie inquisitorisch und ohne nachvollziehbare Begründung gestellt werden. Es ist deshalb besonders wichtig, dass das Gegenüber sich nicht ausgefragt fühlt. Generell ist es hilfreich, das eigene Vorgehen zu erklären und zu begründen.

BEISPIEL

ALEXANDRA »Gegenseitiger verständnisvoller Umgang ist gut. Generell müsste einfach mehr kommuniziert werden. Zum Beispiel Begründungen, warum etwas so oder so ist. Gut ist, wenn die Fachkräfte Situationen erklären. Wenn ich z. B. enttäuscht wäre, warum mir meine Betreuerin nicht zu Hilfe gekommen ist, und die dann sagt: ›Ich konnte Ihnen nicht zu Hilfe kommen, da ich gerade in einem wichtigen Gespräch war. Sie dürfen aber jederzeit an meiner Tür klopfen.‹ Dann kann ich Verständnis haben, dass die Betreuerin viel zu tun hat und es für sie auch nicht immer einfach ist, bestmöglich zu reagieren.«

Wenn Sie Ihr eigenes Verhalten begründen, fällt es Klientinnen und Klienten leichter, die eine oder andere Frage nachzuvollziehen, und sie fühlen sich weniger unterlegen. Dies gilt ganz besonders für forschendes Nachfragen. Gleichzeitig ist es immer wieder erforderlich, dass wir noch mehr Informationen von Klienten erhalten und genauer nachfragen, um beispielsweise ein Problem besser einschätzen zu können. Wenn wir forschend nachfragen, um etwas besser zu verstehen, sollte das auch so erklärt werden: »Ich frage das, weil ...«

Wenn wir nicht erläutern, warum wir forschend nachfragen, so kann das Gegenüber den Sinn und Zweck der Fragen gegebenenfalls nicht nachvollziehen und fühlt sich womöglich unnötig bedrängt und ausgefragt. Forschendes Nachfragen aus Neugier oder in der Annahme, der Klient habe noch »nicht wirklich alles« erzählt, ist wenig hilfreich. Wir sollten uns daher immer darüber im Klaren sein, aus welcher Motivation heraus wir Fragen stellen.

Nicht zuletzt liegt der Fokus beim forschenden Nachfragen ausschließlich auf einem bestimmten Problem. Eine genaue und gründliche Analyse eines Problems ist aber nicht immer erforderlich für das Finden guter Lösungsvorschläge (siehe »Probleme lösen«, S. 139, 270 ff.).

Lösungsorientierte Gesprächsführung

BEISPIEL

SERHAY »Meine Sozialarbeiterin kann ein Problem so umformulieren, dass eine Lösung gleich sichtbar wird. Die wiederholt und strukturiert dann, was ich gesagt habe, aber positiv: ›Ja, o. k., Sie sind jetzt in dieser oder jener Situation, aber damit kann man umgehen, das könnten wir so und so machen.‹ Und sie fragt mich immer: ›Wäre das für Sie so handhabbar? Haben Sie dazu noch eine Frage?‹ Und schmeißt nicht die Lösung auf den Tisch und sagt z. B.: ›Jetzt machen Sie mal.‹ Positive Lösungswege betonen, das finde ich wichtig. Gute Fachkräfte können entknoten: ›Das Grundproblem sehe ich an dieser oder jener Stelle.‹

Zentrales rauspflücken. Das geht aber nur, wenn ich am Anfang sagen konnte, worum es mir wirklich geht.«

Serhay umschreibt hier treffend, was die sogenannte *lösungsorientierte Gesprächsführung* ausmacht und warum sie so hilfreich ist für Klientinnen und Klienten. Denn Menschen, die seit vielen Jahren psychisch erkrankt sind und mehrfach mit Krisen, Rückschlägen und Enttäuschungen fertig werden mussten, sind manchmal gedanklich und emotional stark mit ihren Problemen und ihrer Erkrankung beschäftigt und damit, was alles nicht geklappt hat. Es fällt diesen Klienten oft schwer, mit Zuversicht in die Zukunft zu blicken und die Hoffnung zu bewahren, dass es ihnen gelingen wird, ihre Situation zu verbessern. Manche Klienten und Klientinnen gehen auch nicht davon aus, dass sie selbst Einfluss auf ihre Situation haben, sie erwarten Unterstützung vor allem von anderen Menschen. Wenn Sie nun versuchen, lösungsorientierte Gespräche mit diesen Klientinnen und Klienten zu führen, so kann es vorkommen, dass sie sich nicht verstanden und zu Veränderungen gedrängt fühlen oder den Eindruck haben, man nehme sie nicht ernst und verharmlose ihre Probleme.

Für lösungsorientierte Gesprächsführung müssen Sie Zuversicht ausstrahlen und Sie sollten diese Zuversicht auch beim Gegenüber wecken können. Wenn Klienten sich auf ihre Stärken besinnen und wieder an diese glauben können – und sei es nur für einen kurzen Moment –, wenn sie auch die positiven Seiten ihrer momentanen Situation sehen und sich ermutigt fühlen, dann ist lösungsorientierte Gesprächsführung gelungen. Geeignete Methoden dafür aus der systemischen Therapie sind das *Reframing,* das *Cheerleading* und das *ressourcenorientierte Fragen.* Entscheidend ist aber unsere Haltung im Gespräch. Diese ist in der lösungsorientierten Arbeit geprägt durch Zuversicht, Interesse, Offenheit, Freude am Ausprobieren, Leichtigkeit und Fehlerfreundlichkeit. Wir zeigen den Menschen, mit denen wir zusammenarbeiten, unterschiedliche Wirklichkeiten auf und weiten ihren Blick für verschiedene Lösungsmöglichkeiten.

»Betrachte einmal die Dinge von einer anderen Seite, als du sie bisher sahst, denn das heißt ein neues Leben beginnen.« Marc Aurel

Reframing: Wie voll ist das Glas?

Von Pessimisten sagt man, dass sie ihr Glas immer halb leer sehen. Eine pessimistische Person richtet ihren Blick immer auf den Mangel, auf das, was fehlt. Optimistische Menschen, diejenigen, die ihr Glas grundsätzlich als halb voll ansehen, betrachten dagegen mehr das, was da ist. Unabhängig davon, wie viel Flüssigkeit tatsächlich im Glas ist, hängt es also vom Blick des Betrachters ab, ob wir eher einen Mangel sehen oder etwas Positives. Wer seinen Blick auf unterschiedliche Aspekte einer Sache richtet, verändert oft auch seine Sicht auf das ganze Problem. Und weil ein Bild in verschiedenen Rahmen tatsächlich unterschiedlich aussehen kann, heißt die entsprechende Methode »Reframing« (engl. »frame«: Rahmen).

ABBILDUNG 10
Reframing

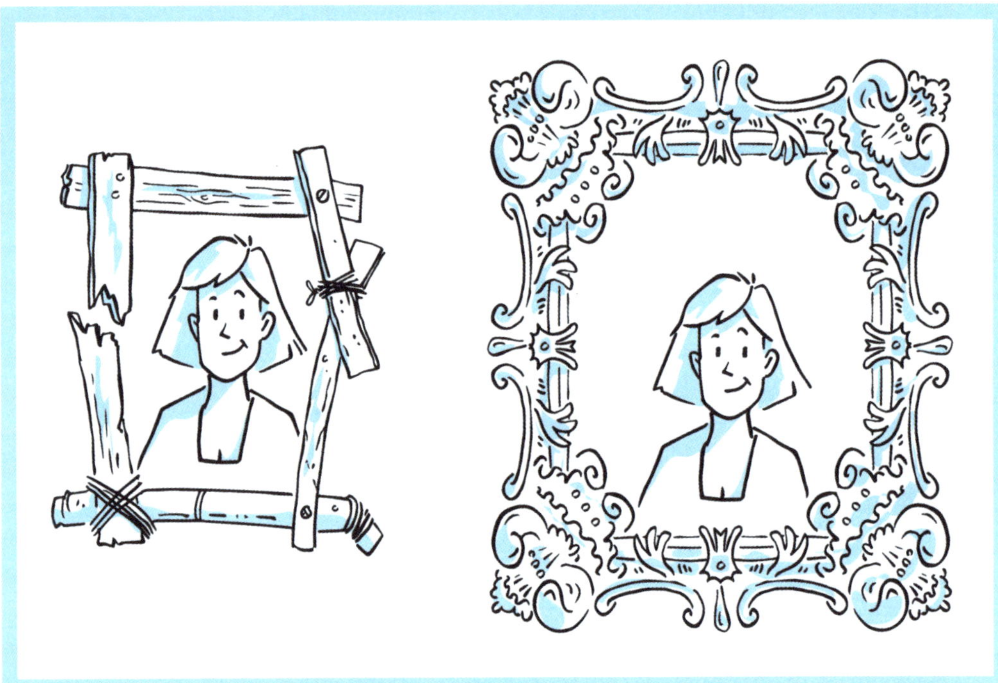

Reframing hat das Ziel, den Dingen einen neuen Rahmen zu geben. Klientinnen und Klienten werden dabei unterstützt, Dinge aus unterschiedlichen Perspektiven zu betrachten, und neue Betrachtungsweisen werden möglich. Das Ziel von Reframing ist die Entwicklung einer positiveren Denkweise, das Betrachten der »anderen Seite der Medaille«. Denn häufig sind Probleme und Schwierigkeiten von Klientinnen und Klienten in einem bestimmten Kontext zugleich Stärken und Kompetenzen in einem anderen Zusammenhang. Es kommt auf den Blickwinkel an.

BEISPIEL

ELENA »Ich habe immer so unter meinem Tinnitus gelitten, das war sehr belastend für mich. Irgendwann habe ich gemerkt, dass der Tinnitus vor allem dann stärker wird, wenn ich zu viel Stress habe, mir zu viel zumute. Der Tinnitus hilft mir also, Stress früher und deutlicher wahrzunehmen. Er ist so eine Art Stresswächter für mich geworden.«

Dabei geht es *nicht* darum, dass eine bestimmte Situation »eigentlich ganz positiv« ist, oder darum, ein Problem zu verharmlosen. Vielmehr ist das Ziel, die Perspektive zu erweitern und angenehme Emotionen zusätzlich zu den ohnehin vorhandenen unangenehmen Emotionen zu wecken. Denn die Art, wie wir ein Thema betrachten, beeinflusst direkt unsere Emotionen. Meistens passiert diese Veränderung der Bewertung oder Neubewertung einer Situation oder eines Problems ganz nebenbei, die Klientinnen und Klienten nehmen sie mit aus dem Gespräch und gewinnen einen anderen Blick auf ihren Alltag.

Ein sehr strukturiertes Vorgehen zum Reframing stellt Johannes Herwig-Lempp (2016) vor. Die Methode kann vor allem dann eingesetzt werden, wenn jemand meint, schon alles probiert zu haben, oder gar nichts Positives mehr in einer Situation sieht.

BEISPIEL

KLIENTIN »Ich habe jetzt schon hundert Mal versucht, von meiner Chefin interessantere Arbeitsaufgaben zu bekommen. Aber die ist einfach stur und lässt mich nichts anderes machen. Ich ärgere mich so und ich glaube auch nicht, dass das noch mal anders wird.«

JOBCOACH »Ich kann gut verstehen, dass Sie das sehr ärgert. Manchmal hilft es, die Dinge mal von einer ganz anderen Seite zu betrachten. Möchten Sie das mal probieren? Dann schreiben Sie bitte im ersten Schritt auf, was Sie alles stört an Ihrer Chefin.«

Die Klientin schreibt zunächst die negativen Punkte auf (siehe Tabelle unten).

JOBCOACH »Vielen Dank. Jetzt versuchen Sie doch mal, die einzelnen Punkte durch eine andere Brille zu betrachten. Welche positiven Aspekte sehen Sie am Verhalten Ihrer Chefin? Oder welche Erklärungen für ihr Verhalten finden Sie akzeptabel? Schreiben Sie das zu den einzelnen Punkten in die Tabelle.«

Negatives	Positiver Aspekt oder akzeptable Erklärung
Meine Chefin ist stur, hört nicht auf mich und lässt sich nichts sagen.	Sie weiß, was sie will, und vertritt ihre Meinung.
Sie traut mir nichts zu.	Sie passt auf, dass ich mich nicht zu sehr belaste. Sie weiß, was ich gut kann, und will, dass ich das weitermache
Sie ist unflexibel, sagt immer das Gleiche.	Sie ist nicht leicht beeinflussbar.
Sie hat nie Zeit, spricht immer nur ganz kurz mit mir.	Sie hat eben sehr viel um die Ohren und passt gut auf sich auf.

Diese strukturierte Methode des Reframings kann nicht nur im Einzelgespräch mit Klienten, sondern auch in Gruppensituationen eingesetzt werden (Herwig-Lempp 2016).

Reframing heißt, im Schlechten das Gute zu sehen. Eine bestimmte Verhaltensweise, Eigenschaft oder Situation, die zunächst als negativ empfunden wird, wird daraufhin untersucht, inwieweit sie auch positive oder wünschenswerte Elemente enthält. Dies kann mit der eben beschriebenen strukturierten Vorgehensweise geschehen, aber auch ganz beiläufig im Gespräch über Gegebenheiten, Beschwerden, Ereignisse oder sogar das Wetter. Denn auch Regenwetter ist ideal, wenn man mal wieder den Keller aufräumen möchte.

Beim Reframing ist es wichtig, den Klienten und Klientinnen zu erklären, worum es geht und wozu diese Methode dienen soll. So können Sie verhindern, dass Klienten sich unverstanden fühlen. Viele finden mit zunehmender Übung Spaß daran, mögliche positive Aspekte an einer bisher ausschließlich negativ bewerteten Situation zu entdecken. Voraussetzung für die Anwendung der Methode ist allerdings, dass Klientinnen und Klienten sich emotional distanzieren können und der Leidensdruck in der Gesprächssituation nicht mehr überwiegt. Und selbstverständlich sollten die Klientinnen und Klienten beim Reframing selbst auf die positiven Aspekte kommen und diese sollten ihnen nicht von der Fachkraft vorgeschlagen werden.

Cheerleading: positives Bestärken

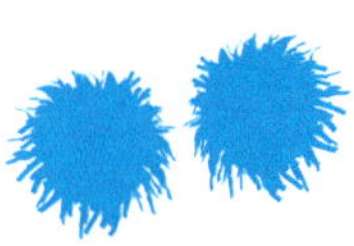

Der aus dem Amerikanischen stammende Begriff *Cheerleading* meint ursprünglich das Anfeuern der eigenen Mannschaft bei einem Wettkampf. Das Anfeuern soll bei der Mannschaft das Gefühl stärken, dass sie es »draufhat« und gewinnen kann. Übertragen auf die Arbeit mit psychisch erkrankten Klienten bedeutet Cheerleading, dass wir einer Klientin vermitteln, dass sie über die notwendigen Ressourcen verfügt, um Veränderungen herbeizuführen und umzusetzen.

Dabei geht es weder um allgemeinen Optimismus (»Sie schaffen das schon!«) noch um zu verhaltene Wertschätzung (»Sie machen das gar nicht so schlecht«). Nach Neudeck & Lammers (2017) ist Cheerleading eine besonders direkte und engagierte Form der Verstärkung, die dazu führt, dass Menschen sich ein bestimmtes Verhalten eher zutrauen und es häufiger zeigen. Bei Cheerleading feuern Sie Ihre Klientin oder Ihren Klienten regelrecht an, machen der Person angesichts der Herausforderungen, vor denen sie steht, immer wieder Mut, betonen ihre Stärken, würdigen ihre Möglichkeiten und ihr Engagement.

Cheerleading ist also besonders gut und wirkungsvoll, wenn es sehr deutlich, direkt spürbar und emotional ist. Cheerleading ist insbesondere dann eine passende Methode, wenn Klientinnen und Klienten vor einem Ziel oder einer Herausforderung stehen, die sie zwar anstreben, sich aber nicht zutrauen und für deren Bewältigung man ihnen Mut machen möchte. Beim Cheerleading geht es um das konkrete Benennen der Ressourcen, die ein Klient hat und die er für die anstehende Aufgabe nutzen kann:

BEISPIELE

BERUFSBERATERIN »Wenn ich daran denke, wie freundlich und charmant ich Sie oft in unseren Gesprächen erlebe, dann mache ich mir gar keine Sorgen wegen Ihres Vorstellungsgesprächs morgen.«

SOZIALPÄDAGOGIN »Sie haben nach dem Tod Ihrer Mutter so umsichtig, sorgfältig, konzentriert und verantwortungsbewusst alles geregelt, was zu regeln war. Ich bin mir sicher, dass Sie alles mitbringen, was Sie für Ihre neue Aufgabe brauchen.«

Beim Cheerleading geht es also nicht einfach nur darum, etwas Nettes zu sagen, sondern darum, Zuversicht zu vermitteln und das zu betonen, was im Leben einer Person gut funktioniert oder was sie gut kann. Wie jedes Feedback, sollte auch positives Feedback möglichst authentisch und konkret sein. Vor dem Cheerleading sollten wir uns also die Ressourcen einer Person klarmachen, diese dann aktiv benennen und in Beziehung setzen zu einer Aufgabe, die der Klient zu bewältigen hat und für die er gewissermaßen angefeuert werden soll. Cheerleading wird beispielsweise in der Arbeit mit Menschen mit einer Borderlinestörung sehr erfolgreich genutzt, da gerade diese Klienten und Klientinnen oft Schwierigkeiten haben, ein positives Bild von sich selbst und ihren Ressourcen und Fähigkeiten abzurufen (Bohus & Wolf-Arehult 2018).

Ressourcenorientierte Gesprächsführung

Beim Cheerleading feuern wir die Klientin an, indem wir ihr deutlich machen, über welche Ressourcen sie verfügt und dass sie sie für eine aktuelle Aufgabe nutzen kann. Sehr wirkungsvoll ist es auch, wenn die Ressourcen nicht von jemand anderem benannt werden, sondern wenn die Klientinnen und Klienten selbst sich bewusst machen, über welche sie verfügen. Das fällt nicht immer leicht. Persönliche Ressourcen – also Fähigkeiten, Kenntnisse oder Talente – sind zwar jederzeit und in allen Menschen vorhanden, der Zugang zu ihnen kann jedoch erschwert sein. *Ressourcenorientierte Fragen* (Knuf 2020; Herwig-Lempp 2016; Ripper & Ripper 2018) sollen bewirken, dass dieser Zugang wieder leichter wird und dass Klientinnen und Klienten ihre Ressourcen wieder wahrnehmen und nutzen können.

Beispiele für ressourcenorientierte Fragen

- »Wir haben über Ihr Problem gesprochen. Haben Sie das Problem auch manchmal nicht? Wann denn? Was machen Sie anders, wenn das Problem nicht auftritt? Was müsste geschehen, damit die Ausnahmen häufiger werden?«
- »Woran würden Sie merken, dass es Ihnen besser geht? Woran würde das Ihre Umgebung bemerken?«
- »Wie stellen Sie es an, dass Ihr Problem nicht noch größer wird?«
- »Wie sind Sie aus der letzten Krise wieder rausgekommen? Was haben Sie selbst dazu beigetragen?«
- »Wann haben Sie sich in letzter Zeit gut gefühlt?«
- »Wann ging es Ihnen das letzte Mal nicht ganz so schlecht?«
- »Worauf sind Sie stolz? Woran denken Sie gerne zurück? Was würden Sie gerne noch mal erleben?«
- »Welche Hobbys haben Sie? Welche Hobbys hatten Sie früher? Was machen Sie gerne, was haben Sie früher gerne gemacht? Was macht Ihnen Freude oder hat Ihnen früher Freude gemacht?«
- »Was war Ihr schönstes Erlebnis in letzter Zeit? Was war Ihr schönstes Erlebnis in Ihrem Leben?«
- »Wann waren Sie kürzlich mit sich zufrieden?«
- »Welche schöne Situation haben Sie in letzter Zeit erlebt?«
- »Was hat geklappt in letzter Zeit? Welche Ihrer Stärken und Fähigkeiten haben Sie dabei eingesetzt?
- »Was möchten Sie in Ihrem Leben gerne beibehalten?«
- »Was können Sie gut?«
- »Welche Eigenschaft finden Sie gut an sich?«
- »Was würden andere sagen, was Sie gut können oder gerne tun?«

Eine innere Ressource aktiviert nach Krause & Storch (2018) positive, bewältigungsorientierte Emotionen und neuronale Netzwerke. Ressourcen helfen, uns in einen zuversichtlichen und aktiven Zustand zu versetzen und motiviert zu sein. Ressourcenorientiertes Fragen macht Spaß und ist ein unverzichtbares Gegengewicht zu der genauso wichtigen Arbeit mit belastenden Inhalten. Eine ressourcenorientierte Gesprächsführung kann positive Emotionen auslösen und Hoffnung und Zuversicht aufbauen. Ziel ist, dass Klientinnen und Klienten erleben, was sie können, über welche positiven Eigenschaften sie verfügen und wie viel sie schon bewältigt haben in ihrem Leben. Insofern sind ressourcenorientierte Fragen auch ein Beitrag zur Motivation (siehe »Selbstwirksamkeit fördern und Ressourcen aktivieren«, S. 274 ff.).

Viele Menschen sind es nicht gewohnt, über ihre Stärken und Erfolge zu sprechen. Wir sollten daher geduldig sein, Klienten und Klientinnen nicht drängen und für den Anfang auch mit kleinen Erfolgen oder Stärken zufrieden sein, von denen sie berichten. Nach Ressourcen zu fragen und über Erfolge zu sprechen kann zu einem festen Bestandteil Ihrer Gespräche werden – Übung macht den Meister! Dass ein Gespräch ressourcenorientiert verlaufen ist, können Sie u.a. daran erkennen, dass auch mal gemeinsam gelacht wurde, dass Interessen, Stärken und positive Erfahrungen des Klienten angesprochen wurden, und nicht zuletzt daran, dass auch Sie selbst eher gestärkt und nicht geschlaucht aus dem Gespräch herausgehen.

Vorschläge und Lösungen anbieten

Nicht wenige Klientinnen und Klienten wünschen sich explizite Ratschläge oder Lösungsideen von uns und suchen uns genau deswegen auf. Andere wiederum möchten lieber nicht gleich eine Lösung präsentiert bekommen oder hören, was wir Ihnen raten würden. Wir sollten unsere Ratschläge daher allenfalls anbieten und zunächst fragen, ob der Klient oder die Klientin sie überhaupt erfahren möchte:

BEISPIEL

SOZIALPÄDAGOGIN »Möchten Sie einen Vorschlag von mir hören, wie Sie mit der Situation umgehen könnten?«

Do: nachfragen, ob ein Vorschlag erwünscht ist

Die Nachfrage sollte so formuliert sein, dass der Klient sie problemlos verneinen kann. Und wenn er dies tut, ist es auch in Ordnung. Wenn wir ungefragt und ungebeten Ratschläge erteilen, so agieren wir in der Regel aus dem Eltern-Ich (siehe S. 32) heraus und legen uns auf die Rolle des Produzenten von Lösungsvorschlägen fest. Klientinnen und Klienten können sich fremdbestimmt fühlen und in der Rolle des trotzigen Kindes (siehe S. 34) reagieren.

Don't: voreilig eine Lösung präsentieren

Manchmal stehen wir unter Zeitdruck und wollen schnell dazu beitragen, dass es Klientinnen besser geht. Dann kann es passieren, dass eine voreilige Lösung präsentiert wird:

BEISPIEL

JOBCOACH »Sprechen Sie Ihre Kollegin doch gleich heute noch mal an, das lässt sich bestimmt ausräumen.«

Auch hier befindet sich der Jobcoach in der überlegenen Rolle des helfenden Eltern-Ichs und erteilt einen Ratschlag. Mitunter werden Ratschläge auch mit konkreten Handlungsvorschlägen verknüpft, meist beginnend mit »Machen Sie doch mal ...« oder »Probieren Sie doch ...«.

BEISPIEL

JOBCOACH »Wir können das gleich mal im Rollenspiel üben.«

In der lösungsorientierten Gesprächsführung sollten sich Klienten mit unserer Unterstützung im Gespräch selbst Lösungsideen und Veränderungsmöglichkeiten überlegen und selbst entscheiden, welche sie davon ausprobieren möchten.

BEISPIEL

JOBCOACH »Sie haben sich überlegt, Ihrer Kollegin einen Brief zu schreiben. Ich habe Ihnen vorgeschlagen, dass Sie auch direkt mit ihr sprechen könnten und wir das auch im Rollenspiel üben können. Welche Lösungsidee möchten Sie weiterverfolgen?«

Praktische Methodenschätze

Nonverbale Kommunikation

Kommunikation findet nicht nur mit Worten statt. Schon der Begriff »Körpersprache« verdeutlicht, dass wir nicht nur mit Worten sprechen, sondern auch mit unserem Körper. Dabei übermitteln wir nicht nur Botschaften durch Gestik oder Mimik, wir können unsere Äußerungen auch verstärken, abschwächen oder wir können ganz allgemein unser Gegenüber in eine bestimmte Stimmung versetzen durch unsere Körpersprache. Ob wir einen Gesprächspartner beispielsweise sympathisch oder unsympathisch finden, hängt ganz entscheidend von seiner Körpersprache ab (Mehrabian 1971, 1972). Immer wieder haben Untersuchungen ergeben, dass die Körpersprache und die Stimme einer Person viel mehr Einfluss darauf haben, was beim Gesprächspartner ankommt, als beispielsweise der Inhalt ihrer Äußerung. Es kommt also nicht nur darauf an, was wir sagen, sondern sehr viel mehr darauf, wie wir es sagen.

Wesentlich für eine gute Gesprächsatmosphäre ist es, auch auf der nonverbalen Ebene einen guten Bezug zum Gegenüber zu haben. Man nennt das »Rapport herstellen« oder »spiegeln«. Beobachten Sie doch einmal bei der nächsten Gelegenheit zwei Menschen, die sich gut unterhalten, und achten Sie auf deren Körpersprache. Sicher wird Ihnen auffallen, dass beide die Gesten und die Körperhaltung des Gegenübers geradezu zu imitieren scheinen. Wenn der eine sich vorbeugt oder zurücklehnt, mit den Händen wild gestikuliert oder die Arme verschränkt, macht die andere dies ebenso. Bei einem lebhaften Gespräch und einer guten Beziehung zwischen den Beteiligten passiert das ganz von selbst, man muss sich nicht bewusst vornehmen, die Gestik und Mimik der anderen Person zu kopieren.

Allerdings funktioniert es auch andersherum: Um eine gute Beziehung zum Gegenüber zu knüpfen, eine gute Atmosphäre zu schaffen, kann man nonverbal ganz bewusst einen Rapport herstellen, z. B. durch folgende Methoden:

- Die Körpersprache des Klienten spiegeln: Macht der Klient eher wenige und sparsame Bewegungen oder unterstreicht er seine Erzählungen mit weit ausholenden Gesten? Welche Körperhaltung nimmt er ein?
- Zugewandt sein, Blickkontakt aufnehmen und erwidern.
- Das eigene Sprechtempo und die Lautstärke an die Klientin anpassen.

Das Spiegeln der Körpersprache hat oft positive Effekte.

Allerdings sollten Sie es nicht übertreiben mit dem Spiegeln. Der Gesprächspartner sollte nicht das Gefühl bekommen, pantomimisch nachgeahmt zu werden. Eine leichte Orientierung an Gestik, Mimik und Körpersprache des Gesprächspartners, kleine Gesten und Bewegungen reichen vollkommen und wirken sich positiv auf die Gesprächsatmosphäre aus.

Umgekehrt kann es manchmal auch sinnvoll sein, den Rapport bewusst zu unterbrechen, wenn man ein Gespräch beenden oder es an einer bestimmten Stelle nicht weiter vertiefen möchte. Auf nonverbaler Ebene Zustimmung und Verstärkung zu signalisieren ist wenig sinnvoll, wenn Sie den Äußerungen der anderen Person eben nicht zustimmen oder wenn das Gespräch beendet werden soll. Wenn z. B. Ihre Gesprächspartnerin nicht ermuntert werden soll, weil keine Zeit für ein längeres Gespräch ist, kann es helfen, wenn Sie sich von der Körperhaltung eher nicht mehr der Gesprächspartnerin zuwenden, ihre nonverbalen Signale nicht mehr aufgreifen und weniger Blickkontakt suchen. Körpersprache und inhaltliche Äußerungen sollten im Einklang miteinander sein. Man spricht dann von einer kongruenten Körpersprache. Umgekehrt kann eine inkongruente Körpersprache sehr verwirrend für den Gesprächspartner sein, wenn also mit Worten etwas anderes signalisiert wird als mit dem körpersprachlichen Ausdruck.

Ganz allgemein ist es empfehlenswert, ein Gespür für die Wirkung der eigenen Körpersprache und nonverbalen Signale zu entwickeln. Wenn Sie in einer Gesprächssituation häufig die Arme vor der Brust verschränken, probieren Sie aus, welche Wirkung es hat, wenn Sie die Hände locker vor dem Bauch falten. Wenn Sie Gespräche immer hinter Ihrem Schreibtisch führen, probieren Sie aus, wie es die Gesprächsatmosphäre beeinflusst, wenn kein Tisch zwischen Ihnen und dem Klienten steht. Auch die Wirkung des dezenten, aber bewussten Spiegelns will ausprobiert sein.

Die Sprache des Gegenübers sprechen

Ein guter Rapport zum Gegenüber lässt sich nicht nur auf nonverbaler Ebene herstellen, sondern genauso auch verbal. Die Sprache der Klienten und Klientinnen zu sprechen (Ripper & Ripper 2018; Prior 2019) schafft eine offene, freundliche Gesprächsatmosphäre und sorgt dafür, dass sie sich verstanden und angenommen fühlen. Damit ist nicht nur die Muttersprache gemeint, sondern auch etwa, ob jemand Dialekt spricht, eher intellektuell formuliert, Fremdwörter verwendet, viel klagt oder die Dinge eher aufbauscht. Sie sollten Ihre Sprache ganz bewusst an die Ihres Klienten oder Ihrer Klientin anpassen und deren Schlüsselbegriffe verwenden. Wenn ein Klient sich z. B. eher technisch ausdrückt und beispielsweise von »funktionieren«, »festzurren« oder »durchchecken« spricht, können Sie diese Begriffe ebenfalls benutzen.

BEISPIEL

KLIENTIN »Bei mir kochen gerade echt die Emotionen über!«
ARBEITSERZIEHERIN »Wie kommt es denn, dass der Topf so voll ist und die Temperatur so hoch?«

Auch die Grundstimmung in den Äußerungen eines Klienten oder einer Klientin ist wichtig. Nach Prior (2019) kann man Gesprächspartner grob in zwei Gruppen einteilen:

Übertreiber verwenden häufig Formulierungen wie »gigantisch«, »erschütternd«, »unglaublich«, »ganz besonders«, »äußerst« etc.

Untertreiber verwenden eher Formulierungen wie »ein bisschen«, »vielleicht nicht immer so ganz«, »nicht wenig« etc.

BEISPIEL

KLIENT »Meine neue Chefin ist wirklich absolut unmöglich. Sie benimmt sich vollkommen daneben und ist in jeder Hinsicht überfordert.«
ARBEITSERZIEHERIN »Sie finden Ihre Chefin also total inkompetent?«
KLIENT »Ja genau. Also meistens jedenfalls.«
ARBEITSERZIEHERIN »Wann finden Sie sie denn kompetent?«

Der Kontakt zum Klienten verbessert sich, wenn wir uns bezüglich der Wortwahl an das Über- oder Untertreiben des Klienten anpassen. Umgekehrt verstärkt es die Neigung zum Über- oder Untertreiben, wenn wir eine ganz andere Sprache sprechen und jemand sich nicht verstanden fühlt:

BEISPIELE

KLIENT »Meine neue Chefin ist wirklich absolut unmöglich. Sie benimmt sich vollkommen daneben und ist in jeder Hinsicht überfordert.«
ARBEITSERZIEHERIN »Sie sind also nicht so ganz zufrieden mit Ihrer Chefin?«

KLIENT »Was heißt da ›nicht so ganz zufrieden‹?! Die ist echt schrecklich, die Frau. Sie können sich gar nicht vorstellen, wie unmöglich die sich benimmt!«

KLIENTIN »Gestern war es ganz o. k.«
PFLEGEKRAFT »Es ging Ihnen gestern also gut?«
KLIENTIN »Nein, gut würde ich nicht sagen.«

Validieren über die Sprache des Gegenübers

Gerade wenn wir uns auch sprachlich ganz auf die Person und ihre Sicht auf die Welt einlassen, gelingt es ihr eher, sich von der bisherigen Sicht ein wenig zu distanzieren und die Welt aus einer anderen Perspektive zu sehen.

BEISPIEL

KLIENTIN »Gestern war es ganz o. k.«
PFLEGEKRAFT »Sie haben sich gestern also nicht ganz so schlecht gefühlt?«
KLIENTIN »Ja, eigentlich sogar ganz gut.«
PFLEGEKRAFT »Haben Sie eine Idee, was dazu beigetragen hat, dass Sie sich ganz gut gefühlt haben?«

Auf spontane Gesprächswünsche reagieren

Gespräche finden nicht immer zu geplanten Terminen statt, auch wenn wir uns das manchmal anders wünschen. Im Arbeitsalltag sind wir immer wieder unvermittelt mit einem spontan und oftmals dringend vorgetragenen Gesprächswunsch konfrontiert. Dann stellt sich die Frage, wie wir darauf eingehen können, insbesondere wenn wir unter Zeitdruck stehen. Gerade in Beratungsstellen, bei ambulanten Diensten und in Wohn- und Arbeitsbereichen für Menschen mit psychischer Erkrankung ist dies eher die Regel als die Ausnahme. Dabei prägt die Art und Weise, wie wir auf das Anliegen eines Klienten oder einer Klientin reagieren, bereits entscheidend die Stimmung und den Verlauf des weiteren Gesprächs.

BEISPIEL

KLIENTIN »Ich muss dringend mit Ihnen reden. Ich hatte gestern wieder so einen schrecklichen Streit mit meiner Schwester. Diese ständigen Beschimpfungen, ich halte das echt nicht mehr aus!«

Verständnis für den Gesprächswunsch

Im Sinne der validierenden Gesprächsführung kann die Ansprechpartnerin zunächst mit Verständnis reagieren:

BEISPIEL

WOHNBETREUERIN »Ich merke, wie sehr Sie aufgewühlt sind, und ich kann gut verstehen, dass Sie das jetzt sofort mit mir besprechen möchten.«

Manchmal ist es uns aber zeitlich nicht möglich, auf den Gesprächswunsch sofort einzugehen. Mit der validierenden Reaktion kann der Gesprächswunsch der Klientin daher auch zeitlich verzögert werden, ohne bei der Klientin das Gefühl auszulösen, missverstanden und nicht ernst genommen worden zu sein:

BEISPIEL

WOHNBETREUERIN »Ich merke, wie sehr Sie aufgewühlt sind, und ich kann gut verstehen, dass Sie das jetzt sofort mit mir besprechen möchten. Leider geht es im Moment gar nicht bei mir. Ich nehme mir gerne heute Nachmittag / morgen / nächsten Dienstag Zeit für Sie. Ist das in Ordnung?«

Ermutigen, stützen, trösten

Wenn Menschen sehr aufgewühlt, verstört oder verzweifelt sind, kann es hilfreich sein, nicht nur mit Verständnis, sondern auch ermutigend, stützend oder tröstend zu reagieren.

BEISPIEL

WOHNBETREUERIN »Das tut mir sehr leid für Sie. Aber Sie werden sehen, die Probleme mit Ihrer Schwester lassen sich lösen, uns fällt bestimmt was ein.«

Bei hoher emotionaler Anspannung und einem stark aktivierten Bedrohungssystem ist es hilfreich, wenn dies zunächst einmal unsere erste Reaktion ist. Fast alle Menschen erleben es als entlastend, wenn ihre Sorgen ernst genommen und dabei auch etwas relativiert und abgeschwächt werden.

Allerdings ist zu beachten, dass wir uns durch diese tröstende Reaktion automatisch in das helfende Eltern-Ich begeben und der Klientin nicht auf Augenhöhe begegnen. Wir gehen davon aus, dass sie getröstet und beruhigt werden möchte. Vielleicht ist dies aber gar nicht der Fall. Vielleicht hat die Klientin einen konkreten Plan, wie sie erneut auf ihre Schwester zugehen will, und sie möchte dies mit Ihnen nur besprechen und Ihren Rat hören. Wir sollten also nicht vorschnell davon ausgehen, dass unsere Klientinnen und Klienten in jedem Fall getröstet werden wollen, sobald sie emotional angespannt sind, und uns nur dann ins helfende Eltern-Ich begeben, wenn der Gesprächspartner wirklich mutlos den Kopf hängen lässt und sich Trost wünscht.

Don't: vorschnell Schlüsse ziehen oder interpretieren

Wichtig ist außerdem, dass wir nicht meinen, wir wüssten sowieso schon, worum es dem Klienten »mal wieder« geht bzw. was das Problem ist. Wenn die Wohnbetreuerin im oben genannten Beispiel annimmt, die Klientin bilde sich bestimmt wieder nur ein, ihre Schwester habe sie beschimpft, tatsächlich sei das aber wie so oft gar nicht der Fall gewesen, dann wird sie durch diese Interpretation das Gespräch vorschnell in die entsprechende Richtung lenken.

BEISPIEL

WOHNBETREUERIN »Das war bestimmt gar nicht so schlimm, Sie nehmen das sicher viel zu schwer.«

Gerade gegenüber Klientinnen und Klienten, die man schon lange kennt, von denen man sich bereits ein bestimmtes Bild gemacht hat oder denen möglicherweise ein bestimmter Ruf vorauseilt, besteht die Gefahr, in die erste Äußerung mehr hineinzuinterpretieren, als die Person tatsächlich gesagt hat, oft auch Falsches. Nicht selten wird die tatsächliche Äußerung verzerrt wahrgenommen. Auch bei spontanen Gesprächswünschen ist es wichtig, zunächst aufmerksam auf das zu reagieren, was vorgebracht wird, und möglichst wenig zu interpretieren.

Anliegen und Ziele formulieren

Anliegen benennen, Auftrag klären

Erstaunlich häufig passiert es im Alltag, dass Klienten und Klientinnen ein Problem schildern und wir unmittelbar dazu übergehen, sie bei der Lösung des Problems zu beraten in der vorschnellen und mitunter falschen Annahme, wir wüssten schon, was die Person will. Dabei formulieren gerade Menschen mit psychischen Erkrankungen ihre Anliegen und Aufträge an uns oft sehr zurückhaltend. Eine Auftragsklärung, z. B. anhand des Klärungskarussells (Hammer & Plößl 2023, siehe auch S. 230), macht oft deutlich, dass die Fremdaufträge, beispielsweise von Kostenträgern, Angehörigen oder der Einrichtungsleitung, ziemlich klar formuliert sind. Auch die Aufträge, die wir uns selbst erteilen, sind uns meist bewusst. Viel zu wenig geklärt und formuliert sind aber häufig jene Aufträge, die Klienten und Klientinnen erteilen.

Vor allem die positive Auftragsklärung fällt ihnen schwer, sind sie doch oftmals eher daran gewöhnt, ihre Anliegen negativ zu schildern. Klienten und Klientinnen können meistens gut formulieren, was sie nicht wollen. Wenn wir dies mit einem Kunden in einer Bäckerei vergleichen, wird deutlich, wie problematisch negativ formulierte Aufträge sein können. Stellen Sie sich vor, ein Kunde in einer Bäckerei verkündet erst mal, was er alles *nicht* kaufen möchte: »Keine Brötchen, keinen Kuchen und schon gar keine Croissants!« In einer Bäckerei ist das sogar noch einfacher, denn irgendeines der anderen Bäckereiprodukte wird es schon sein. Aber auch dort wird die Verkäuferin dem Kunden nicht einfach eine Brezel einpacken, sondern abwarten, bis er selbst sagt, was er denn nun haben will.

ABBILDUNG 11
Auftragsklärung a

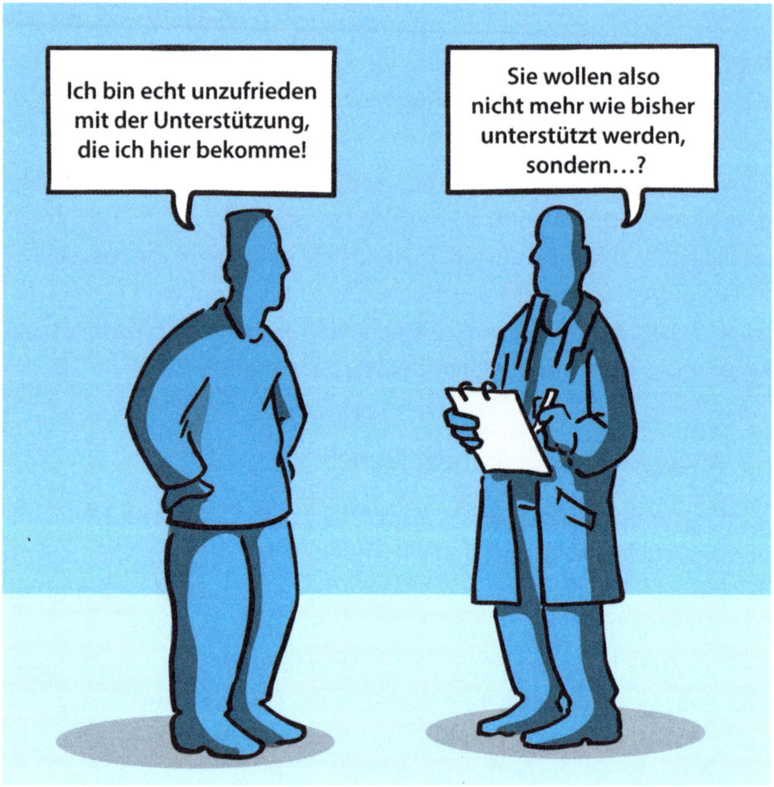
Ich bin echt unzufrieden mit der Unterstützung, die ich hier bekomme!
Sie wollen also nicht mehr wie bisher unterstützt werden, sondern…?

Sondern?

Im Gespräch mit unseren Klientinnen und Klienten sind die Möglichkeiten noch viel umfassender. Wenn Klientinnen und Klienten uns damit konfrontieren, was sie nicht mehr wollen, laufen Fachkräfte Gefahr, aus dem Geschilderten automatisch zu folgern, was sie stattdessen haben oder erreichen möchten. Wichtig ist also, dass Klienten ihr Anliegen tatsächlich selbst formulieren. Gut geeignet ist die Nachfrage »Sondern?« (Prior 2019).

Je nach Antwort wird deutlich, in welche Richtung das Gespräch gehen sollte. Gegebenenfalls kann die Fachkraft noch klären, welchen Auftrag der Klient ihr erteilt: »Was ist Ihr Anliegen an mich?« Aufbauend auf der Klärung des Anliegens sollte das Ziel dann formuliert werden.

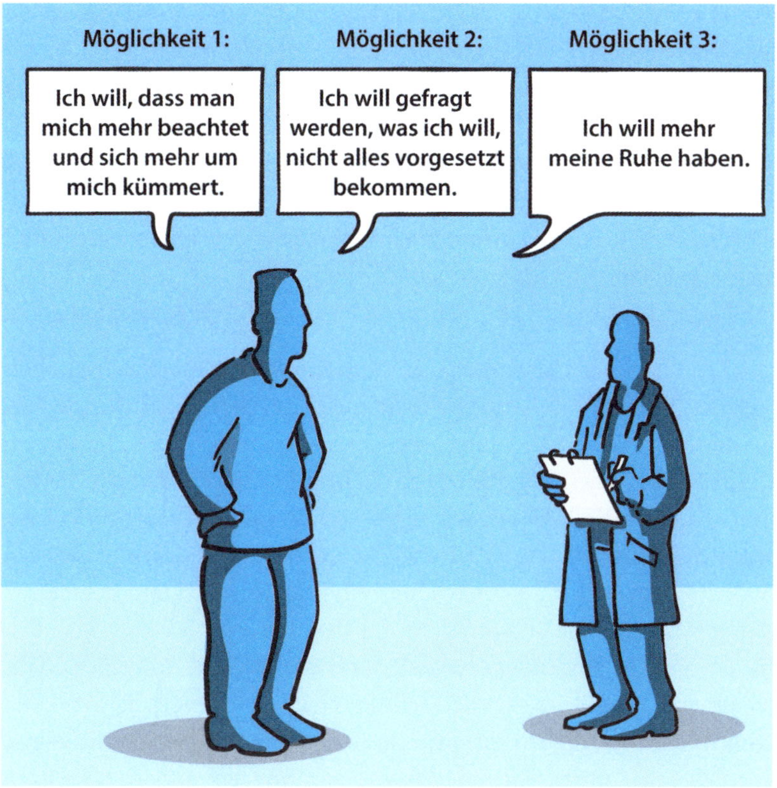
Möglichkeit 1:
Ich will, dass man mich mehr beachtet und sich mehr um mich kümmert.
Möglichkeit 2:
Ich will gefragt werden, was ich will, nicht alles vorgesetzt bekommen.
Möglichkeit 3:
Ich will mehr meine Ruhe haben.

ABBILDUNG 12
Auftragsklärung b

Kunden, Besucher und Klagende

Manche Menschen, die wir begleiten, kommen mit einem klaren Anliegen zu uns, wünschen sich konkrete Unterstützung und bringen dies mit einem eindeutigen Auftrag zum Ausdruck. Steve de Shazer (2022) bezeichnet solche Klienten als »Kunden«. Wir unterstützen diese Kunden, beraten sie ihren Wünschen entsprechend und bieten Lösungsmöglichkeiten an. De Shazer (2022) unterscheidet aber noch zwei weitere Typen von Klientinnen und Klienten: »Besucher« und »Klagende«. Besucher haben kein erkennbares Anliegen, sie kommen einfach vorbei auf einer eher unverbindlichen und freiwilligen Basis. Klagende fordern viel Aufmerksamkeit und Anteilnahme ein, sie äußern jedoch nicht das Anliegen, an ihrer Situation etwas zu verändern.

In vielen sozialpsychiatrischen Arbeitsfeldern machen Besucher und Klagende die weitaus größte Gruppe aus, nur manchmal sind Kunden darunter. Gleichzeitig kann ein und derselbe Klient zu unterschiedlichen Zeiten mit unterschiedlichen Anliegen an unterschiedlichen Stellen als Kunde, Besucher oder Klagender auftreten.

Sie können Ihre Kommunikation auf den Kliententyp zuschneiden. Besucherinnen oder Klagende möchten nicht vorrangig bei der

Problemlösung beraten oder bei einem Veränderungsprozess unterstützt werden. Stattdessen bieten sich folgende Vorgehensweisen an:

- wertschätzen, dass Besucher regelmäßig kommen, ohne sie bezüglich ihrer Motivation unter Druck zu setzen;
- wertschätzen, dass Besucherinnen möglicherweise kommen, weil jemand anderes das von ihnen erwartet;
- die Besucher fragen, was erforderlich wäre oder anders sein müsste, damit sie aus eigenem Antrieb kommen würden;
- bei Klagenden empathisch Anteil nehmen an der Schwere ihrer Situation.

Ziele positiv formulieren

Ziele sollten am besten so positiv und konkret wie möglich formuliert werden. Negative (»Ich möchte nicht mehr ...«) und vergleichende Formulierungen (»Ich will künftig weniger ...«) sollten dagegen vermieden werden. Das ist wichtig, weil unser Gehirn bei einer positiven Zielformulierung eine Vorstellung davon entwickeln kann, in welche Richtung wir gehen möchten. Wenn wir ein Ziel negativ formulieren, entwickelt unser Gehirn auch eine Vorstellung vom negativen Ziel und richtet sich daraufhin aus. Dies gilt vor allem für den Teil des Gehirns, der nicht für die Sprache zuständig ist, sondern für die bildhafte und emotionale, intuitive Verarbeitung. Dieser Teil des Gehirns erzeugt auch von den Dingen ein Bild, die wir *nicht* tun wollen. Wenn wir uns beispielsweise vorstellen, bei einem Vortrag *nicht* aus dem Konzept und ins Schwitzen zu geraten, entsteht in unserem Gehirn sogleich ein Bild davon, wie genau das passiert. Das gilt auch, wenn wir uns eine Katze vorstellen wollen, die sich *nicht* bewegt (siehe S. 188).

Sportlerinnen und Sportler machen sich diesen Mechanismus zunutze, indem sie sich mental vorstellen, eine Aufgabe erfolgreich zu bewältigen. Sich das Unerwünschte konkret vorzustellen, versuchen sie dagegen bewusst zu vermeiden. Der Fußballer nimmt sich also besser nicht vor, den Elfmeter auf keinen Fall zu verschießen, denn sofort entstehen Bilder im Gehirn, wie der Ball am Tor vorbeisegelt. Stattdessen sollten Ziele positiv formuliert werden, am Beispiel des Fußballers also: »Ich werde den Elfmeter versenken!« Auch vergleichende Formulierungen aktivieren negative Bilder. Wenn wir uns vornehmen, etwas »besser« zu machen, haben wir immer auch vor Augen, was wir bisher nicht gut gemacht haben. Stattdessen sollten wir als Ziel formulieren, was wir konkret tun oder erreichen möchten.

Negative Zielformulierung	Vergleichende Zielformulierung	Positive Zielformulierung
Ich will nicht mehr so schüchtern sein.	Ich will besser auf Menschen zugehen können.	Ich will offen auf Menschen zugehen können.
Ich will nicht mehr so viel Stress haben.	Ich will besser mit Stress umgehen können.	Ich möchte mich entspannt und gelassen fühlen.
Ich will nicht mehr unpünktlich sein.	Ich will pünktlicher kommen.	Ich will rechtzeitig da sein.

Wir sollten unsere Klientinnen und Klienten also darin unterstützen, ihre Ziele positiv zu formulieren und sich ein Bild davon zu machen, wo sie hinwollen.

Umgang mit Ambivalenz

Manchmal berichten Klienten und Klientinnen im Gespräch von Entscheidungssituationen und ihrer inneren Ambivalenz. Sie können sich beispielsweise nicht entscheiden zwischen verschiedenen Optionen oder sind hin- und hergerissen zwischen sich widersprechenden Möglichkeiten.

BEISPIEL

KLIENTIN »Ich möchte gerne auf den Arbeitsplatz in der neuen Abteilung wechseln, aber ich habe solche Angst, es nicht zu schaffen.«

Do: Widersprüche herausarbeiten

Hilfreich ist es zunächst, die unterschiedlichen Aspekte mit »einerseits – andererseits«, »teils – teils«, »sowohl – als auch« und »weder – noch« widerzuspiegeln und zu verbinden, ohne sie zu bewerten oder dem Gegenüber vorschnell Ratschläge zu erteilen:

- »Einerseits interessiert Sie die neue Abteilung, andererseits machen Sie sich Sorgen, dem nicht gewachsen zu sein.«
- »Sie empfinden sowohl Vorfreude als auch Angst, wenn Sie an einen Wechsel des Arbeitsplatzes denken.«
- »Teils motiviert Sie die Aussicht auf eine Veränderung, teils erschreckt sie Sie.«
- »Sie haben sich bisher weder für noch gegen einen Wechsel entschieden.«

Don't: vorschnell Partei ergreifen

Die unterschiedlichen Anteile der Ambivalenz werden zusammengefasst und miteinander verbunden. Wichtig ist, dass wir uns *nicht* auf eine Seite der Ambivalenz stellen:

- »Jetzt probieren Sie es halt mal aus, was kann schon passieren?«
- »Dann lassen Sie es doch lieber sein.«

Dies wäre zum einen eine Beeinflussung der Klientin, die Sie vermeiden können. Die Entscheidung für oder gegen eine Veränderung der Arbeitssituation sollte sie selbst treffen. Wenn wir vorschnell für eine Seite Partei ergreifen, so hat das zum anderen bei ambivalenten Klienten in der Regel zur Folge, dass sie fast automatisch die andere Position argumentativ einnehmen und sich ein Streitgespräch entwickelt.

BEISPIELE

ERGOTHERAPEUT »Jetzt probieren Sie es halt mal aus, was kann schon passieren?«
KLIENTIN »Na dass ich total überfordert bin und mich dann wieder monatelang schlecht fühle, das kann passieren.«

ERGOTHERAPEUT »Dann lassen Sie es doch lieber sein.«
KLIENTIN »Aber ich will mal was anderes probieren.«

Do: Anwalt bzw. Anwältin der Ambivalenz sein

Wir sollten uns stattdessen gewissermaßen zum »Anwalt der Ambivalenz« machen (Simon & Weber 2022):

BEISPIEL

KLIENTIN »Ich möchte gerne auf den Arbeitsplatz in der neuen Abteilung wechseln, aber ich habe solche Angst, es nicht zu schaffen.«
ERGOTHERAPEUT »Einerseits interessiert Sie die neue Abteilung, andererseits machen Sie sich Sorgen, dem nicht gewachsen zu sein.«
KLIENTIN »Genau. Vielleicht sollte ich mir nicht so viele Sorgen machen und es einfach mal probieren.«
ERGOTHERAPEUT »Wir sollten Ihre Sorge, den Anforderungen nicht gewachsen zu sein, aber ernst nehmen. Wie könnten Sie denn damit umgehen, falls Sie sich überfordert fühlen sollten?«
KLIENTIN »Ach, dann gehe ich einfach sofort wieder zurück in meine alte Arbeitsgruppe, das geht ja immer.«
ERGOTHERAPEUT »Es kann natürlich sein, dass Sie dann zu schnell aufgeben, wenn Schwierigkeiten auftreten. Wie können Sie das denn verhindern?«
KLIENTIN »Ich könnte mir ja vornehmen, auf jeden Fall vier Wochen durchzuhalten und dann erst zu entscheiden, wo ich bleiben will.«
ERGOTHERAPEUT »Das hört sich gut an.«

Als Anwältin der Ambivalenz springen Sie argumentativ nicht auf den Zug der Klientin auf, sondern Sie bringen die andere Position der Ambivalenz ins Spiel, geben sie gewissermaßen zu bedenken. So werden die unterschiedlichen Positionen miteinander verbunden, eine ausgewogene Entscheidung kann getroffen werden und das Hin-und-Her-Springen zwischen unterschiedlichen Entscheidungsmöglichkeiten wird vermieden.

Ambivalenz bei suizidalen Gedanken

Eine extreme Form von innerer Ambivalenz liegt bei Menschen vor, die sich gedanklich stark mit dem Thema Suizid beschäftigen. Es ist wichtig, sich auf solche Gespräche vorzubereiten. Noch mehr Erläuterungen zur Gesprächsführung und einen Gesprächsleitfaden für Gespräche mit suizidalen Klientinnen und Klienten finden Sie im ersten Band von »Irre verständlich« (HAMMER & PLÖßL 2023). Auch in dieser Situation ist es hilfreich, das Gegenüber nicht zu sehr auf eine Seite der Ambivalenz – also zum Weiterleben – zu drängen. Wie bei allen anderen ambivalenten Situationen kann es nämlich passieren, dass die Person zur anderen Seite der Ambivalenz wechselt, also dahin, sich das Leben nehmen zu wollen. Im Gespräch über Suizidgedanken können ebenfalls die beiden Anteile der Ambivalenz miteinander verbunden werden:

- »Einerseits möchten Sie weiterleben, andererseits sind die Gedanken an den Tod manchmal sehr stark.«
- »Im Moment können Sie sich weder für das Leben noch für das Sterben entscheiden.«

Die Entscheidung zum Weiterleben muss der Klient, die Klientin letztlich selbst treffen und durch eigene Tatkraft überleben (ZERLER 2009). Sie können niemanden dazu überreden. Sie können nur signalisieren, dass Sie offen sind, beide Seiten der Ambivalenz zu hören. Versuchen Sie nicht, die Handlungsfreiheit der Person noch zusätzlich einzuschränken, indem Sie ihr gut zureden oder sie moralisch unter Druck setzen (siehe auch S. 236 ff.). Auch der Versuch, die Suizidgedanken zu unterdrücken, führt eher dazu, diese zu verstärken (siehe S. 170 ff.).

Achtung: Bei akuter Suizidalität ist stellvertretendes Handeln erforderlich.

Stattdessen sollten Sie bei Klienten mit Suizidgedanken (ohne akute Suizidalität) ebenfalls deren Selbstwirksamkeit und Autonomie stärken und durch eine grundsätzlich offene Haltung in der Gesprächsführung einen Freiraum schaffen, innerhalb dessen der Klient sich für das Leben entscheiden kann. All dies gilt insbesondere für Menschen, die mit wiederkehrenden Suizidgedanken zu tun haben, die allgemein häufig über das Thema Suizid nachdenken und viel grübeln. Wenn jemand dagegen drängende Suizidimpulse verspürt oder akut suizidal ist, so ist eher stellvertretendes Handeln der Fachkräfte erforderlich, um diese Person vor unkontrollierbarer, übermächtiger Suizidalität zu schützen (siehe den ersten Band von »Irre verständlich«, HAMMER & PLÖßL 2023).

Gefühle ansprechen

Viele Gespräche laufen ganz auf der rationalen Ebene ab: Verschiedene Optionen werden besprochen, sachliche Argumente ausgetauscht und gegeneinander abgewogen. Das führt meist dazu, dass Entscheidungen auf eine gute sachliche Basis gestellt werden. Beim Nachdenken über Probleme oder bei Entscheidungen spielen aber immer auch Emotionen eine Rolle. Die Gefühle schwingen mit und lassen sich auch durch eine betont sachliche Herangehensweise nicht einfach abschalten. Gefühle beeinflussen unsere Entscheidungen und unsere Sicht auf die Welt. Es ist deshalb wichtig, sie anzusprechen: Welche Emotionen schwingen bei der Auseinandersetzung mit einem Thema mit?

Wenn wir danach fragen, können viele Klientinnen und Klienten ihre Emotionen durchaus benennen und die allermeisten sind dankbar, dass es im Gespräch einen Raum dafür gibt.

BEISPIEL

BETREUERIN IM WOHNHEIM »Wie geht es Ihnen mit dem anstehenden Umzug in die Außenwohngruppe?«
KLIENTIN »Ich hab Angst davor. Aber irgendwie freue ich mich auch drauf. Ich bin gespannt, würde ich sagen.«

Als Erstes sollte immer eine offene Frage nach den Emotionen gestellt werden: »Wie geht es Ihnen mit ...?« Manchen Menschen fällt es allerdings schwer, ihre Gefühle zu benennen. Dann können Sie im zweiten Schritt versuchen, die Emotionen anzusprechen, die Sie beim Gegenüber wahrnehmen. Durch das Ansprechen von Gefühlen signalisieren Sie einer Klientin, dass Sie nachvollziehen können, wie ihr zumute ist, und nicht nur inhaltlich verstanden haben, was sie sagen möchte. Die Klientin muss dann aber prüfen, ob die angesprochenen Emotionen zutreffend sind. Entscheidend ist selbstverständlich ihre Einschätzung. Nur sie selbst kann beurteilen, ob Sie mit den angesprochenen Gefühlen richtig liegen oder nicht.

BEISPIEL

BETREUERIN IM WOHNHEIM »Wie geht es Ihnen mit dem anstehenden Umzug in die Außenwohngruppe?«
KLIENTIN »Weiß nicht.«
BETREUERIN IM WOHNHEIM »Ich erlebe Sie innerlich sehr angespannt. Kann es sein, dass der Gedanke an den Umzug Ihnen Angst macht?«
KLIENTIN »Ja schon. Aber irgendwie bin ich auch neugierig darauf.«

Diese Formulierungen können Sie ebenfalls verwenden, um die vermuteten, wahrgenommenen oder erspürten Emotionen anzusprechen:

- »Ich erlebe Sie ...«
- »Ich nehme ... wahr.«
- »Sie wirken auf mich ...«

Natürlich sollte keinerlei Druck ausgeübt werden (»Ich merke doch, dass Sie große Angst haben!«). Geben Sie Ihrem Gegenüber lediglich Raum, die Gefühle anzusprechen und ihnen Aufmerksamkeit zuzuwenden. Dieses Vorgehen ist sowohl sinnvoll bei Gefühlen, die subtil im Gespräch mitschwingen, als auch bei solchen, die ganz deutlich im Raum stehen, z. B. starke Ängste oder großer Ärger. Durch das Ansprechen werden die Emotionen nicht größer oder unnötig aufgebauscht. Im Gegenteil: Erst auf diese Weise kann oftmals eine innere Distanzierung von starken Emotionen möglich werden (siehe S. 94 ff.).

Über Wahnsymptome sprechen

Eine besondere Herausforderung in puncto validierender Gesprächsführung (siehe S. 27 ff.) sind Klientinnen und Klienten, die uns von Dingen berichten, die wir gar nicht nachvollziehen können oder die wir für falsch halten. Dies kann der Fall sein bei Menschen mit wahnhaften Überzeugungen.

BEISPIEL

KLIENT »Mein Nachbar hat so eine Maschine, die Strahlung zu mir rübersendet durch die Wand. Die ist nicht immer an, aber wenn sie läuft, kann ich mich überhaupt nicht mehr konzentrieren und bekomme Kopfschmerzen.«

Das Gefühl validieren

In solchen Situationen wird besonders deutlich, dass Validieren nicht bedeutet, den Äußerungen des Gesprächspartners zuzustimmen oder sie als richtig zu bezeichnen. Es kann unter Umständen auch schwierig sein, diese als nachvollziehbar zu beschreiben. Am besten ist daher, zu validieren, wie er oder sie sich damit fühlt:

BEISPIEL

SOZIALPÄDAGOGIN »Es ist schwierig, wenn man seinen Nachbarn nicht trauen kann. Sie müssen in ständiger Angst leben.«

Die Psychologin Tania Lincoln (2019) bezeichnet diese Vorgehensweise als »Normalizing«. Normalizing bedeutet, dass wir nachvollziehen, wie sich eine Situation aus Sicht des Klienten und vor dem Hintergrund seiner bisherigen Erfahrungen darstellt und wie es ihm damit geht, unabhängig davon, ob wir die Situation als realistisch einschätzen oder nicht. Eine solche validierende Gesprächsführung ist gerade bei wahnhaften Menschen wichtig, da Studien ergeben haben, dass der Wahn sich verfestigt, wenn er verteidigt werden muss (Lincoln 2019). Wenn Klienten oder Klientinnen also das Gefühl haben, dass man ihnen nicht glaubt, sie nicht ernst nimmt oder nicht versteht, so ziehen diese unangenehmen Emotionen eine Zunahme des Wahns nach sich.

Dagegen ist es hilfreich, wenn Sie die wahnhaften Inhalte validierend erfragen und die emotionale Qualität des wahnhaften Erlebens zu verstehen suchen.

BEISPIEL

SOZIALPÄDAGOGIN »Was denken Sie – hat Ihr Nachbar die Absicht, Ihnen zu schaden? Wie schaffen Sie das denn in Ihrem Alltag? Können Sie nachts noch schlafen?«

Sie sollten nicht den Fehler begehen, die Wahrnehmungen und Äußerungen des Klienten pauschal als wahnhaft und falsch zu bezeichnen. Zugleich können Sie den Äußerungen und Wahrnehmungen aber auch nicht vorbehaltlos zustimmen. Ein Ausweg aus diesem Dilemma ist es, die *Erlaubnis zu geleitetem Entdecken* einzuholen.

BEISPIEL

SOZIALPÄDAGOGIN »Ich weiß auch nicht genau, ob die Strahlung die Ursache für Ihre Kopfschmerzen ist. Ich würde vorschlagen, dass Sie sich zunächst vom Arzt untersuchen lassen, damit Sie eine körperliche Ursache ausschließen können. Was meinen Sie dazu?«

Weder bewerten noch kommentieren

Eine weitere Möglichkeit ist es, die wahnhaften Gedanken, Äußerungen oder Wahrnehmungen nicht zu bewerten und einfach unkommentiert stehen zu lassen. Zunächst sollten Sie jedoch durch aufnehmendes Zuhören und Paraphrasieren (siehe S. 24) signalisieren, dass Sie das Gesagte gehört und verstanden haben, damit Ihr Gegenüber nicht erneut alles wiederholen und betonen muss. Man sollte die Äußerungen jedoch nicht kommentieren:

BEISPIEL

SOZIALPÄDAGOGIN »Sie können sich manchmal nicht konzentrieren und haben Kopfschmerzen und Sie gehen davon aus, dass die Ursache Strahlung ist, die Ihr Nachbar zu Ihnen durch die Wand sendet. Treten die Kopfschmerzen nur zu Hause auf oder leiden Sie auch sonst manchmal darunter?«

Ganz allgemein ist es hilfreich, Klientinnen und Klienten dabei zu unterstützen, nicht allen Gedanken automatisch immer Glauben zu schenken, wie dies im Kapitel zu Gedanken beschrieben wird (siehe S. 170 ff.).

Entscheidungsfreiheit wahren

Nicht immer ist eine Gesprächssituation so gestaltet, dass wir die Klientinnen und Klienten ganz frei dabei unterstützen können, ihre Wünsche herauszufinden und erste Schritte in diese Richtung zu unternehmen. Manchmal erwarten wir ganz konkrete Verhaltensweisen und wollen direkt Einfluss auf ihr Verhalten nehmen. Doch niemand bekommt gerne Vorschriften gemacht und viele Klientinnen und Klienten reagieren darauf sehr empfindsam. Sie zeigen sich oftmals widerständig. So ein Verhalten wird auch als *Reaktanz* bezeichnet.

Handlungsspielräume vollständig nutzen, Alternativen anbieten

Was Sie tun können, damit solche Gespräche dennoch hilfreich sind: Engen Sie Ihre Klientinnen und Klienten nur so weit ein wie unbedingt nötig, schöpfen Sie den noch vorhandenen Handlungsspielraum aus und bieten Sie möglichst verschiedene Alternativen an. So erleben sich die Klientinnen und Klienten zumindest nicht als vollständig fremdbestimmt. Sie müssen nicht nur umsetzen, was andere ihnen vorschreiben, sondern können sich zwischen Alternativen frei entscheiden, selbst wenn die Alternativen sich nur wenig unterscheiden und alle in dieselbe Richtung gehen.

BEISPIEL

WOHNBETREUER »Möchten Sie lieber das Bad putzen oder den WG-Einkauf erledigen?«

Ein Minimum an Entscheidungsfreiheit wird auch gewahrt, wenn einem Klienten zumindest ein zeitlicher Spielraum zur Verfügung steht, um sich zwischen zwei Alternativen zu entscheiden, die ihm vorgegeben wurden.

BEISPIEL

ARBEITSERZIEHER »Sagen Sie mir doch bis morgen Bescheid, ob Sie lieber eine Stunde früher anfangen oder eine Stunde länger dableiben möchten.«

Pausen im Gespräch

Gespräche können nicht nur durch Fragen strukturiert werden, sondern auch durch das Setzen und Einhalten von Pausen. Pausen ermöglichen es, nachzudenken und Lösungen zu entwickeln. Wenn Pausen bewusst gesetzt und nicht als »peinliches Schweigen« erlebt werden, dann sind sie wohltuend für alle Gesprächsbeteiligten. Man kann seinen Gedanken nachgehen, über Gesagtes nachdenken und neue Gedanken entwickeln.

Wenn wir uns ein gutes Gespräch vorstellen, dann meinen wir oft, es müsse ununterbrochenen Redefluss aller Beteiligten geben, natürlich abwechselnd, aber ohne Pausen. Gesprächspausen werden oftmals als unangenehm erlebt, sind eher negativ besetzt und sie werden als Zeichen gewertet, dass die Beteiligten sich nicht gut verstehen oder einfach nicht wissen, worüber sie sprechen sollen.

Im Gespräch mit Klientinnen und Klienten haben wir oft den Drang, sofort eine passende, weiterführende Antwort oder Frage zu finden. Oder wir interpretieren Gesprächspausen unserer Klienten manchmal als Zeichen, dass sie unsere letzte Frage oder Äußerung noch nicht richtig verstanden haben oder dass ihnen nichts dazu einfällt. Dann formulieren wir die Frage oder den letzten Gedanken des Gesprächs womöglich noch einmal neu und mit anderen Worten. Für jemand, der einfach noch über die Antwort nachgedacht hat, ist dies jedoch fatal, da die Person über unsere neue Äußerung auch wieder erst nachdenken muss und sich ihre Antwort noch weiter verzögert. Unter Umständen wird das dann auch noch als mangelnde Gesprächsbereitschaft missinterpretiert.

Nachdenk-Pausen mit Geduld aushalten

Wir sollten ein Gespür dafür entwickeln, aus welchem Grund eine Gesprächspause entstanden ist. Dabei gilt es vor allem auf die Körpersprache des Gegenübers zu achten. Wenn Klienten Blickkontakt suchen, so möchten sie in der Regel signalisieren, dass wir das Gespräch übernehmen, etwas fragen oder sagen sollen. Wenn eine Person jedoch damit beschäftigt ist, über etwas nachzudenken, so sucht sie keinen Blickkontakt, sondern schaut meistens nach schräg oben oder schräg unten. Solch ein Nachdenken sollten wir aushalten und mit Geduld begleiten, eher ruhig abwarten und das Gegenüber nicht beim Nachdenken stören. Wenn die Person sich einen Impuls von uns wünscht, wird sie dies durch Blickkontakt signalisieren.

Um selbst nicht zu viel und zu schnell zu sprechen, schlagen Neudeck & Lammers (2017) folgende Hilfestellung vor: Stellen Sie sich vor, dass Sie mit einer Klientin über einen Dolmetscher kommunizieren. Damit der Dolmetscher übersetzen kann, muss man alle zwei bis drei Sätze eine kurze Pause einlegen. Die Entschleunigung des Gesprächs ist für viele eine Wohltat.

Pausen bewusst einlegen

Generell müssen die Beiträge der Beteiligten nicht immer direkt aufeinanderfolgen, denn das bedeutet, dass der eine bereits während des Beitrags der anderen über seine Erwiderung nachdenkt, mit seiner Aufmerksamkeit also nicht ganz beim Gegenüber ist, sondern gedanklich bereits formuliert, was er gleich sagen möchte. Auch Empathie benötigt Zeit. Beim Erspüren der Gefühle der anderen Person muss man deren Worte zunächst aufnehmen und in sich nachklingen lassen. Besser ist, nach jeder Äußerung eine kurze Pause zum Erspüren der Gefühle zu machen, bevor man selbst etwas sagt. Sie sind dann auch Modell für Ihre Klientinnen und Klienten, dass man nicht immer auf alles sofort eine Antwort oder einen klugen Kommentar auf Lager haben muss. Manchmal ist es hilfreich, die Gesprächspause kurz anzukündigen:

BEISPIELE

FACHKRAFT »Ich muss darüber gerade mal kurz nachdenken …«

PFLEGEKRAFT »Ich will das mal kurz für mich ordnen, muss kurz überlegen …«

Gesprächspausen bewusst einzulegen oder anzuregen kann beispielsweise im Gespräch mit Menschen, die aufgrund einer beginnenden Manie oder aufgrund von psychotischen Frühsymptomen Schwierigkeiten haben, einen roten Faden im Gespräch zu erkennen und diesem zu folgen, sehr hilfreich sein. Diese Klientinnen und Klienten immer wieder zu einem Thema zurückzuführen und ihnen dann Raum zu lassen, über dieses Thema nachzudenken und sich nicht gleich auf ein neues Thema zu stürzen, macht einen Dialog in dieser Phase meist überhaupt erst möglich.

Von sich sprechen

Eine Klientin hat mir erzählt, dass sie es hilfreich findet, wenn eine Fachkraft auch über sich selbst spricht.

BEISPIEL

CHARLOTTE »Gut ist, wenn mir das Gefühl vermittelt wird, nicht allein zu sein mit dem Problem, sondern dass ganz viele andere das auch kennen, vielleicht sogar die Profis. Dadurch entsteht eine Verbundenheit. Ein Gegenüber, das z. B. sagt, da wäre er oder sie auch überfordert. Dann fühle ich mich akzeptiert und verstanden. Wenn die Fachkraft für Entlastung sorgt und mir Schuldgefühle nimmt, z. B. sagt, dass es nicht so schlimm ist, wenn etwas schiefgegangen ist, anderen passiert das auch. Es liegt nicht nur an mir, wenn ein Problem auftritt. Ich finde es oft hilfreich, wenn die Fachkraft Beispiele von anderen oder von sich selbst erzählt.«

Als Mensch spürbar sein, nicht nur als Profi

Die allermeisten von uns sind bestrebt, mit unseren Klienten und Klientinnen auf Augenhöhe und auf der Basis einer guten Beziehung zu arbeiten, dennoch sind die Rollen im professionellen Rahmen unterschiedlich verteilt: Wir beraten und unterstützen, der Klient holt sich Rat und Unterstützung, teilweise auch Verständnis, Ermutigung oder Bestätigung.

Wenn wir uns ausschließlich in unserer professionellen Rolle präsentieren, wenn für unsere Klientinnen und Klienten hinter dieser professionellen Rolle nicht auch der Mensch spürbar ist, so ist das in der Regel von Nachteil für die Gestaltung einer guten Beziehung. Wir sollten nicht nur als sachliche Profis mit einem Koffer voller Methoden in Erscheinung treten, sondern auch als Mensch mit eigenen Stärken und Schwächen, mit Erfolgen und Problemen im Leben.

Dabei gilt es die Waage zu halten, es nicht damit zu übertreiben. Weder ist ein »Seelenstriptease« angesagt noch sollte man ständig von den eigenen Erfahrungen berichten. Fachkräfte, die dauernd nur von sich erzählen, werden von Klienten auch nicht als hilfreich erlebt. Wann aber ist es gut, von sich zu sprechen? Wie können Klientinnen und Klienten profitieren, wenn wir berichten, wie wir selbst ein vergleichbares Problem gelöst haben? Ist es entlastend, wenn sie hören, dass sie nicht allein mit ihrem Problem sind und dass die Fachkraft schon Ähnliches erlebt hat?

Eine gute Möglichkeit besteht darin, um Erlaubnis zu fragen, ob das Gegenüber möchte, dass wir etwas von uns erzählen.

BEISPIEL

SOZIALPÄDAGOGE »Ich habe schon mal etwas ganz Ähnliches erlebt und könnte Ihnen erzählen, was mir damals geholfen hat. Wäre das interessant für Sie?«

Selbstoffenbarung gezielt einsetzen

Wenn wir schildern, dass auch in unserem Leben nicht immer alles glatt läuft und wir auch selbst Erfahrungen mit Krisen haben, so werden wir als Person spürbar. Neudeck & Lammers (2017) nennen dies die *Selbstoffenbarung.* Selbstoffenbarung kann entängstigend, motivierend und beruhigend wirken. Allerdings sollten wir unsere persönlichen Erfahrungen nur dann einbringen, wenn wir den Eindruck haben, dass dies für den Klienten oder die Klientin hilfreich sein könnte. Dabei können wir auch schildern, wie wir uns mit einem Problem auseinandergesetzt und welche Lösungsmöglichkeiten wir gefunden haben. Wir sollten Mut machen, indem wir schildern, welche Lösungsstrategien für uns hilfreich waren, und zugleich darauf achten, dass diese Lösungsstrategien grundsätzlich auch für das Gegenüber umsetzbar sein sollten. Die therapeutische Selbstoffenbarung soll nicht dazu dienen, unsere Souveränität zu präsentieren. Sie soll dem Klienten und der Klientin dazu dienen, uns als weniger überlegen und abgehoben zu erleben, sich in den eigenen Problemerfahrungen verstanden zu fühlen und Hoffnung auf eine mögliche Problembewältigung zu finden.

Der Psychotherapeut Andreas Knuf (2020) bezeichnet es als eine zentrale Frage, wie viel Nähe die professionelle Distanz verträgt. Studien zeigen, dass die Beratung von Betroffenen durch Betroffene (die sogenannte Peer-to-Peer-Begleitung) ähnlich hilfreich ist wie professionelle Unterstützung. Auch Fachkräfte haben eine »Peerfähigkeit«. Dann nämlich, wenn sie die eigenen Erfahrungen mit psychischen Krisen gut reflektieren und sie zum Verständnis ihrer Klienten nutzen und gegebenenfalls sogar in den Austausch einbringen. Wichtig ist, dass sich in den Teams eine Kultur etabliert, in der Mitarbeitende offen mit ihren eigenen Krisen umgehen können.

Eine weitere Funktion der Selbstoffenbarung besteht darin, Klienten oder Klientinnen eine Rückmeldung darüber zu geben, wie ihr Verhalten auf uns wirkt, wie wir die Person erleben. Insbesondere für Menschen, denen es schwerfällt, sich in andere hineinzuversetzen, und die sich im Unklaren darüber sind, wie ihr Verhalten auf andere wirkt, kann das sehr hilfreich sein. Dies ist beispielsweise häufig der Fall bei Menschen mit Diagnosen aus dem Autismus-Spektrum oder mit einer Borderlinestörung, aber auch ganz allgemein bei sehr aufgewühlten Klienten, bei denen das Alarmsystem aktiviert ist. Bei der Selbstoffenbarung müssen wir darauf achten, nur unseren eigenen Eindruck oder unser Erleben zu schildern, beispielsweise so:

BEISPIEL

PHYSIOTHERAPEUTIN »Wenn Sie jeden zweiten Termin bei mir vergessen, ärgere ich mich, weil das auf mich so wirkt, als wären Ihnen die Termine gar nicht wichtig.«

Und nicht so:

BEISPIEL

PHYSIOTHERAPEUTIN »Wenn Sie jeden zweiten Termin bei mir vergessen, ist Ihnen das ja bestimmt nicht wichtig.«

Die Rückmeldung durch die Selbstoffenbarung trägt nicht nur dazu bei, die Wirkung des eigenen Verhaltens auf andere besser einschätzen zu können, sondern auch deren Reaktionen besser nachvollziehen und verstehen zu können.

Gleichzeitig dienen wir durch die Schilderung unserer eigenen Problemerfahrung und -bewältigung auch als Modell für den Klienten. Das Konzept *Lernen am Modell* geht auf den kanadischen Psychologen Albert Bandura zurück. Der amerikanische Psychologe Donald Meichenbaum konnte schon in den 1970er-Jahren zeigen, dass ein Modell mit seinen Kompetenzen und seiner Leistung zur Problembewältigung nicht zu weit von den Kompetenzen des Klienten entfernt sein sollte (Neudeck & Lammers 2017). Wird das Modell als zu perfekt und zu weit überlegen eingestuft, so wird der Klient oder die Klientin eher eingeschüchtert (»Das werde ich nie schaffen.«) und es findet kein Modelllernen statt. Besser geeignet ist ein Modell, das der Klient als erreichbar, weniger überlegen und mit sich selbst vergleichbar erlebt, im Sinne von »Das schaffe ich auch!«. Vielleicht ist das einer der Gründe, warum der Austausch mit Peers als besonders hilfreich erlebt wird.

Worte machen den Unterschied

Wir sollten nicht jedes Wort auf die Goldwaage legen in unseren Gesprächen mit den Klientinnen und Klienten. Es gibt keine Formulierungen, die grundsätzlich falsch sind oder immer negative Konsequenzen haben. Es lohnt sich allerdings, ein Gespür dafür zu entwickeln, wie die ein oder andere Formulierung die Atmosphäre eines Gesprächs beeinflusst, und es lohnt sich, mit unterschiedlichen Formulierungen zu experimentieren. Denn manchmal machen einzelne Worte tatsächlich einen Unterschied.

Wollen statt müssen

»Müssen«, »sollen« oder »nicht dürfen« führt z. B. bei manchen Klientinnen und Klienten zu Widerstand und dazu, dass sie das Gefühl haben, fremdbestimmt zu sein. In einem normativen Kontext (vgl. Klärungskarussell, HAMMER & PLÖßL 2023) kann es aber durchaus erwünscht und passend sein, diese Begriffe zu verwenden.

BEISPIELE

SOZIALPÄDAGOGE »Sie müssen sich hier an die Gruppenregeln halten!«

WOHNBEREICHSLEITUNG »Sie dürfen hier nicht rauchen!«

Die Worte »können«, »möchten« oder »wollen« schränken die Wahlfreiheit dagegen weniger ein und sind daher besser geeignet, Widerstand zu vermeiden und Klientinnen und Klienten dazu zu bringen, ein bestimmtes Verhalten zu zeigen.

BEISPIELE

SOZIALPÄDAGOGE »Wir möchten gut miteinander arbeiten in dieser Gruppe. Dazu ist es wichtig, dass sich alle an die Gruppenregeln halten.«

WOHNBEREICHSLEITUNG »Sie wollen doch Rücksicht auf andere nehmen. Dazu gehört, dass Sie sich an das Rauchverbot halten.«

»Oft« statt »immer«

Nicht selten empfinden Klientinnen und Klienten ihre Probleme als übermächtig und es fällt ihnen schwer, den Blick auf mögliche Lösungen zu richten. Ein Wort, das die Fixierung von Klienten und Klientinnen auf Probleme unnötig verstärkt, ist das Wort »immer«:

BEISPIELE

»Ich bin immer so müde.«
»Ich habe immer so schlimme Angstzustände.«
»Ich bin echt immer zu blöd, das hinzukriegen.«

Bei näherer Betrachtung zeigt sich in der Regel, dass das Problem gar nicht immer besteht und dass es durchaus Ausnahmen gibt. PRIOR (2019, S. 28) formuliert es so: »›Immer‹ stimmt in Verbindung mit einem Symptom nie!« Fachkräfte sollten daher versuchen, das Wort »immer« durch »oft« oder gar »bisher oft« zu ersetzen.

BEISPIELE

»Sie sind oft müde.«
»Sie haben häufig Angstzustände.«
»Sie hatten bisher oft Schwierigkeiten, das hinzukriegen.«

Im nächsten Schritt können Sie nachfragen mit dem Ziel, den Begriff »immer« zu relativieren:

BEISPIELE

»Wirklich immer, ohne jede Ausnahme?«
»Na ja, vielleicht nicht immer, aber meistens.«

Dadurch lenken Sie den Blick auf die Ausnahmen, darauf, dass das Problem keineswegs fortwährend besteht (siehe Ausnahmefragen, S. 46 f.). Sie können als Nächstes nachfragen, wann das Problem denn nicht oder nicht in dem Ausmaß besteht, und sich davon erzählen lassen.

»Und« statt »aber«

Ganz allgemein wirkt es sich günstig aus, auf das Wort »aber« und seine Synonyme wie »jedoch« oder »doch« zu verzichten. All diese Begriffe schränken eine Aussage ein und drücken aus, dass etwas im Gegensatz zu dem vorher Gesagten steht. Ein Aber-Satz verneint den vorangegangenen Satz. Besonders problematisch ist das, wenn man Zustimmung und Anerkennung zum Ausdruck bringen möchte, wie in den folgenden Beispielen.

BEISPIELE

»Da bin ich ganz Ihrer Meinung, aber in diesem Fall ist es doch so, dass ...«
»Das sehe ich im Prinzip genauso, allerdings ...«
»Toll, dass das heute so gut geklappt hat, aber das sollte kein Einzelfall bleiben.«
»Der Klient hat viele gute Ressourcen, aber er kann sich halt nicht gut konzentrieren.«

Auch wenn wir eine kritische Botschaft vermitteln müssen, versuchen wir manchmal, diese abzumildern, indem wir im ersten Teil unserer Äußerung etwas Positives sagen und die kritischen Inhalte dann mit »aber« hinterherschieben. Dadurch werden jedoch die Inhalte aus dem ersten Satzteil ebenfalls verneint:

BEISPIELE

»Ich bin sehr zufrieden mit Ihrer Arbeit, aber ich muss Ihnen sagen ...«
»Ich finde wirklich gut, was Sie da gemacht haben, aber ...«

Das kennen Sie bestimmt: Teilweise ahnen wir das »aber« schon voraus, selbst wenn es erst nach einem sehr langen und positiven Satzteil kommt. Wir hören dann schon gar nicht mehr richtig hin und warten auf »das dicke Ende«. Eine gute Möglichkeit ist, auch scheinbar widersprüchliche Botschaften (z. B. Lob und Kritik) durch »und« oder »und gleichzeitig« in Beziehung zu setzen.

BEISPIELE

»Ich bin sehr zufrieden mit Ihrer Arbeit ... und gleichzeitig wünsche ich mir ...«
»Da bin ich ganz Ihrer Meinung und ich möchte hinzufügen, dass ...«
»Toll, dass das heute so gut geklappt hat und morgen bestimmt auch wieder.«
»Der Klient hat gute Ressourcen und er kann sich gleichzeitig nicht gut konzentrieren.«

Reizformulierungen vermeiden

Manche Formulierungen bringen, unabhängig von der Gesprächssituation oder vom Thema, den Gesprächspartner fast immer auf die Palme. Thomas SCHMIDT (2015, S. 470 f.) hat einige solcher Formulierungen zusammengestellt und erläutert, welche negativen Botschaften damit unterschwellig vermittelt werden und warum sie das Gegenüber verärgern:

Reizformulierung	Negative Botschaft
»Ich prüfe das.«	»Sie haben sich gefälligst zu gedulden.«
»Ich verstehe Sie ja, aber ...«	»Ich verstehe Sie nicht wirklich, Sie sind im Unrecht.«
»Nun beruhigen Sie sich doch endlich.«	»Ihr Ärger ist nicht angemessen.«
»Da haben Sie mich falsch verstanden.«	»Sie haben den Fehler gemacht, nicht ich.«
»Das weiß ich auch nicht.«	»Ihr Anliegen ist mir egal.«
»Da täuschen Sie sich.«	»Sie sind im Irrtum, ich habe recht.«
»Dafür bin ich nicht zuständig.«	»Ihr Anliegen interessiert mich nicht.«
»Das geht nicht.«	»Ihr Anliegen interessiert mich nicht.«

Um diese Reizformulierungen zu vermeiden, schlägt SCHMIDT (2015, S. 470 f.) die folgenden positiven Formulierungen vor, mit denen dieselbe inhaltliche Botschaft wertschätzend übermittelt werden kann, was das Gegenüber meist weniger verärgert.

Reizformulierung	Positive Botschaft
»Ich prüfe das.«	»Ich schaue das gerne für Sie nach.«
»Ich verstehe Sie ja, aber ...«	»Ich verstehe Sie, und gleichzeitig ...«
»Nun beruhigen Sie sich doch endlich.«	»Ich kann Ihren Ärger verstehen ...«
»Da haben Sie mich falsch verstanden.«	»Das war ein Missverständnis.« / »Da habe ich mich falsch ausgedrückt.«
»Das weiß ich auch nicht.«	»Ich schaue gern für Sie nach.«
»Da täuschen Sie sich.«	»Das sehe ich anders.«
»Dafür bin ich nicht zuständig.«	»Da kann Ihnen XY weiterhelfen. Soll ich den Kontakt herstellen?«
»Das geht nicht.«	»Was ich Ihnen anbieten kann, ist ...«

Feedback geben und bekommen

Feedback zu geben und manchmal auch das Einholen von Rückmeldung ist nicht selten Gegenstand unserer Kommunikation mit Klientinnen und Klienten. Oft ist es unsere Aufgabe, Klienten eine Rückmeldung darüber zu geben, wie wir sie erleben, welche Fortschritte Klientinnen gemacht haben oder woran sie noch arbeiten sollten. Positives und konstruktives Feedback kann als sehr hilfreich erlebt werden, vielleicht kennen Sie das von sich selbst. Feedback kann jedoch auch als Angriff auf die eigene Person verstanden und abgelehnt werden. Wichtig ist deshalb, immer die Feedbackregeln zu beachten (Ripper & Ripper 2018):

So gebe ich Feedback

- Schaffen Sie eine Situation, in der zumindest ein kurzes ungestörtes Gespräch möglich ist.
- Fragen Sie, ob das Feedback erwünscht ist, drängen Sie es nicht auf.
- Geben Sie zunächst immer positives Feedback, dann erst sprechen Sie Verbesserungsfähiges an.
- Verwenden Sie kurze Sätze, halten Sie keinen Vortrag.
- Verwenden Sie Ich-Botschaften und betonen Sie, dass es Ihr persönlicher, subjektiver Eindruck ist, den Sie zurückmelden.
- Schildern Sie konkrete Beobachtungen und Beispiele.
- Vermeiden Sie Interpretationen oder moralische Bewertungen.
- Fragen Sie zum Schluss nach, wie das Feedback ankam.

Jedes Verhalten hat positive und negative Aspekte. Feedback umfasst daher grundsätzlich positive und kritische Rückmeldungen und sollte nie nur positiv oder nur negativ sein. Wir neigen manchmal dazu, schwerpunktmäßig die kritischen, zu verbessernden Aspekte anzusprechen. Positive Aspekte werden seltener rückgemeldet und oft auch gar nicht wahrgenommen oder als selbstverständlich angesehen. Üben Sie sich im Wahrnehmen positiver Aspekte und kombinieren Sie kritische Rückmeldungen grundsätzlich mit positivem Feedback. Ihre Klientinnen und Klienten können das Kritische so leichter annehmen.

BEISPIEL

WG-BETREUERIN »Möchten Sie ein Feedback von mir haben, wie ich Sie in der letzten WG-Besprechung erlebt habe?«

KLIENT »Ja.«

WG-BETREUERIN »Ich fand, Sie haben Ihren Standpunkt sehr gut vertreten. Ich hatte den Eindruck, dass alle gut verstanden haben, worum es Ihnen geht. Nicht gut fand ich, dass Sie Ihre Mitbewohner beleidigt haben. Herrn Müller haben Sie z. B. als Blödmann bezeichnet. Ich wünsche mir, dass wir höflich miteinander umgehen und das nicht mehr vorkommt.«

So nehme ich Feedback an

Über Feedback von anderen können auch wir unser Verhalten besser einschätzen und bei uns selbst »blinde Flecke« entdecken. Von anderen Menschen eine Rückmeldung zu bekommen ist wichtig, um die Selbsteinschätzung zu vervollständigen. Denn nicht alle Bereiche unserer Persönlichkeit sind uns zugänglich bzw. bekannt. Anschaulich dargestellt ist dies im *Johari-Fenster* (SCHMIDT 2006, S. 233):

	Mir bekannt	Mir nicht bekannt
Anderen bekannt	Öffentliche Person	Blinder Fleck
Anderen nicht bekannt	Privatperson	Unbewusstes

Mit Feedback schaffen wir es, den blinden Fleck möglichst klein zu halten. Dazu müssen wir uns darum bemühen, Feedback zu bekommen und wahrzunehmen. Manchmal bieten andere uns Feedback an, oft müssen wir aber selbst darum bitten. Wir können auch Klientinnen und Klienten gelegentlich um ein Feedback bitten. Dabei ist es wichtig, dass wir nicht nur hören möchten, wie großartig wir sind und wie toll wir alles gemacht haben, sondern dass wir auch an Verbesserungsvorschlägen und möglicherweise kritischer Rückmeldung wirklich interessiert sind. Sie können dies bei Ihrer Bitte um Feedback auch direkt ansprechen.

Die folgenden Regeln sollte man beim Annehmen von Feedback einhalten (RIPPER & RIPPER 2018):

- Bitten Sie aktiv um Feedback.
- Sehen Sie Feedback als Chance, sich weiterzuentwickeln.
- Hören Sie nur zu, während Sie Feedback bekommen, rechtfertigen oder verteidigen Sie sich nicht.
- Unterbrechen Sie das Feedback nicht.
- Nur wenn Sie etwas nicht verstehen, fragen Sie nach.
- Entscheiden Sie selbst, welches Feedback Sie als nützlich auswählen.
- Bedanken Sie sich für das Feedback.

Das Feedback anzunehmen, stehen zu lassen und nur bei echten Unklarheiten nachzufragen, das bedarf einiger Übung. Keinesfalls sollte man sich rechtfertigen, verteidigen oder eine Erklärung zu kritischen Rückmeldungen abgeben. Vielmehr sollte man mit etwas Abstand entscheiden, welchen Aspekt man als nützlichen Hinweis erlebt und welchen man verwirft.

BEISPIEL

WG-BETREUERIN »Ich hätte gerne ein Feedback von Ihnen, wie Sie unsere WG-Besprechungen erleben, vor allem zu meiner Moderation. Ihr Eindruck ist mir wichtig, ebenso wie Ihre Verbesserungsvorschläge.«

KLIENT »Na ja, Sie machen das schon ganz gut, denke ich. Manchmal dauern die Sitzungen halt ewig, weil einer immer so lange redet. Den könnten Sie ruhig öfter mal unterbrechen, finde ich.«

WG-BETREUERIN »Was meinen Sie denn mit ›ewig‹?«

KLIENT »Also länger als eine Stunde finde ich schon ewig.«

WG-BETREUERIN »Vielen Dank für Ihr Feedback, das ist sehr hilfreich für mich.«

Beiläufige Kommunikation

Gespräche mit Klienten und Klientinnen finden nicht immer nur in Situationen statt, in denen wir uns in einem Besprechungsraum ausschließlich auf das Gegenüber und das Gespräch konzentrieren können. Gerade in der Alltagsbegleitung von Menschen mit psychischen Erkrankungen geschieht Kommunikation häufig nebenbei, gewissermaßen beiläufig. Beispielsweise spricht die Wohnbetreuerin mit ihrem Klienten, während sie mit ihm den WG-Einkauf erledigt. Oder der Gruppenleiter einer Werkstatt spricht mit seiner Klientin, während er gemeinsam mit ihr am Tisch sitzt und Verpackungsarbeiten erledigt. Beiläufige Gesprächssituationen zeichnen sich dadurch aus, dass es nicht primär um das Gespräch geht, sondern parallel noch eine andere Tätigkeit erledigt wird, die Aufmerksamkeit erfordert. Sowohl die Fachkräfte als auch Klientinnen und Klienten können dann mit ihrer Konzentration nicht vollständig beim Gespräch sein, deshalb eignen sich beiläufige Gespräche zunächst eher für Small Talk. Die Erfahrung zeigt jedoch, dass gerade Menschen, die in klassischen Gesprächssituationen eher verschlossen und wenig mitteilsam sind, sich in beiläufiger Kommunikation mitunter leichter öffnen und von sich erzählen können.

Wir sollten uns der Bedeutung der beiläufigen Gespräche bewusst sein und mit unserer Aufmerksamkeit möglichst beim Klienten oder bei der Klientin sein, auch wenn wir noch eine andere Tätigkeit ausführen müssen. Auf diese Weise bemerken wir, wenn nicht nur beiläufiger Small Talk stattfindet, sondern wichtige persönliche Themen angesprochen werden. Wir können den Klienten oder die Klientin dann bitten, das Gespräch in einem anderen, geschützten Setting fortzusetzen, z. B. in unserem Büro oder beim nächsten Einzelgespräch. Beiläufige Gespräche sind meist eher von kurzer Dauer und wir sollten sie aktiv beenden können.

Ein Gespräch beenden

Damit ein Gespräch nicht den zeitlich gesteckten Rahmen sprengt, ist es zunächst sinnvoll, diesen zu definieren. Wenn wir die Dauer des geplanten Gesprächs klar benennen, dient dies auch dazu, dass das Gegenüber eine Vorstellung davon bekommt, wie lange das Gespräch dauern wird:

BEISPIEL

JOBCOACH »In den nächsten zwanzig Minuten möchte ich mit Ihnen darüber sprechen, welche beruflichen Ziele Sie im nächsten halben Jahr verfolgen möchten.«

Den zeitlichen Rahmen eines Gesprächs nicht zu benennen, lässt die Klientinnen und Klienten im Unklaren darüber, wie lange die Fachkraft Zeit für sie hat. Das führt in der Regel dazu, dass Klienten in unserem Verhalten und in unserer Körpersprache nach Hinweisen suchen, ob wir noch Zeit haben oder nicht. Dadurch wird jedoch bereits ein Teil ihrer kognitiven Kapazität gebunden. Wenn wir unseren Zeitrahmen benennen, setzt das die Klienten keineswegs zeitlich unter Druck, sondern es strukturiert und sie können sich ein Bild vom anstehenden Gespräch machen. Das gilt auch für ungeplante, durch Klienten eingeforderte Gespräche.

BEISPIEL

KLIENTIN »Kann ich mal kurz mit Ihnen reden?«

GRUPPENLEITER »Ich habe jetzt nur fünf Minuten Zeit. Wenn Sie bis heute Nachmittag warten, kann ich mir eine halbe Stunde Zeit nehmen.«

Wenn der Zeitrahmen zu Beginn bereits benannt wurde, fällt es leichter, diesen einzuhalten und das Gespräch tatsächlich zur angegebenen Zeit zu beenden. Manche Klientinnen und Klienten haben Schwierigkeiten, das Ende eines Gesprächs zu akzeptieren, besonders wenn wir es nur indirekt zum Ausdruck bringen (Blick auf die Uhr, Unterlagen zusammenschieben, wegschauen, Äußerungen wie »So, ich sollte jetzt mal ...«), aber weiterhin sitzen bleiben und das Gegenüber aufmerksam ansehen. Wer sich am Ende eines Gesprächs erhebt, bringt das Gespräch auch körpersprachlich zum Ende. Ein Gespräch zu unterbrechen oder zu beenden gelingt also nicht nur verbal, sondern auch nonverbal. Der körperliche Ausdruck sollte mit den gesprochenen Worten im Einklang sein. Also nicht weiterhin interessierte Zuwendung körpersprachlich signalisieren, wenn man das Gespräch jetzt beenden möchte.

Kritikgespräche führen

Wir führen Gespräche mit unseren Klientinnen und Klienten nicht nur, um ihnen Verständnis entgegenzubringen, sie zu motivieren oder zu unterstützen. Manchmal geht es auch darum, jemanden zu kritisieren und problematische Verhaltensweisen und deren Konsequenzen direkt anzusprechen.

Fast niemand führt gerne Kritikgespräche und manche neigen dazu, sie so lange wie möglich aufzuschieben. Die meisten Menschen scheuen sich, Unangenehmes mitzuteilen, und hoffen, das Thema würde sich von selbst erledigen oder das Gegenüber würde von allein merken, was wir zu kritisieren haben. Und wir haben manchmal Befürchtungen, wie unsere Klientinnen und Klienten auf Kritik, Zurückweisung oder unangenehme Mitteilungen reagieren. Mitunter befürchten wir, sie würden »das nicht verkraften«, und sprechen Unangenehmes möglichst gar nicht an, umschreiben es positiv oder belassen es bei Andeutungen. All dies hat jedoch zur Folge, dass die Klienten lange Zeit gar nicht wissen, was an ihrem Verhalten problematisch ist. Erst wenn es »echt so nicht mehr weitergeht« werden sie damit konfrontiert, oft verbunden mit viel Verärgerung, die sich im Laufe der Zeit angesammelt hat. Besser ist es daher, Problemverhalten rechtzeitig anzusprechen und auch bei Kritikgesprächen auf eine wertschätzende und empathische Haltung Wert zu legen.

Kritikgespräche vorbereiten und einleiten

Vor Beginn eines Kritikgesprächs sollten Sie auf Ihre eigenen Emotionen achten und versuchen, sich empathisch auf das Gegenüber einzulassen. Dies kann besonders schwierig sein, wenn man sich über das Verhalten einer anderen Person ärgert oder ein Fehlverhalten vorliegt. Machen Sie sich die eigenen Gefühle vor einem Kritikgespräch bewusst und versuchen Sie, zwischen den inhaltlichen Kritikpunkten und der Person zu unterscheiden. Diese Trennung zwischen Sache und Person ist zentral in der sogenannten Harvard-Methode, die aus der Verhandlungsführung stammt (Schmidt 2015). Man kann hart sein in der Sache und zugleich weich zur Person. Auf diese Weise werden die Bindung und die Beziehung auch im Kritikgespräch aufrechterhalten.

Um eine wertschätzende Haltung einzunehmen, ist es in jedem Fall hilfreich, dem Gegenüber das Recht auf einen anderen Standpunkt zuzugestehen. Hilfreich ist außerdem die Annahme, dass die Person *gute Gründe* für ihr Verhalten hat. Man kann dann versuchen, sich eine potenzielle wohlwollende Ursachengeschichte für das Verhalten der Person zu überlegen: Welche guten Gründe könnte es haben, dass er oder sie sich so verhält?

BEISPIELE

Ein Vater fährt mit seinen drei Kindern in der U-Bahn, die Kinder toben lautstark herum und er unternimmt nichts, sondern sitzt teilnahmslos da. Mögliche wohlwollende Ursachengeschichte:

- Seine Frau ist im Krankenhaus, er war den ganzen Tag mit den Kindern bei ihr und ist völlig erschöpft.
- Er hat gerade erfahren, dass er seine Arbeitsstelle verliert, und macht sich große Sorgen, wie es weitergehen soll.
- Er hat schlimme Kopfschmerzen und ist krank.

Dieser Kniff aus der Motivierenden Gesprächsführung von Miller & Rollnick (2015) führt in der Regel dazu, dass man eine empathische, weniger verärgerte Haltung einnehmen kann. Und erst, wenn jemand sich nicht komplett abgewertet oder abgekanzelt fühlt, kann er überhaupt aufmerksam zuhören, was eigentlich kritisiert wird. Sich eine wohlwollende Ursachengeschichte zu überlegen sollte aber nicht dazu führen, das Problemverhalten zu entschuldigen. Wir sollten den eigenen Standpunkt klar und entschieden vertreten. Ein wertschätzender Stil auch bei Kritikgesprächen bedeutet, weder eine überlegene Gesprächsposition einzunehmen noch den eigenen Standpunkt komplett zu verlassen. Die folgenden Beispiele verdeutlichen die unterschiedlichen Stile.

BEISPIELE

Position der Überlegenheit:
WG-BETREUERIN »Ich kann das nicht dulden, dass Sie immer vorzeitig aus den WG-Besprechungen rausgehen. Ich entscheide, wann das Gespräch zu Ende ist, nicht Sie.«

Kein eigener Standpunkt:
WG-BETREUERIN »Ich weiß, die Gespräche dauern manchmal recht lange. Aber die anderen Bewohner bleiben ja auch bis zum Schluss.«

Wertschätzender Gesprächsführungsstil:
WG-BETREUERIN »Manchmal dauern die Gespräche ja wirklich lange. Zugleich erlebe ich es als rücksichtslos, wenn Sie einfach vorzeitig rausgehen und nicht zurückkommen. Ich möchte, dass Sie bis zum Ende der Gesprächsrunde bleiben.«

Zu einem wertschätzenden Stil gehört es, auch in einem kritischen Gespräch zunächst eine positive Atmosphäre aufzubauen. Damit sind keine Floskeln gemeint wie »Ihnen wird schon nicht der Kopf abgerissen« oder »Es passiert nichts Schlimmes«. Vielmehr geht es darum, dem Klienten oder der Klientin die notwendige emotionale Sicherheit für das Gespräch zu geben. Dies gelingt nach Weisbach & Sonne-Neubacher (2015), wenn Sie die Klientin oder den Klienten zu Beginn über die folgenden drei Punkte aufklären:

1. **Umfang des Kritikgesprächs** Um wie viele Punkte geht es? Wie lange wird das Gespräch vermutlich dauern?

BEISPIEL

WG-BETREUER »Ihre beiden Mitbewohner haben sich bei mir über Sie beschwert. Darüber möchte ich mit Ihnen sprechen in der nächsten halben Stunde.«

2. **Ziele des Kritikgesprächs** Worauf zielt das Gespräch ab?

BEISPIEL

WG-BETREUER »Ich möchte wissen, wie Sie das sehen, und dann gemeinsam mit Ihnen überlegen, wie wir mit der Situation umgehen können.«

Gerade bei Kritikgesprächen ist es wichtig, das Ziel zu nennen, auf das das Gespräch hinauslaufen soll. Andernfalls neigen insbesondere unsichere Personen dazu, sich Katastrophen auszumalen. Dies geschieht vor allem dann, wenn Klienten nicht wissen, woran sie sind, und über die Gesprächsthemen und Ziele im Unklaren gelassen werden. Bitte verwenden Sie keine vagen, »schwammigen« Formulierungen wie z. B. »Sie können sich ja denken, worüber ich mit Ihnen sprechen möchte«.

3. **Erwartungen** Was wird konkret vom Klienten, von der Klientin erwartet?

BEISPIEL

WG-BETREUER »Ich möchte mit Ihnen überlegen, was zu tun ist, damit so etwas nicht mehr vorkommt. Ich möchte dazu Vorschläge von Ihnen hören.«

Wenn angenommen wird, dass das Gegenüber Befürchtungen bezüglich des Gesprächs hat, so können diese einfühlsam benannt werden. Sie sprechen also an, was der Klient oder die Klientin Ihrer Einschätzung nach befürchtet, und signalisieren der Person so, dass Sie sich in ihre Situation einfühlen können.

BEISPIEL

SOZIALPÄDAGOGIN »Sie haben jetzt vielleicht den Eindruck, dass ich mich gar nicht für Ihre Sicht der Dinge interessiere.«

Durch die Vorwegnahme möglicher unangenehmer emotionaler Reaktionen und Gedanken fühlen sich Klienten und Klientinnen verstanden und es fällt ihnen leichter, offen für den Inhalt der Kritik zu sein.

Ich-Botschaften formulieren

Kritik sollte immer als Ich-Botschaft formuliert werden. Sie argumentieren also aus Ihrer eigenen Perspektive heraus, auf der Grundlage Ihrer eigenen Wahrnehmung und Empfindungen. Mit Ich-Botschaften übermittelt man keine allgemeingültigen Tatsachen (»So und nicht anders ist es.«), sondern das eigene persönliche Erleben (»So sehe ich es.«). Deshalb können Ich-Botschaften leichter akzeptiert werden und sie werden weniger infrage gestellt, denn alle können ja denken und fühlen, was sie möchten. Gegen Ich-Botschaften muss man sich weniger zur Wehr setzen, weil ja nicht behauptet wird, dass sie richtig oder zutreffend sind.

BEISPIELE

WG-BETREUER »Ich bin anderer Meinung.«

ERGOTHERAPEUTIN »Sie haben jetzt schon drei Termine versäumt und das ärgert mich. Ich fühle mich nicht ernst genommen.«

Demgegenüber sind *Du-Botschaften* wenig zuträglich für eine wertschätzende Gesprächsatmosphäre. Du-Botschaften haben den Charakter allgemeingültiger Aussagen und führen gerade in Kritikgesprächen oft dazu, dass der Gesprächspartner sich ganz pauschal abgewertet fühlt. In Du-Botschaften sagen wir etwas über das Gegenüber, beispielsweise über seine Eigenschaften (»Du bist so …«) oder seine Beweggründe (»Du machst das nur, weil …«). Du-Botschaften erzeugen häufig Widerstand oder Frustration, weil sie als allgemeingültige Behauptung aufgestellt werden, gegen die man sich zur Wehr setzen muss:

BEISPIELE

WG-BETREUER »Sie sehen das falsch!«

ERGOTHERAPEUTIN »Sie haben jetzt schon drei Termine versäumt. Es ärgert mich sehr, dass Sie meine Arbeit so wenig schätzen!«

Viele Menschen mit psychischer Erkrankung kennen abwertende Du-Botschaften schon aus ihrer Kindheit und reagieren auch im Erwachsenenalter emotional in ähnlicher Weise wie in der Kindheit auf Kritik, die als Du-Botschaft vorgebracht wird, beispielsweise widerständig und rebellisch oder niedergeschlagen und am Boden zerstört. Du-Botschaften lassen gewissermaßen sofort das Alarmsystem wieder anspringen, denn es reagiert nicht nur auf körperliche Gefahren, sondern auch auf Bedrohungen des Selbstwerts, auf Kränkungen und Herabwürdigung. Du-Botschaften können also starke Emotionen auslösen. Durch eine Formulierung als Ich-Botschaft wird die Kritik dagegen versachlicht, sodass eine Auseinandersetzung mit dem Inhalt der Kritik oft erst möglich wird.

Um Kritikgespräche konstruktiv zu führen, sind die vier Komponenten der *gewaltfreien Kommunikation* sehr gut geeignet (Rosenberg 2019).

Beobachtung ohne Bewertung mitteilen

Ein Problemverhalten oder eine schwierige Situation soll ganz sachlich beobachtet und mitgeteilt werden, ohne sie zu bewerten (»Das ist schlimm, das kann so nicht weitergehen …«) oder zu interpretieren (»Das machen Sie doch nur, weil …«). Die Beobachtung soll so konkret wie möglich formuliert werden, ohne Verallgemeinerungen oder pauschale Urteile.

BEISPIEL

WG-BETREUER »Sie sind gestern schon zum dritten Mal aus der WG-Besprechung rausgegangen und nicht wieder zurückgekommen.«

Gefühle benennen

Emotionen sollten nicht unterdrückt oder hinter sachlichen Vorwänden versteckt, sondern ausgesprochen werden Die Emotionen, die mit dem Problemverhalten verbunden sind, sollen erspürt und benannt werden. Das ist besonders wichtig, da in Konfliktsituationen oft das Alarmsystem überaktiviert ist. Bei stark aktiviertem Alarmsystem ist jedoch häufig die Empathiefähigkeit eingeschränkt, man kann sich nicht in andere einfühlen und hat auch keinen guten Zugang zu den eigenen Gefühlen. Es ist deshalb hilfreich, die Emotionen in Worte zu fassen.

BEISPIEL

WG-BETREUER »Ich ärgere mich, wenn Sie die Sitzung einfach wortlos verlassen. Und ich fühle mich bloßgestellt, wenn die anderen Bewohner das mitbekommen.«

Um deutlich zu machen, dass man dem Gegenüber nicht unterstellt, die eigene emotionale Reaktion absichtlich ausgelöst zu haben (»Sie wollen mich vor den anderen Bewohnern bloßstellen!«), kann es hilfreich sein, explizit zu betonen, dass man keine Absicht unterstellt.

BEISPIEL

WG-BETREUER »Ich weiß, es ist nicht Ihre Absicht, aber ich fühle mich vor den anderen Bewohnern bloßgestellt, wenn Sie wortlos die Sitzung verlassen.«

Bedürfnisse hinter den Gefühlen benennen

Eine zentrale Annahme der gewaltfreien Kommunikation ist, dass erfüllte oder nicht erfüllte Bedürfnisse die Ursache von Gefühlen sind. Diese Bedürfnisse liegen hinter den Gefühlen und sollen bewusst gemacht werden. Das vermutete dahinterliegende Bedürfnis sollte direkt angesprochen werden:

BEISPIEL

WG-BETREUER »Ich möchte von Ihnen ernst genommen werden.«

Auch das Bedürfnis des Gegenübers, das hinter seinem Verhalten steht, kann angesprochen werden. Auf Warum-Fragen sollte allerdings verzichtet werden, da diese die Gesprächspartnerin zwingen, sich zu rechtfertigen. Stattdessen kann allgemein nach Gründen gefragt werden und vermutete Bedürfnisse können als solche angesprochen werden.

BEISPIEL

WG-BETREUER »Aus welchem Grund gehen Sie denn raus aus der Sitzung? Kann es sein, dass es Ihnen manchmal zu viel wird?«

Wunsch nach konkreter Verhaltensänderung formulieren

Ein konkret formulierter Wunsch nach einer Verhaltensänderung lenkt den Blick auf eine mögliche Lösung des Problems. Manchmal können wir allerdings nicht nur Bitten und Wünsche formulieren, sondern müssen Klientinnen und Klienten auffordern, ihr Problemverhalten konkret zu ändern. In einer Ich-Botschaft kann die Kritik auch bereits mit einem Wunsch nach konkreter Verhaltensänderung verbunden werden.

Dieses Vorgehen wird auch als *VW-Regel* (Prior 2019) bezeichnet. V steht für Vorwurf, W steht für Wunsch. Man formuliert jeden Vorwurf in einen Wunsch um.

BEISPIEL

V »Sie wollen mich provozieren. Das muss aufhören!«
W »Ich möchte, dass Sie an der WG-Besprechung die ganze Zeit teilnehmen. Wenn Sie zwischendurch kurz rausgehen müssen, möchte ich, dass Sie auf jeden Fall wieder zurückkommen.«

Gespräche mit diesen vier Komponenten entsprechen in der gewaltfreien Kommunikation der Giraffensprache. Dort werden zwei Sprachformen unterschieden, die Wolfssprache und die Giraffensprache. Die Giraffensprache (siehe auch S. 24 f.) ist empathisch und wertschätzend. Die Wolfssprache ist dagegen nicht empathisch und gerade in Kritikgesprächen häufig die Ursache für ein Aufschaukeln der aggressiven Stimmung. Wolfssprache ist voller Kritik, Interpretationen, Wertungen, Drohungen und Forderungen. Aus der Wolfssprache ergibt sich, was in Kritikgesprächen vermieden werden sollte:

Don't

- analysieren und interpretieren (»Sie machen das ja nur, weil …«, »Ich weiß genau, was dahintersteckt …«)
- den anderen als Person abwerten (»Sie sind …«)
- bewerten und Maßstäbe anlegen (»Ihr Verhalten ist richtig / falsch / gut / schlecht …«)
- nach einem oder einer Schuldigen suchen (»Nur wegen Ihnen …«)

Zu viel des Guten

Um Kritikgespräche wertschätzend führen zu können, hilft es, sich klarzumachen, dass das zu kritisierende Verhalten nicht nur negative Seiten hat, sondern oftmals einfach eine zu starke, übertriebene Ausprägung einer im Grunde guten und erstrebenswerten Eigenschaft ist. Das problematische Verhalten ist gewissermaßen ein »zu viel des Guten«. Diese Betrachtungsweise geht zurück auf das Werte- und Entwicklungsquadrat von Schulz von Thun u.a. (2003). Demnach können im menschlichen Zusammenleben Werte nur dann eine positive Wirkung entfalten, wenn sie nicht übertrieben werden und gewissermaßen »in ausgehaltener Spannung zu einem Gegenwert« (Schulz von Thun u.a. 2003, S. 52) gelebt und in der Balance gehalten werden. Jede grundsätzlich positive Eigenschaft, jede Verhaltensweise, jede Haltung kann ins Negative umschlagen, wenn sie übertrieben wird und nicht durch einen Gegenpol ausgeglichen wird. Diesen Gegenpol bezeichnet Schulz von Thun als *Schwestertugend*. Die Schwestertugend ist immer der Gegenwert, durch den eine Eigenschaft im Gleichgewicht gehalten wird. Im positiven

Sinne ist die Schwestertugend das Gegenstück. Dies sind einige Beispiele solcher Schwestertugenden:

- Ehrgeiz – Bescheidenheit
- Engagement – Zurückhaltung
- Aufgeschlossenheit – Verschwiegenheit

Zu viel von einer Tugend ist meist unangemessen. Zu viel Ehrgeiz kann in gnadenloses Konkurrenzdenken umschlagen, ein Zuviel an Bescheidenheit dagegen in Duckmäusertum. Zu viel Engagement kann in Aktionismus münden, ein Zuviel an Zurückhaltung dagegen in Passivität. Und zu viel Aufgeschlossenheit wird unter Umständen als aufdringlich erlebt, zu viel Verschwiegenheit kann dagegen verschlossen wirken.
Für die Gesprächsführung in Kritiksituationen kann es hilfreich sein, nicht die übertriebene unangemessene Ausprägung anzusprechen, sondern auf das Zuviel des Guten abzuheben und zugleich den Wunsch nach etwas mehr von der zugehörigen Schwestertugend anzusprechen. Zum Beispiel so:

- »Sie wollen immer andere übertrumpfen!« umwandeln in »Sie sind sehr ehrgeizig, manchmal vielleicht ein bisschen zu ausgeprägt und ich würde mir etwas mehr Bescheidenheit wünschen.«
- »Sie sind immer so passiv!« umwandeln in »Ihre zurückhaltende Art ist sehr angenehm, manchmal erlebe ich Sie als zu zurückhaltend und wünsche mir mehr Engagement.«
- »Sie sind immer so aufdringlich!« umwandeln in »Sie sind ein sehr aufgeschlossener Mensch. Manchmal kann das zu viel sein und als aufdringlich erlebt werden. Etwas mehr Zurückhaltung wäre gut.«

Auf diese Weise kann Kritik vom Gesprächspartner besser angenommen werden, gerade auch bei Menschen mit einer akzentuierten Persönlichkeit oder Persönlichkeitsstörung (Hammer & Plößl 2023; Sachse 2018).

Kritik annehmen

Manchmal werden auch wir von unseren Klientinnen und Klienten kritisiert, wir werden mit ihrer Unzufriedenheit und ihrem Ärger konfrontiert. Wichtig ist, auch in solchen kritischen Gesprächssituationen nicht in Rechtfertigungen und Gegenvorwürfe zu verfallen, sondern wertschätzend und zugleich effektiv zu kommunizieren. Fünf Punkte sind dabei bedeutsam, von Mintie & Staples (2018) als die fünf *Geheimnisse effektiver Kommunikation* bezeichnet. Am Beispiel eines Klienten, der sich bei seiner Therapeutin über den Verlauf des letzten Gesprächs beschwert, werden sie deutlich:

BEISPIEL

KLIENT »Sie haben mir beim letzten Mal überhaupt nicht richtig zugehört. Ich hatte das Gefühl, dass Sie mich gar nicht verstehen. Ich war so enttäuscht und wütend, dass ich in der Nacht gar nicht schlafen konnte!«

Gedanken empathisch umschreiben

Zunächst sollten Sie mit eigenen Worten umschreibend wiederholen und zusammenfassen, was das Wesentliche der Äußerungen des Klienten ist, ohne dies zu bewerten oder zu kommentieren:

BEISPIEL

THERAPEUTIN »Sie hatten bei unserem letzten Termin den Eindruck, dass ich Ihnen nicht richtig zuhöre und Sie nicht verstehe.«

Gefühle empathisch benennen

Im nächsten Schritt sprechen Sie die Gefühle an, die der Klient selbst benennt, oder diejenigen, die Sie bei ihm wahrnehmen:

BEISPIEL

THERAPEUTIN »Sie waren sehr enttäuscht und wütend und sind immer noch sehr verärgert.«

Selbstoffenbarung

Sprechen Sie an, wie es Ihnen selbst mit der Situation geht, und benennen Sie Ihre eigenen aktuellen Gefühle:

BEISPIEL

THERAPEUTIN »Das nehme ich sehr ernst und es macht mich betroffen.«

Die Seele streicheln (Stroking)

Der nächste Punkt ist entscheidend für eine wertschätzende Atmosphäre in kritischen Gesprächssituationen: Sie sollten sich über den Gesprächspartner wertschätzend äußern, etwas Nettes über ihn sagen oder etwas ansprechen, das Sie an ihm gut finden.

BEISPIEL

THERAPEUTIN »Ich finde es sehr gut, dass Sie heute gekommen sind und mir das direkt sagen. Ich danke Ihnen für Ihren Mut und Ihren Einsatz.«

Genauer nachfragen

Bevor Sie sich inhaltlich zu den Vorwürfen oder Kritikpunkten äußern, sollten Sie sich gezielt noch genauer erkundigen, was kritisiert wird. Auch das Nachfragen drückt Wertschätzung aus und signalisiert, dass Sie das Thema nicht einfach möglichst schnell abhaken wollen.

BEISPIEL

THERAPEUTIN »Ich möchte das unbedingt noch besser verstehen – können Sie mir noch genauer beschreiben, wodurch Sie den Eindruck hatten, dass ich Ihnen nicht zuhöre, und inwiefern Sie sich nicht verstanden gefühlt haben?«

Es müssen nicht immer alle fünf Punkte berücksichtigt werden, auch die Reihenfolge kann variieren. Für ein Musikstück werden ja auch nicht immer alle Tasten eines Klaviers gebraucht. Auf den vierten Punkt – das sogenannte Stroking – sollten Sie jedoch möglichst nicht verzichten. Er ist meistens am wirkungsvollsten.

Noch mal zusammengefasst: Kommunikation und die Regulationssysteme

Wir haben in diesem Kapitel gesehen, dass wir über Kommunikation Wertschätzung, Mitgefühl und Verbundenheit vermitteln. Wir haben auch gesehen, dass in kritischen Gesprächen die Bindung ebenfalls bestehen bleiben kann. Klientinnen und Klienten, bei denen das Alarmsystem stark aktiviert ist, die sich bedroht und in Panik fühlen, können über ein Gespräch beruhigt werden. Und wir wissen, dass ein überaktiviertes Alarmsystem es für Klienten und Klientinnen oftmals unmöglich macht, kritische Gespräche zu führen oder sich in andere einzufühlen. Erst wenn es gelungen ist, über das Gespräch das Bindungssystem wieder zu stärken, können Personen mit überaktiviertem Alarmsystem sich wieder von den übermächtigen Gedanken und Gefühlen distanzieren. Im Bindungssystem stehen soziale Verbundenheit, Sicherheit und Wohlbefinden im Vordergrund. Wertschätzende, zugewandte Kommunikation löst warme, angenehme Gefühle in uns aus und kann deshalb das Antriebssystem anspringen lassen. Gute Gespräche und das Gefühl, verstanden zu werden, sind also sehr motivierend.

Durch Kommunikation vermitteln wir Klientinnen und Klienten, dass wir für sie da sind, und sie erleben uns als verfügbar und hilfreich. Durch diese Botschaft können überaktivierte Systeme wieder beruhigt werden, sodass alle Systeme in einer Balance sind. Kommunikation dient auch dazu, jemanden zu motivieren, Emotionen anzusprechen und Dinge zu klären oder Gedanken bewusst zu machen. Die in diesem Kapitel beschriebenen Möglichkeiten und Strategien der Kommunikation sind der Schlüssel für die nachfolgenden Kapitel zum Umgang mit Emotionen und Gedanken und zur Motivation.

Zur Vertiefung

Irre verstsändlich-Methodenschätze-Seminar »Kommunikation und Gesprächsführung« — Informationen hierzu finden Sie unter www.irreverstaendlich.de/fortbildungen/methodenschaetze/

Umgang mit Emotionen

»Es geht nicht darum, die Gefühle aus dem Kopf zu bekommen oder sie darin zu verstecken, sondern darum, sie mit Akzeptanz zu durchleben.« CARL ROGERS

Bei den meisten psychischen Störungen spielen belastende Emotionen eine wichtige Rolle. Bei Menschen mit Angststörungen oder Borderlinestörungen sind die Gefühle oft so stark, dass nur noch der Rückzug oder die Selbstverletzung möglich erscheint. Menschen, die unter Depressionen leiden, verlieren das Interesse am Leben, können keine Freude mehr empfinden, erleben Schuldgefühle und Verzweiflung. Menschen mit Psychosen leiden in akuten Phasen häufig unter extremen Gefühlen und danach flachen die Gefühle ab oder unterschwellig bestimmen Scham- und Trauergefühle das Leben. In vielen Fällen ist die sichtbare Symptomatik nur ein Vermeiden oder Bekämpfen von unangenehmen Emotionen.

BEISPIELE

EINE KLIENTIN erzählte mir: »Wissen Sie, wenn ich Cannabis rauche oder ein paar Bier trinke, dann kann ich alle blöden Gefühle wegmachen.«

EIN ANDERER KLIENT mit einer Zwangsstörung meinte: »Ich kann die Unsicherheit einfach nicht aushalten, nicht zu wissen, ob ich mich mit HIV infiziert habe. Und wenn ich mir die Hände gründlich wasche, dann geht es mir kurz besser. Ich fühle mich weniger unsicher.«

Viele Verhaltensweisen, die wir bei psychisch erkrankten Menschen sehen, wie z. B. der Konsum von Drogen oder Alkohol oder das häufige Händewaschen oder Rückzugsverhalten, sind Bewältigungsversuche. Ganz oft geht es darum, unangenehme oder »unerträgliche« Gefühle loszuwerden oder zu vermeiden.

BEISPIEL

FRAU BRAUN tut alles, um das unerträgliche Gefühl von Angst nicht mehr erleben zu müssen, sie ist so konsequent, dass sie gar nicht mehr die Wohnung verlässt. Aber auch das hilft nicht, nun sitzt sie oft depressiv zu Hause und hat große Angst davor, dass die Angst wiederkommt.

Wie wir mit Gefühlen umgehen, wird auch Emotionsregulation genannt. Viele Menschen unterscheiden jedoch kaum zwischen dem Auftreten von Gefühlen und dem Umgang mit Gefühlen. Dabei führen dysfunktionale Emotionsregulationsversuche nur zu einer Verstärkung der Emotionen oder zur Entwicklung psychischer Störungen. Vielen psychisch erkrankten Menschen fällt es schwer, Gefühle zu erleben und zuzulassen, Informationen aus den Gefühlen angemessen zu verarbeiten oder Fehlinformationen der Gefühle zu ignorieren. Und vielen fällt es schwer, Gefühle angemessen – durch Mimik oder Gestik – auszudrücken, um eigene Bedürfnisse zu artikulieren.

In diesem Kapitel wollen wir Verständnis schaffen für die emotionalen Prozesse hinter den sichtbaren Symptomen psychischer Störungen und Anregungen geben für einen hilfreichen Umgang mit Gefühlen. Die Begriffe Emotionen und Gefühle werden dabei gleichbedeutend verwendet. Im zweiten Teil dieses Kapitels werden wir darstellen, was hilfreiche Strategien sind im Umgang mit Emotionen und welche Strategien eher problematisch sind.

Die Perspektive von Klientinnen und Klienten

BEISPIELE

MARTIN zieht sich im Herbst und Winter oft zurück, liest Bücher und fühlt sich wie ein einsamer Wolf. Er trifft nur wenige Freunde, er fühlt sich dann oft einsam und niedergeschlagen. Manchmal verschläft er den halben Tag. Er macht sich viele Gedanken über den Sinn des Lebens und grübelt. Sobald es wärmer wird, ist es, als ob er aus dem Winterschlaf wieder langsam erwacht. Und wenn dann die ersten Straßenfeste beginnen, ist Martin wie ausgewechselt. Er freut sich, wieder mit Bekannten loszuziehen, Alkohol zu trinken und zu feiern. Die gedrückte Stimmung ist wie weggeblasen. Martin strotzt vor Kraft, er wird von Euphorie und Freude angetrieben. Bei vielen Partys und Festen ist er die Stimmungskanone. Doch irgendwann kommt er gar nicht mehr zur Ruhe, kann nicht mehr schlafen, ist nur noch getrieben, gibt sein Geld aus. Häufig kam es in den letzten Jahren zu Klinikeinweisungen, weil Martin sich nicht mehr bremsen ließ von Ordnern oder Sicherheitskräften. Martin leidet unter einer bipolaren Störung.

ANDREA sitzt wütend in meinem Zimmer. Ich versuche ihr zu erklären, dass das Übernachten von fremden Männern während der stationären Rehabilitationsmaßnahme ohne Erlaubnis verboten ist. Sie steht auf und starrt mich durchdringend an. Dann brüllt sie: »Das geht Sie nichts an, wer bei mir übernachtet. Ich mache, was ich will. Lassen Sie mich in Ruhe! Mir hat noch nie jemand Grenzen gesetzt und Sie tun das auch nicht.« Wutschnaubend wendet sie sich um und knallt die Tür hinter sich zu.
Bei der Übergabe am Nachmittag berichtet mir eine Kollegin: »Ich habe gerade die weinende Andrea angetroffen. Sie sagt, sie sei in einer Krise. Sie sei kurz davor, sich selbst zu verletzen. Sie fühle sich allein und verlassen und falle in ein tiefes Loch. Sie denkt, alle seien gegen sie, keiner würde sie lieben. Der innere Druck sei so stark, dass sie es nicht mehr aushalten könne.« Andrea leidet an einer Borderlinestörung.

PAUL hat eine Psychose erlebt. Er musste die Schule abbrechen und wurde mehrere Monate in der Psychiatrie behandelt. Das hat ihn völlig aus dem Alltag gerissen. Seitdem ist er seinen Schulkameraden nicht mehr begegnet, auch die alten Freunde vom Sportverein möchte er nicht mehr sehen. Er schämt sich. Er fährt nun alle Strecken mit dem Fahrrad, sodass ihn niemand in Bus oder Bahn ansprechen kann, auch den Nachbarn versucht er aus dem Weg zu gehen.

Emotionen, wie z. B. Angst oder Wut, können eine zentrale Rolle spielen bei psychischen Störungen. Emotionen können aber auch als deren Folge auftreten, im Rahmen der Krankheitsverarbeitung als Trauer oder Scham.

Was wir alle kennen

BEISPIEL

ES IST EIN SONNIGER TAG. Sie wandern in der Mittagshitze auf einen Berg und erreichen die Hütte schweißgebadet. Dort wartet eine kühle Apfelsaftschorle oder ein Radler auf Sie. Welche Gefühle zeigen sich? Vermutlich ist der erste Schluck ein großer Genuss, und wenn der Durst gestillt ist, machen sich ein Gefühl der Erschöpfung, aber auch Zufriedenheit und Freude breit. Es taucht der Gedanke auf: »Ich habe es geschafft.« Und Sie bewundern vielleicht das Bergpanorama, sind einfach glücklich und zufrieden mit sich und der Welt: »Ist das schön!«

Unsere Emotionen und unser Körper signalisieren uns in so einer Situation, was wir brauchen und inwiefern das Bedürfnis befriedigt wird. Das Ziel ist erreicht, der Durst wird gelöscht und es ist Zeit zum Erholen. Wir erhalten eine unmittelbare Rückmeldung. Wenn das Geschehen unseren Bedürfnissen entspricht, dann entsteht ein Gefühl der Freude: »Ja, das ist genau das Richtige, das ist stimmig.«. Emotionen machen uns wach dafür, ob unsere Bedürfnisse gerade befriedigt werden oder eher nicht. Unsere Gefühle geben uns Signale, was wir gerade brauchen und was wir nicht brauchen.

Stellen Sie sich vor, Sie würden Ihr Leben von nun an ohne Gefühle weiterleben. Was würde dann passieren? Malen Sie sich bitte aus, was dies bedeuten würde:

- Sie könnten keine Nähe mehr empfinden, keine Verbundenheit mehr spüren. Wie würde sich die Beziehung zu Ihrem Partner oder Ihrer Partnerin verändern, zu Ihren Kindern, Freunden und Verwandten ohne ein Gefühl von Liebe oder Zuneigung? Sie wären nicht mehr traurig und es gäbe keinen Trennungsschmerz.
- Sie könnten sich aber auch nicht mehr freuen über die schönen Dinge des Lebens oder einen Arbeitserfolg. Sie könnten keine Lust mehr empfinden. Sie würden auch nicht mehr wütend werden, wenn Ihnen jemand die Vorfahrt nimmt oder in der Schlange drängelt.
- Sie würden keine Angst mehr empfinden in Gefahrensituationen.
- Das Gefühl von Bedeutung und Sinnhaftigkeit ginge in unserem Leben verloren.

Emotionen sind viel schneller als unser Verstand.

Emotionen signalisieren uns einerseits, was wir brauchen, und andererseits warnen sie uns vor Gefahren.

BEISPIEL

STELLEN SIE SICH VOR, Sie fahren mit Ihrem Auto auf der Autobahn. Viel zu spät erkennen Sie, dass Sie eigentlich die nächste Abfahrt nehmen wollten. Schnell lenken Sie auf die Abbiegespur und fahren mit rasanter Geschwindigkeit in die Kurve. Dann kriegen Sie Angst, sofort treten Sie auf die Bremse und versuchen so schnell wie möglich, die Geschwindigkeit zu drosseln. Sie schauen in den Rückspiegel und nehmen erleichtert wahr, dass gerade niemand hinter Ihnen fährt. Im letzten Augenblick ist es Ihnen noch gelungen, die Ausfahrt zu nehmen, auch wenn der innere Angst- und Unruhepegel deutlich erhöht ist.

Wenn Sie über alles ausführlich nachgedacht hätten, hätten Sie nicht so schnell reagieren können. Es waren also Ihre Gefühle, die Ihnen die raschen Impulse zu handeln gegeben haben. Dies war schon für unsere Vorfahren ein wichtiger Überlebensvorteil. Starke Gefühle von Angst oder Wut treten in Gefahrensituationen unmittelbar auf und stellen Gedanken und Verhaltensweisen für eine schnelle Reaktion zur Verfügung. Wenn der Feind übermächtig war, dominierte die Angst, die Lösung bestand in Flucht und Vermeidung der Gefahr. Erschien der Feind bezwingbar, standen Wut und Angriffsverhalten im Vordergrund. In bedrohlichen Situationen ist es bis heute oft überlebenswichtig, schnell zu reagieren, zu viel Nachdenken ist dann lebensgefährlich.

BEISPIEL

JASPER ist acht Jahre alt und sitzt traurig am Straßenrand. Er ist über den Bordstein gestolpert, hat sich das Knie aufgeschlagen und weint laut. Die Mutter saß bis eben noch in der Nähe auf einer Bank. Jetzt springt sie auf und läuft zu dem Jungen, um ihn zu trösten und zu beruhigen. Sie nimmt ihn in den Arm und sagt tröstende Worte. Sie pustet auf die Wunde. Jaspers Schluchzen und Weinen wird langsam weniger.

An diesem Beispiel wird deutlich, wie wichtig es ist, Emotionen ausdrücken zu können. Durch das Weinen zeigt der Junge, wie es ihm geht, und die Mutter kann ihn trösten. Wenn wir einen geliebten Menschen verlieren, können wir Trost erfahren, indem wir unseren Kummer Freundinnen anvertrauen. Wenn wir Angst vor einem Bewerbungsgespräch haben und uns dies eingestehen und aussprechen, können wir Ratschläge und konkrete Tipps erhalten oder einfach nur den wohlwollenden Rückhalt spüren. Wenn wir nicht darüber reden, wie es uns geht, dann wird es niemand erfahren und andere Menschen können dann auch nicht auf uns eingehen und uns emotional unterstützen. Emotionen haben also mehrere wichtige Funktionen.

Funktionen von Emotionen

- Emotionen sagen uns, was wir brauchen. Sie geben uns Signale und Informationen über unsere Bedürfnisse.
- Emotionen sind überlebenswichtig. Sie lassen uns sehr schnell die Gefährlichkeit einer Situation einschätzen, sofort werden Kognitionen und Verhaltensmöglichkeiten zur Verfügung gestellt, z. B. die Flucht.
- Emotionen dienen als Kommunikationsmittel. Wir drücken über Gefühle Bedürfnisse nach Trost, Annäherung oder Abgrenzung aus.

Emotionen können aber auch sehr belastend und anstrengend sein.

BEISPIEL

KLAUS hat einen neuen Vorgesetzten bekommen. Jetzt ist er sehr verunsichert. Er hatte sich so an den alten Chef gewöhnt, der war gutmütig und hat Klaus gefördert, war eher eine Vaterfigur. Der neue Chef ist viel jünger als Klaus und versucht sich nun zu behaupten. Er hat schon mehrere Kollegen offen in der Teambesprechung kritisiert, das hätte der alte Chef nie gemacht. Klaus wird immer ängstlicher und kann nachts nicht mehr gut schlafen. Er macht sich Sorgen, dass der junge Chef das bemerkt. Seine Ängste blockieren ihn zunehmend bei der Arbeit. Der Job bereitet ihm keine Freude mehr.

Und Emotionen können uns auch falsche Signale geben und uns schlecht informieren, wie bei Sandra.

BEISPIEL

SANDRA arbeitet als Pflegekraft in einem Wohnheim. Wenn es Konflikte am Arbeitsplatz gibt oder die Atmosphäre im Team schlecht ist, dann fühlt sie sich irgendwie verantwortlich für die miese Stimmung. Eigentlich weiß sie, dass das unangemessen ist. Sie ist weder für die viele Arbeit noch für die Unterbesetzung am Wochenende verantwortlich, aber trotzdem sagt ihr Gefühl: »Du bist schuld.« Sandra kennt Schuldgefühle, solange sie sich erinnern kann. Ihre Eltern haben sich oft gestritten, als Sandra noch zu Hause gewohnt hat. Sie hat sich immer dafür verantwortlich gefühlt, hat sich als Kind oft zwischen die Eltern gestellt und versucht, den Streit zu schlichten. Natürlich war sie als kleines Mädchen damit völlig überfordert. Ihre Eltern haben sich dann getrennt, auch dafür fühlte sie sich schuldig. Inzwischen haben ihr so viele Kollegen immer wieder versichert, dass sie nicht schuldig oder verantwortlich ist für die Verhältnisse am Arbeitsplatz. Es dauert lange, bis diese Informationen bei ihr ankommen, weil ihr Schuldgefühl trotzdem noch da ist und sagt: »Irgendwie liegt das Ganze an dir.«

Viele Gefühle haben etwas mit unserer Vergangenheit zu tun und sie sagen dann manchmal mehr über uns und unsere Vergangenheit aus als über die gegenwärtige Situation. Verwirrend?

Auf den folgenden Seiten finden Sie Informationen über Emotionen im Allgemeinen und über ihren Zusammenhang mit psychischen Erkrankungen. Sie finden dort einige Übungen zur Selbsterfahrung und Anregungen für die Arbeit mit Klientinnen und Klienten.

Grundlagen zu Emotionen

Was sind eigentlich Emotionen? Diese Frage ist gar nicht so einfach zu beantworten. Emotionen sind einfach da, bei genauerer Betrachtung werden sie jedoch irgendwie unscharf. Wenn wir über Emotionen sprechen, meinen wir zu wissen, was gemeint ist, weil wir alle sie erleben. Gefühle begleiten uns durch den Tag: Wenn wir z. B. im Stau stehen oder unser Lieblingslied hören, sind all diese Erlebnisse von Emotionen begleitet. Wenn wir morgens aufwachen, sind wir oft ganz Gefühl. Der eine fühlt sich wach und erfrischt und freut sich auf den Tag. Die andere wacht auf und fühlt sich gerädert, zerschlagen. Andere haben Angst und der Tag erscheint ihnen wie ein großer Berg.

Definition und Komponenten von Emotionen

In den wissenschaftlichen Definitionsversuchen von Emotionen wird meistens auf verschiedene Komponenten verwiesen:

- Emotionen sind akute und zeitlich begrenzte gefühlsmäßige, physiologische, behaviorale und kognitive Reaktionen auf ein individuell bedeutsames Ereignis (Kleinginna & Kleinginna 1981).
- Emotionen sind automatisierte und erlernte Antworten auf innere und äußere Reize oder Informationen. Emotionen drängen zu bestimmten Handlungen (Bohus & Wolf-Arehult 2018).
- Emotionen bestehen aus den folgenden Komponenten (siehe Abb. 13, S. 101):
- einer körperlichen Reaktion (z. B. Anspannung, Herzrasen, Zittern);
- einer Handlungsbereitschaft (z. B. Fliehen, Annäherung, Rückzug);
- kognitiven Prozessen (Bewertungen, Gedanken, Erinnerungen);
- einem körperlichen Ausdruck der Emotion (Körperhaltung, Mimik, Gestik);
- einem bewusst erlebten Gefühl.

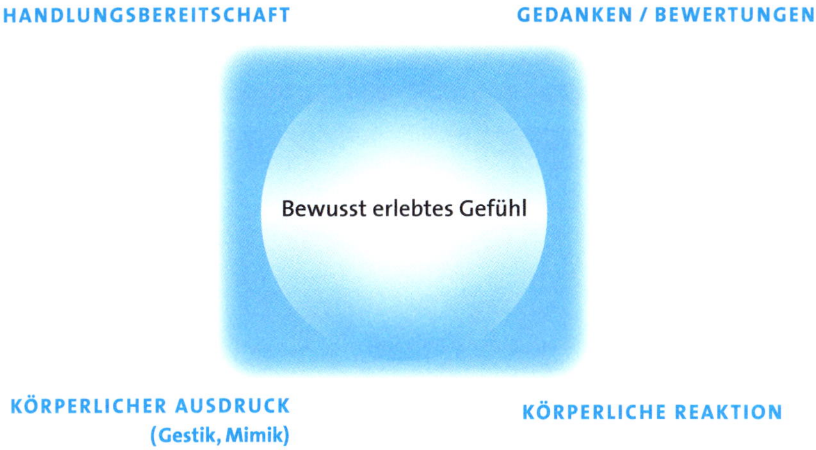

ABBILDUNG 13 Komponenten von Emotionen

Wir verwenden die Begriffe Emotionen und Gefühle hier gleichbedeutend. Auch unsere Klientinnen und Klienten sprechen meistens von Gefühlen und nicht von Emotionen. Gefühl ist in der Regel der alltagssprachliche Begriff für Emotion.

Stimmungen sind diffuse emotionale Zustände, die länger anhaltend sind und oft nicht auf einen konkreten Reiz oder eine bestimmte Situation zurückzuführen sind. Sie sind in ihrer Intensität wesentlich geringer ausgeprägt als Emotionen und halten länger an, können aber ebenfalls Schwankungen unterliegen.

Alltägliche Erfahrungen werden vor dem Hintergrund der gegenwärtigen Stimmung erlebt und eingefärbt, z. B. so: Martin, in seiner »euphorischen Stimmung«, ist sehr aktiv und könnte Bäume ausreißen. Vera hingegen ist eher in einer melancholischen Stimmung, selbst ein sonniger Tag wird von ihr »grau in grau« erlebt. Sie empfindet weder Höhen noch Tiefen so richtig. Johan ist in einer ängstlichen, alarmierten Stimmung, er liest besorgt alle Zeitungsartikel über Anschläge und Gefahren. Er ist alarmiert und fühlt sich chronisch unsicher und angespannt. Er fragt sich oft: »Bin ich in Deutschland noch sicher?« In der Arbeit mit psychisch kranken Menschen tauchen häufig die Begriffe Stimmungsschwankungen oder Stimmungslabilität auf, z. B. bei manisch-depressiven Störungen.

Mit **Affekt** werden intensive und überwältigende Emotionen bezeichnet. Der Begriff wird jedoch zunehmend weniger verwendet. Er ist noch in der Rechtsprechung gebräuchlich und im klinischen Bereich wird er als Oberbegriff für verschiedene emotionale Prozesse genutzt.

Basisemotionen

Als Basisemotionen werden biologisch angelegte Emotionen bezeichnet, die Menschen überall auf der Welt in unterschiedlichen Kulturen schon in frühen Lebensjahren entwickeln. Laut Paul EKMAN (2016), dem bekanntesten Emotionsforscher, gibt es sechs Basisemotionen:

- Trauer;
- Wut bzw. Ärger;
- Angst;
- Ekel;
- Freude;
- Überraschung.

Diese Emotionen weisen typische mimische Reaktionsmuster auf, die in verschiedenen Kulturen verstanden und wiedererkannt werden können.

Soziale Emotionen

Zu den sogenannten sozialen Emotionen gehören u.a. Scham, Schuld, Neid, Eifersucht, Peinlichkeit oder Stolz. Diese Emotionen setzen voraus, dass man sich von den anderen Menschen als Person getrennt erlebt und sich von diesen beobachtet und bewertet fühlt (TANGNEY & TRACY 2012).

Unterschiedliche Aspekte und Funktionen von Schuld und Scham

	Auslöser	Funktion	Gedanken	Körperliche Reaktionen
Scham	Befürchtung, eine soziale Norm zu brechen oder negative Reaktionen anderer Menschen hervorzurufen; Angst vor Ausgrenzung	Stellt das Einhalten sozialer Regeln sicher. Schützt den Einzelnen davor, von der Gemeinschaft ausgeschlossen zu sein. Bedürfnis: Bindung	»Oh, hoffentlich sieht das niemand.« »Peinlich, bloß weg hier.«	Hitzewallung, mittlere bis starke Stressreaktion
Schuld	Befürchtung, soziale oder moralische Regeln und Standards verletzt zu haben	Leitet Verhalten ein, mit dem ich Fehler wiedergutmachen kann. Bedürfnis: Bindung	»Das hätte ich nicht tun sollen!« »Ich bin verantwortlich.«	Energieverlust, Aktivitätsminderung Stressreaktion

Emotionen und Bedürfnisse

Menschliches Leben und Überleben hängen u.a. auch davon ab, ob verschiedene Grundbedürfnisse erfüllt werden. Diese Grundbedürfnisse können individuell verschieden ausgeprägt sein, aber sie wirken bei uns allen und sie bestimmen unser Erleben. Das sind zunächst einmal die Grundbedürfnisse nach:

- Nahrung;
- Fortpflanzung;
- körperlicher Unversehrtheit und Sicherheit.

Um diese biologischen Grundbedürfnisse zu befriedigen, werden wir einerseits angetrieben durch Hunger oder Lust, z. B. beim Essen oder bei der Sexualität, oder andererseits durch die Vermeidung von Schmerz oder Gefahr.

In jedem Menschen schlummern darüber hinaus soziale Grundbedürfnisse, Bedürfnisse, die das Zusammenleben und menschliche Gemeinschaft betreffen. Laut dem amerikanischen Psychologen Seymour EPSTEIN (1990) motivieren uns die folgenden Grundbedürfnisse:

- Bindung;
- Orientierung, Kontrolle;
- Lustgewinn bzw. Unlustvermeidung;
- Selbstwerterhöhung bzw. Selbstwertschutz.

Nun kommen die Emotionen ins Spiel. Denn unsere Gefühle geben uns unmittelbar Rückmeldung, ob unsere momentanen Bedürfnisse befriedigt werden oder nicht. Gefühle haben hier eine wichtige Signalfunktion. Wenn unsere Bedürfnisse erfüllt werden, fühlen wir uns zufrieden, gelassen, beruhigt, freudig erregt etc.

Wenn unsere Bedürfnisse frustriert werden, fühlen wir uns z. B. enttäuscht, niedergeschlagen, unzufrieden, unruhig, traurig oder erschöpft.

Primäre und sekundäre Emotionen

BEISPIEL

CLAUDIA ärgert sich über ihre beste Freundin, die kommt schon wieder zu spät und deshalb verpassen sie die S-Bahn. Claudia hat sich fest vorgenommen, ihrer Freundin zu sagen, dass sie sich ärgert. Als die Freundin kommt, begrüßt Claudia sie jedoch ganz freundlich, als ob nichts gewesen wäre. Danach ärgert sich Claudia über sich selbst. Und gleichzeitig fühlt sie sich hilflos. »Wenn ich sie jetzt anpflaume, dann geht die Freundschaft kaputt«, denkt sie sich. Claudia zieht sich zurück und ihre Freundin weiß gar nicht, was mit ihr los ist.

Claudias Ärger ist ihr primäres Gefühl. Auf den Ärger folgen aber noch weitere, sogenannte sekundäre Gefühle, wie Ärger auf sich selbst, Hilflosigkeit, Verlustängste. Der Psychotherapeut Leslie GREENBERG (2006), Begründer der emotionsfokussierten Therapie, unterscheidet zwischen primären Emotionen, die unmittelbar und reflexhaft in einer Situation ausgelöst werden, und darauffolgenden sekundären Emotionen. Wenn eine Person in der Kindheit gelernt hat, dass z. B. Ärger bestraft wird mit Schlägen und Liebesentzug, dann lernt diese Person den Ärger zu unterdrücken und zu vermeiden. Das primäre Gefühl Ärger wird als gefährlich eingestuft, es drohen Gewalt und Beziehungsverlust und das Gefühl muss deshalb gestoppt werden. Die Angst oder die Schuld, die diese Person bei aufkommendem Ärger empfindet, nennt Greenberg »sekundäre Emotion«. Sekundäre Emotionen sind also erlernte Reaktionen auf die primäre Emotion. Sekundäre Emotionen sind außerdem häufig Teil eines problematischen Umgangs mit Gefühlen und tragen u.U. zu einer Verstärkung von Krankheitssymptomen bei. Sie dienen als Abwehr und zum Unterdrücken der primären Emotion. Dies kann dazu führen, dass eine Person keinen angemessenen Ärger mehr spüren und adäquat ausdrücken kann und sich bei jedem aufkommenden Ärger stattdessen ängstlich zurückzieht.

Solche Gefühlsketten können bei unterschiedlichen Gefühlen entstehen. Viele Klientinnen und Klienten haben z. B. Angst vor der Angst und schämen oder hassen sich dann dafür, dass sie viele alltägliche Situationen vermeiden.

Adaptive und maladaptive Emotionen

BEISPIEL

CAROLA wurde in ihrer Kindheit von ihrem Vater sexuell missbraucht. Seitdem reagiert sie auf Zuwendung mit Angst und Rückzug. Damals waren diese Reaktionen hilfreich und angemessen: Angst, Scham, Rückzug und Ablehnung angesichts der Zuwendung, die ihr der Vater entgegenbrachte und die mit Übergriffen und Missbrauch verbunden war, waren ihre Schutzreaktionen. Inzwischen ist Carola 42 Jahre alt und lebt sehr zurückgezogen. Sie reagiert auch heute noch abwehrend, wenn jemand freundlich zu ihr ist oder ihr seine Zuneigung zeigt. Sie hat sich auch von Menschen zurückgezogen, von denen sie weiß, dass die es eigentlich gut meinen. In der Vergangenheit hat dies zu vielen Beziehungsabbrüchen geführt. Aber die Angst war so stark und überwältigend, dass sie ihr Verhalten nicht mehr steuern konnte. Ihr Bedürfnis nach Verbundenheit bleibt auf diese Weise unbefriedigt. Carola weiß inzwischen, dass ihre

Angst und die starke Ablehnung unangemessen sind, wenn der Gruppenleiter am Arbeitsplatz nett zu ihr ist.

Solche übertriebenen und unangemessenen Emotionen werden auch als maladaptive Emotionen bezeichnet. Maladaptive Emotionen hängen häufig mit schwierigen oder traumatischen Lernerfahrungen in der Kindheit oder Jugend zusammen. Das Gehirn verbindet automatisch die gegenwärtige Situation, z. B. die Freundlichkeit des Kollegen, mit Situationen aus der Vergangenheit, z. B. mit der Freundlichkeit des Vaters im Zusammenhang mit dem sexuellen Missbrauch. Diese assoziative Verbindung löst bei Carola automatisch Angst und Schrecken aus. Obwohl in der gegenwärtigen Situation keine reale Gefahr besteht. Das Gefühl gibt die falschen Handlungsimpulse.

Maladaptive Emotionen sind quasi ein falscher Alarm.

BEISPIEL

ANDRÉ erlebt eine schwierige Zeit, sein Vater ist schwer an Krebs erkrankt. Er weiß, dass sein Vater nur noch wenige Monate zu leben hat. Der Vater lebt in der Wohnung direkt über André und André hilft ihm im Alltag viel und fährt ihn zu den Arztterminen. Er möchte möglichst viel Zeit mit ihm verbringen. André ist oft traurig, bedrückt, ihm gehen die Dinge viel schwerer von der Hand als sonst. Am Arbeitsplatz spricht er mit seinem Vorgesetzten über die Situation. Er hat dabei Tränen in den Augen. Der Vorgesetzte zeigt viel Verständnis und signalisiert Unterstützung.

Hier können wir von einer angemessenen, sogenannten adaptiven Emotion sprechen. Am Beispiel von André wird deutlich, wie die Trauer André bremst und ihn darüber informiert, dass eine wichtige Veränderung und ein starker Verlust bevorstehen. André wird sein Bedürfnis bewusst, viel Zeit mit seinem Vater zu verbringen. Er bringt seine Trauer auch gegenüber seinem Vorgesetzten zum Ausdruck, fragt nach sozialer und emotionaler Unterstützung und erhält diese glücklicherweise auch. André isoliert sich nicht mit seiner Trauer, er erfährt Trost von anderen Menschen. Ihm gelingt es trotz seiner Trauer seinen Alltag zu bewältigen.

Adaptive Emotionen sind angemessen.

Man kann Emotionen also auch dahingehend unterscheiden, ob sie uns helfen, eine Situation und deren Konsequenzen zu bewältigen, oder ob sie einer konstruktiven Bewältigung im Wege stehen. Ob Emotionen angemessen oder unangemessen erscheinen, hängt somit von der jeweiligen Situation und dem jeweiligen Kontext ab (vgl. LAMMERS 2023).

Adaptive Emotionen ...	Maladaptive Emotionen ...
sind angemessen.	sind stärker oder anhaltender, als es in der Situation angemessen wäre.
können von einer Person in ihrer Intensität reguliert werden.	sind oft mit erlebtem Kontrollverlust verbunden.
sind eine wichtige Information in Bezug auf eine Situation.	haben eher etwas mit vergangenen Situationen zu tun als mit der Gegenwart.
können authentisch und bejahend erlebt werden.	sind oft wenig differenziert.
münden in sinnvolle, der Entwicklung dienliche Verhaltensweisen.	sind häufig mit Rückzug aus der Situation verbunden.
haben aktivierenden Charakter.	

Instrumentelle Emotionen

BEISPIEL

GISELA sitzt nicht zum ersten Mal weinend in der Nähe des Dienstzimmers. Ihr Schluchzen ist dort gut zu hören. Wenn die Sozialarbeiterin sich in solchen Fällen Zeit für ein Gespräch nimmt, beruhigt sich Gisela sehr schnell. Die Sozialarbeiterin fühlt sich dadurch irgendwie beeinflusst und kontrolliert. Sie hat den Eindruck, dass Gisela durch das Weinen versucht, ihre Aufmerksamkeit zu bekommen. In den Gesprächen selbst geht es dann auch kaum um Trauer, das Gefühl klingt bei Gisela in der Regel sehr schnell wieder ab, sondern um ganz andere Dinge.

Der Psychotherapeut Rainer SACHSE (2019) bezeichnet solche Gefühle als manipulative Emotionen. Sie werden auch instrumentelle Emotionen genannt. Die eigentlichen Motive und Ziele der Person bleiben verdeckt. Die sichtbare Emotion dient der bewussten Beeinflussung anderer Menschen.

BEISPIEL

DIE SOZIALARBEITERIN spricht Gisela an: »Waren Sie vor meinem Dienstzimmer traurig oder ging es Ihnen darum, dass Sie heute mit mir sprechen wollten?«
GISELA ZÖGERT »Sie haben so wenig Zeit für mich. Da bin ich auch traurig.«
DIE SOZIALARBEITERIN überlegt kurz: »Bitte klopfen Sie doch einfach das nächste Mal an und fragen nach, ob ich Zeit für ein kurzes Gespräch habe. Mir wäre lieber, wenn Sie direkt sagen, was Sie wollen. Wenn Sie weinen, aber eigentlich ein Gespräch wollen, können leicht Missverständnisse entstehen.«

»Kann es sein, dass Sie heute gerne einen Gesprächstermin mit mir gehabt hätten?« oder »Kann es sein, dass Sie gerade mehr Aufmerksamkeit von mir benötigen?« – Mit solchen Formulierungen können wir vorsichtig ansprechen, welches Bedürfnis hinter einem Verhalten liegen könnte. Das kann helfen, dass Klientinnen und Klienten lernen, ihre Bedürfnisse bewusster wahrzunehmen und klarer auszudrücken.

Mit instrumentellen Emotionen verfolgen Klientinnen und Klienten häufig Ziele, von denen sie nicht wissen, wie sie diese mit sozial angemessenem Verhalten erreichen können. Gisela gelingt es im Beispiel nicht, ihren Wunsch nach Aufmerksamkeit und ihr Bedürfnis nach einem Gespräch zu artikulieren. Nicht wenigen Klientinnen und Klienten fällt es schwer, angemessen ihre Bedürfnisse auszudrücken, weil sie es nie anders gelernt haben. Wenn Sie Ihre Klientinnen und Klienten auf die eigentlichen Bedürfnisse und Ziele ansprechen, können sie in der Folge andere, sozial kompetente Verhaltensweisen einüben. Gleichzeitig sollten instrumentelle Emotionen nicht durch viel Zuwendung verstärkt werden. Wenn eine Person häufig durch instrumentelle Emotionen ihre Ziele durchsetzt, könnte dies auch ein Hinweis darauf sein, dass die Person an einer Persönlichkeitsstörung leidet.

Emotionen regulieren

Unter Emotionsregulation versteht man die Art und Weise, wie wir unsere Gefühle beeinflussen. Dies kann bewusst oder unbewusst geschehen, dabei können Gefühle unterdrückt, verstärkt und verändert werden. Daniel Goleman, der Autor des Bestsellers »Emotionale Intelligenz«, geht sogar so weit zu behaupten, dass alles, was wir tun, vom Lesen eines Romans über Fernsehen bis zu den Aktivitäten mit Freunden, als ein Bemühen aufgefasst werden kann, dass wir uns besser fühlen (Goleman 1996). Zur Emotionsregulation gibt es *hilfreiche* Strategien (siehe S. 118 f.), aber natürlich auch eher *ungünstige* Strategien (siehe S. 158), die zu einer Verstärkung der emotionalen Probleme beitragen.

Klienten mit einer Angststörung neigen beispielsweise häufig dazu, ihre Ängste zu verstärken, indem sie die Situationen vermeiden, die sie ängstigen. Sie malen sich Katastrophen aus oder sorgen sich um schlimme Konsequenzen, was passieren könnte oder was andere über sie denken.

Depressive Klientinnen hingegen regulieren ihre Emotionen nicht selten, indem sie ihre Gefühle unterdrücken und darüber nachgrübeln, warum es ihnen so schlecht geht und warum immer nur ihnen so schlimme Dinge passieren. Viele Menschen mit einer Depression fühlen sich dann emotional leer oder hilflos.

Klientinnen mit einer Borderlinestörung verfügen eher über zu geringe Emotionsregulationsstrategien und neigen zu emotionalen

Ausbrüchen, zu Wutausbrüchen und impulsiven oder selbstschädigenden Handlungen wie Selbstverletzungen, was oft ein Gefühl der Hilflosigkeit im Umgang mit Gefühlen hinterlässt.

Stile in der Emotionsregulation

Der deutsche Emotionsforscher Sven BARNOW (2018) unterscheidet zwei grundlegende Stile der Emotionsregulation:

Der emotionale Stil Manche Menschen lassen sich von ihren Gefühlen leiten. Sie reagieren eher aus dem Bauch heraus. Dieser Stil ist dann hilfreich, wenn schnell reagiert werden muss, z. B. in bedrohlichen Situationen oder wenn eine Situation so komplex ist, dass eine genaue Analyse nicht möglich ist. Problematisch kann dieser Stil werden, wenn er in allen Situationen zum Tragen kommt und es Menschen nicht gelingt, ihre Emotionen angemessen zu regulieren, sodass es immer wieder zu starken aggressiven Verhaltensweisen, Impulshandlungen oder starken unkontrollierbaren Angstgefühlen kommt. Menschen, die zu einem emotionalen Stil neigen, erscheinen nach außen eher präsent, wenig verkopft, zeigen eher Mitgefühl mit anderen, und andere Menschen fühlen sich eher verbunden mit ihnen.

Der kognitive Stil Menschen, die zu diesem Stil neigen, regulieren ihre Gefühle vornehmlich über den Verstand. Diese Menschen wirken oft nüchtern, kühl oder sogar emotionslos. Oft fällt es ihnen schwer, Emotionen bei sich selbst und bei anderen zu erkennen. Sie neigen dazu, Gefühle zu unterdrücken, zu rationalisieren, oder zu schnellem, problemlösendem Handeln. Ihnen fällt es schwerer, jemanden zu trösten oder auf das eigene Bauchgefühl zu hören. Dieser Stil kann auch dazu führen, dass Gefühle »wegreguliert« werden. Die Emotionen suchen sich dann quasi andere Kanäle, z. B. treten somatische Beschwerden auf. Das Unterdrücken von Gefühlen führt langfristig zu einer erhöhten Stresserregung. Emotionale Signale oder Frühwarnzeichen für eine psychische Erkrankung werden dagegen kaum wahrgenommen. Sven BARNOW (2018, S. 24) stellt außerdem fest, dass Personen mit Problemen beim Erkennen der eigenen Gefühle ein dreifach erhöhtes Risiko für eine depressive Störung aufweisen.

Beide Stile der Emotionsregulation stellen Extremformen dar, die wir auch bei Menschen mit einer psychischen Erkrankung wiedererkennen können. Beim emotionalen Stil treten die Gefühle oft ungebremst und unreguliert auf, wie z. B. bei Angststörungen oder Borderlinestörungen. Der kognitive Stil kann im Extrem dazu führen, dass Gefühle sehr stark unterdrückt und wegreguliert werden. Eine solche Emotionslosigkeit und geringe Schwingungsfähigkeit erleben wir auch bei einigen unserer Klientinnen und Klienten.

BEISPIEL

SAMIRAS Mutter ist gestorben. Sie hatte eine innige Beziehung zu ihr. In den darauffolgenden Wochen wundert sie sich darüber, dass sie sich so antriebslos fühlt und sich für nichts interessiert. Bei einem unserer Termine fragt sie mich: »Kann das sein, dass ich depressiv bin?« Ich antworte mit einer Gegenfrage: »Könnte es auch sein, dass Sie traurig sind über den Tod Ihrer Mutter?« Samira ist sehr überrascht über diese Frage. Ihre Augen werden feucht, mit Mühe versucht sie, das Weinen und die Trauer zu unterdrücken. Samira hat nie gelernt, mit Trauer umzugehen. Sie weiß gar nicht, wie sie mit dem Gefühl umgehen soll. Sie hat Angst, davon überflutet zu werden.

Vermutlich können beide Stile der Emotionsregulation auch bei derselben Person zu unterschiedlichen Zeiten auftreten. Menschen mit Psychoseerfahrungen erleben in der akuten Phase häufig heftige Emotionen. Sie werden geradezu überwältigt von ihrem inneren Erleben. Nach der akuten Phase erleben viele von ihnen eine sogenannte Minussymptomatik, d.h., sie leiden eher unter Emotionslosigkeit und einer inneren Leere.

Insgesamt geht es beim Thema Emotionsregulation also nicht um ein Entweder-oder – emotional oder kognitiv –, sondern es kommt auf die Balance an, auf ein Sowohl-als-auch. Wichtig ist, dass Bauch und Kopf zusammenkommen.

Emotionen vermeiden

In den vergangenen Jahren wurden die verschiedenen Strategien zur Emotionsregulation wissenschaftlich untersucht, dabei stellte sich heraus, dass vor allem Strategien der *Emotionsunterdrückung* und *-vermeidung* eng mit der Entwicklung von Angststörungen (Campbell-Sills u.a. 2015) und von depressiven Störungen (Joormann & Siemer 2015) zusammenhängen.

Mit Vermeidung ist gemeint, dass bestimmte Gefühle, Gedanken oder Körperempfindungen negativ bewertet werden und die betreffende Person alles dafür tut, diese unangenehmen Erlebnisse zu vermeiden.

BEISPIEL

MARTHA hat nicht Angst vor dem S-Bahn-Fahren, sie hat Angst vor den Angstgefühlen und vor Panikattacken, dem Herzrasen und der Atemnot, die in der S-Bahn auftreten. Deshalb meidet sie Situationen, in denen die unangenehmen Erlebnisse auftreten.

Vermeidung bezieht sich dann nicht mehr nur auf das unangenehme Gefühl, nein, bestimmte Situationen oder ganze Lebensbereiche werden gemieden.

BEISPIEL

PHILLIP hat sein Studium beendet und ist dann in eine depressive Krise geraten. Er hat seitdem nicht mehr gearbeitet und vermeidet alles, was mit Arbeit zu tun haben könnte, sogar das Ansprechen von beruflichen Themen versucht er um jeden Preis zu vermeiden.

Strategien zur Vermeidung

Vermeidung kann sich auf Situationen, Gedanken, Erinnerungen, Gefühle und Körperempfindungen beziehen. Unsere Klientinnen und Klienten – und nicht selten auch wir selbst – setzen dabei ganz verschiedene Strategien zur Vermeidung ein.

Rückzug, Flucht, aus dem Weg gehen Menschen, Orte, Situationen oder Aktivitäten, bei denen unangenehme Gefühle oder Gedanken auftreten könnten, werden gemieden, gar nicht erst aufgesucht oder fluchtartig wieder verlassen, z. B. Bewerbungsgespräche, ein Tanzkurs oder Flugreisen. Dinge, die uns eigentlich wichtig sind, werden nicht angegangen oder immer weiter aufgeschoben.

Sich betäuben, wegmachen Unangenehme Gefühle versuchen wir wegzumachen durch Medikamente, Alkohol, Internetspiele oder andere exzessive Aktivitäten. Die meisten Suchterkrankungen haben ihren Ursprung darin, unangenehme Gefühle und Empfindungen wegzumachen.

Unterdrücken Wir versuchen, ungewollte Gefühle oder Gedanken zu verdrängen oder mit Gewalt zu unterdrücken.

Innerlich bekämpfen Bei dieser Strategie kämpfen wir gegen Gedanken und Gefühle. Dabei führen wir z. B. Selbstgespräche und hadern mit uns selbst und der Welt: »Das stimmt nicht. Das kann nicht wahr sein.«, »Stell dich nicht so an!« oder »Reiß dich zusammen, du Feigling!«.

Grübeln Damit ist ein andauerndes Nachdenken über Probleme, Schwächen und Missgeschicke gemeint. Grübeln lenkt oft ab von Gefühlen. Die Gedanken drehen sich wieder und wieder um dieselben Inhalte. Die Grübeleien werden dabei zunehmend abstrakter: »Warum passiert mir immer so etwas?« »Warum rufen mich meine Freunde nicht zurück? Mich mag so oder so keiner.« Grübeln lenkt zwar ab von Gefühlen, führt aber zunehmend zu Hilflosigkeit und Passivität, da es sich wenig auf Lösungen fokussiert und konkretes Handeln eher behindert. Grübeln ist ein wichtiger Auslöser für depressive Episoden und erhält sie aufrecht (siehe auch S. 175 ff.).

Sicherheitsstrategien Wir gehen kein Risiko ein, alles muss genau vorbereitet, geprüft und abgesichert werden. Nichts darf schiefgehen, deshalb sind wir auf alles vorbereitet.

Aggressivität Manche Menschen werden aggressiv, wenn es langweilig wird, sie sich allein fühlen oder ängstlich und verletzlich. Lieber einen Streit anzetteln, einen Mülleimer zertreten, als sich unwohl fühlen. Wütend oder aggressiv zu sein, ist leichter auszuhalten, als sich verletzlich zu fühlen. In der Aggression fühlen sich Menschen stark, deshalb ist sie ein Schutz vor der Verletzlichkeit.

Vermeidung kann kurzfristig sinnvoll sein, z. B. bei einem Konflikt mit der Vorgesetzten oder einem Kollegen. Man kann eine gute Gelegenheit abwarten, um das Ganze zu besprechen, oder zunächst mit sich selbst klären: Wie will ich den Konflikt ansprechen bzw. was will ich zum Ausdruck bringen?

Wenn wir Emotionen auf Dauer vermeiden, lernen wir nicht, mit ihnen umzugehen. Wir gehen dann vielen Situationen von vornherein aus dem Weg oder nutzen so viele Sicherheitsstrategien, dass erst gar keine Emotionen aufkommen. Die Erfahrung, dass sich manche Gefühle, z. B. Ängste, zwar unangenehm anfühlen, aber dass eigentlich nichts Schlimmes passiert, wenn wir Angst haben, ist wichtig. In der Konfrontation z. B. mit der Angst stelle ich mich dem Gefühl und erlebe, dass Ängste auch wieder abklingen.

Ein weiterer wichtiger Aspekt besteht darin, dass wir durch Vermeidung nicht wirklich erfahren, ob eine Situation nun gefährlich ist oder nicht. Denken Sie noch einmal an das Beispiel von Martha und ihrer Angst beim S-Bahn-Fahren. Martha hat beim Benutzen von öffentlichen Verkehrsmitteln ein starkes Angstgefühl, das ihr Gefahr signalisiert. Bei näherer Betrachtung gibt das Gefühl falschen Alarm. In der momentanen Situation besteht keine wirkliche Gefahr. Zu dieser Erfahrung müssen wir bzw. unsere Klientinnen und Klienten immer wieder vordringen: Was geschieht wirklich in einer Situation? Dazu müssen wir uns den Situationen stellen, die uns ängstigen, z. B. dem Bewerbungsgespräch oder dem Vortrag vor vielen Menschen.

BEISPIELE

EIN KLIENT berichtet mir, dass er so gerne singt, aber Angst davor hat, abgelehnt und kritisiert zu werden. Letztens hat er einen Gospelchor besucht und war völlig überrascht, dass niemand ihn kritisiert hat, sondern andere Chormitglieder ihn sofort für einen weiteren Chor gewinnen wollten.

CARLA hatte große Angst vor Spinnen. Seitdem sie eine kleine Tochter hat, hat sie sich vorgenommen, nicht mehr schreiend aus dem Bad zu rennen, wenn eine Spinne in der Badewanne ist. Sie will ihre Spinnenphobie nicht weitergeben an ihre Tochter. Sie hat damit begonnen, sich die kleinen Tiere genauer anzusehen. Irgendwann findet sie die Tierchen gar nicht mehr so eklig, sondern eigentlich ganz interessant. Sie fängt an, sie unter einem Glas ins Freie zu tragen. Je länger sie die Spinnen beobachtet, desto mehr schwindet die Angst.

Oft zeigt sich, dass die reale Erfahrung ganz anders ist, als uns dies unsere Ängste und andere Emotionen einreden. Carla z. B. stellte fest, dass sie während der Angst nur eine Katastrophenbewertung im Kopf hatte, die reale Erfahrung, eine Spinne zu sehen und zu beobachten, war ganz anders.

Wenn die Vermeidung in ein zunehmendes Schonverhalten mündet, findet gleichzeitig auch eine Sensibilisierung statt. Das heißt, der Körper reagiert immer schneller auf geringe Stressbelastungen.

Selbstreflexion

Welche Vermeidungsstrategien kenne ich von mir selbst?
Welche Arten von Vermeidung kenne ich von meinen Klientinnen und Klienten?

Emotionsphobie

Viele unserer Klientinnen und Klienten haben regelrecht Angst vor ihrem eigenen inneren Erleben. Sie haben über Jahre eine Haltung eingenommen, die von Psychologen auch als Emotionsphobie bezeichnet wird (Knuf 2013; Lammers 2023; McCullough u.a. 2003).

BEISPIEL

IDA hat große Angst davor, dass die Angst wieder auftaucht, sicherheitshalber vermeidet sie Menschenansammlungen und geht nur ihre gewohnten und sicheren Wege. Sie hat über die Jahre eine große Angst vor der Angst entwickelt.

Aber die Angst kann sich auch auf andere Gefühle beziehen.

BEISPIELE

MANFRED hat Angst vor der Trauer. Sein geliebter Opa, bei dem er aufgewachsen ist, ist vor zehn Jahren gestorben, seitdem meidet er alles, was ihn auch nur im Entferntesten an seinen Opa erinnern könnte.

SUSANNE hat Angst vor ihren Wutausbrüchen, weil sie dann von einer solchen Zerstörungswut gepackt wird. Wegen ihrer unkontrollierbaren Wut sind viele Beziehungen zerbrochen. Susanne meidet oder unterdrückt deshalb ihre Wut umso stärker.

Emotionsphobie bedeutet, dass betroffene Menschen es vermeiden, mit unangenehmen Gefühlen in Kontakt zu kommen, aber auch überflutet zu werden von Gefühlen, sodass die normalen Bewältigungsstrategien nicht mehr greifen und emotionale Krisen entstehen. Angst und Vermeidung spielen deshalb bei vielen psychischen Erkrankungen eine wichtige Rolle.

Auswirkungen der Emotionsphobie

Der emotionsphobische Umgang mit Gefühlen hat vielfältige Auswirkungen. Vereinfacht gesagt sehen wir zwei Hauptwirkungen bei Klientinnen und Klienten. Entweder führt die Angst vor Gefühlen dazu, dass Gefühle unterdrückt und wegreguliert werden, sodass sie gar nicht mehr wahrgenommen und erlebt werden. Diese Klienten sind für uns meist unproblematisch, da sie eher angepasst, ruhig, zurückgezogen ihr Leben führen. Sie haben einen Lebensstil entwickelt, der weitgehend ritualisiert ist, und wenden viele Strategien an, um möglichst keine unangenehmen Gefühle zu wecken. Beispielsweise nehmen emotionsphobische Klientinnen oder Klienten dauerhaft beruhigende Medikamente ein, um möglichst wenig mit ihrem emotionalen Erleben konfrontiert zu werden.

Die zweite wichtige Auswirkung ist, dass Klientinnen und Klienten in regelmäßigen Abständen unkontrolliert von ihren Gefühlen überrollt werden. Sie können sie nicht regulieren, erleben die Gefühle besonders intensiv und haben wenig Strategien erworben, um sich selbst zu beruhigen und die Emotionen angemessen zu regulieren.

Beide extreme Formen sind für die Betroffenen eher problematisch. Das Wegdrücken oder Unterdrücken führt zu einer Vermeidung des eigenen Lebens. Das Vermeiden von Emotionen verhindert, Emotionen angemessen zu regulieren. Es besteht die Gefahr, immer wieder überrollt zu werden. Dies führt zu ständigen emotionalen Krisen, wie wir sie von Menschen mit Borderlinestörungen kennen.

BEISPIEL

SUSANNE wirkt nach außen sehr ruhig, kontrolliert und emotionslos. Erst mit der Zeit wird deutlich, dass sie so starke Angst vor ihrer Wut hat, dass sie über Jahre hinweg versucht hat, sich dieses Gefühl wegzutrainieren. Über weite Strecken gelingt ihr das auch, allerdings bricht in regelmäßigen Abständen ihre Abwehr zusammen und die Wut bricht in massiver und destruktiver Form durch. Es sind meistens die gleichen auslösenden Situationen und betrifft eher ihren Partner. Sie knallt dann mit den Türen, brüllt herum oder wirft mit Gegenständen. Beim letzten Mal war der Auslöser, dass ihr Freund lange am PC gespielt und sie nicht beachtet hat. Das hat Susanne gezeigt, wie schlecht sie mit ihrer Wut umgehen kann, deshalb muss sie wieder die Wut unterdrücken.

Schrittweises Vorgehen nötig

Viele Klienten und Klientinnen mit Emotionsphobie haben wenig Kenntnisse im Umgang mit Gefühlen. Sie spulen häufig Programme ab, die sie früh in der Kindheit und Jugend erlernt haben. Deshalb ist es hilfreich, wenn sie ein Verständnis für einen guten Umgang mit Gefühlen entwickeln.

Ein erster Schritt kann z. B. sein, die gelernten Vermeidungsstrategien anzuerkennen und wertzuschätzen. Diese haben eine wichtige Funktion und können vermutlich erst dann aufgegeben werden, wenn die Klientin Alternativen erlernt hat. Notfallstrategien im Umgang mit diesen schwierigen Gefühlen sind ebenfalls wichtig. Damit unsere Klientinnen und Klienten überhaupt eine akzeptierende Haltung zu ihren Gefühlen entwickeln können, ist es wichtig, über Gefühle zu informieren und sie in ihrer Funktion und Bedeutung einschätzen zu können.

Was Ihre Klientinnen und Klienten über Gefühle wissen sollten

Wenn Ihre Klientinnen und Klienten Schwierigkeiten beim Umgang mit Gefühlen haben, ist es oft schon hilfreich, wenn Sie ihnen einige wichtige Informationen dazu vermitteln. Durch gezielte psychoedukative Informationen können Missverständnisse und unangemessene Einstellungen korrigiert werden (BERKING 2017; BARNOW 2018; LAMMERS 2023).

BEISPIEL

BARBARA war es beispielsweise neu, dass unangenehme Gefühle auch von selbst wieder abklingen. In einem Gespräch forderte ich sie dazu auf, ihren Ärger auf sich selbst, weil sie zu spät zum Gespräch kam, zu beobachten. Sie bemerkte, wie dieses Gefühl von selbst abnahm und »der Ärger verrauchte«. Sie musste gar nichts dagegen tun, nur wahrnehmen. Sie entdeckte dabei auch, dass das Gefühl zwar unangenehm, aber erträglich war.

Entdeckungen wie diese können zu einem besseren Umgang mit Gefühlen führen. Auf den folgenden Seiten finden Sie noch einige weitere wichtige Informationen, die zu einem flexibleren und entspannteren Umgang mit Gefühlen beitragen:

Wie wir Emotionen erleben

Gefühle werden durch einen konkreten Auslöser hervorgerufen. Für Klienten und Klientinnen ist es oft hilfreich, den Auslöser für ein bestimmtes Gefühl zu finden. Emotionen werden nicht nur durch äußere Eindrücke, sondern auch durch Gedanken, Vorstellungen oder auch durch andere Gefühle ausgelöst.

BEISPIELE

Wenn **MAX** an einem Friedhof vorbeigeht, denkt er an den Tod seines kürzlich verstorbenen Vaters. Er fühlt sich dann traurig.

BRITTA ist oft wütend auf sich selbst, darüber, dass sie so eine Angst davor hat, vor anderen Menschen zu reden.

Emotionen kommen und gehen wie Wellen. Dieses Wissen ist vor allem wichtig, wenn es um unangenehme Gefühle geht. Gefühle sind immer zeitlich begrenzt. Es gibt kein Gefühl, das ewig andauert. Auch das hilft vielen Klientinnen und Klienten, wenn sie erfahren, dass oft schon nach kurzer Zeit das Gefühl von selbst schwächer wird. Unangenehme Gefühle auszuhalten ist eine wichtige Kompetenz, die man auch Emotionstoleranz nennt.

Emotionen werden auf verschiedenen Ebenen erlebt. Wenn z. B. ein großer, bellender Hund auf mich zu rennt, spannen sich all meine Muskeln an, möchte ich fliehen, vielleicht fällt mir ein, wie ich schon mal von einem Hund gebissen wurde, auch in meiner Mimik und Gestik zeigt sich die Angst. Wir erleben Emotionen in einer *körperlichen Reaktion,* die Emotion führt zu einer *Handlungsbereitschaft,* wird von *kognitiven Prozessen* begleitet sowie von einem *körperlichen Ausdruck* in der Körperhaltung, der Mimik oder Gestik. Und schließlich gibt es auch noch das *bewusst erlebte Gefühl* (siehe dazu auch S. 100 f.).

Je stärker das Gefühl ist, desto stärker ist der Handlungsdruck, z. B. bei starker Angst zu fliehen oder bei starker Wut anzugreifen. Je stärker das Gefühl ist, desto stärker ist auch die Bewertung im Kopf, z. B. schrecklich, furchtbar, katastrophal, nicht auszuhalten. Und je stärker das Gefühl, desto stärker sind die Körperempfindungen, etwa Herzrasen oder innere Anspannung. Die Stärke oder Intensität des Gefühls kann oft gut auf einer Skala einschätzt werden, z. B. auf einer Skala zwischen 1 und 100 (siehe Skalierungsfragen, S. 47 f.).

Gefühle liefern uns wichtige Informationen über uns selbst oder über eine Situation, es gibt aber auch Gefühle, die uns falsch informieren. Dabei sind Gefühle nicht automatisch »wahr« oder »falsch«. Und sie sind nicht selbstverständlich die Botschaften meines »wahren Selbst«. Es gibt angemessene Gefühle, die mir hilfreiche Informationen liefern über mich und meine Bedürfnisse. Und es gibt jene, die uns in die Irre führen.

BEISPIELE

FRED ist zurzeit beispielsweise sehr verärgert darüber, dass die ganze Arbeit auf Station an ihm hängen bleibt. Offene Stellen bleiben unbesetzt und er muss viele Überstunden machen. Der Ärger macht ihm deutlich, dass für ihn eine Grenze der Arbeitsbelastung überschritten ist. Er will seinen Ärger und seine Unzufriedenheit seinem Vorgesetzten mitteilen.

MARTHA sitzt zum wiederholten Male ängstlich in der S-Bahn und erlebt eine Panikattacke, sie denkt, dass sie gleich einen Herzinfarkt erleiden wird. In diesem Falle enthalten die Gefühle Fehlinformationen und eine völlig falsche Einschätzung der Situation.

Unangemessene Gefühle haben oft etwas mit der Vergangenheit zu tun, z. B. bei Traumatisierungen, Gewalterfahrungen oder Vernachlässigungen. Die Gefühle, die in der Vergangenheit erlebt wurden, werden dann in der Gegenwart aktualisiert, obwohl die Gefahr momentan nicht mehr besteht. Deshalb vermitteln diese Gefühle oft Fehlinformationen, Fehleinschätzungen und oft übertriebene Bedrohungen. Ein anderes Beispiel sind intensive Gefühle der Niedergeschlagenheit bei einem kleinen Misserfolg.

Sinn und Bedeutung von Emotionen

Ohne Emotionen könnten wir nicht überleben. Emotionen steuern unser Verhalten, sie warnen uns vor Gefahren, z. B. durch das Angstgefühl. Sie motivieren uns zum Handeln, z. B. durch Lust oder Freude. Ohne Emotionen wären wir orientierungslos und wüssten nicht, was wir tun oder lassen sollen.

Durch unsere Gefühle erfahren wir etwas über unsere Bedürfnisse. Sie zeigen uns an, was für uns wichtig ist und was wir brauchen. Wir erleben Freude, Zufriedenheit und Glück, wenn wir im Einklang mit unseren Bedürfnissen leben. Wenn unsere Bedürfnisse, Wünsche oder Ziele frustriert werden, reagieren wir mit Trauer, Frustration oder Ärger.

Ohne Gefühle erscheint uns das Leben leer, sinn- und bedeutungslos. Haben wir Zugang zu unseren Gefühlen, eröffnet sich eine Welt von Bedeutungen mit allen Höhen und Tiefen. Verbunden mit unseren Emotionen fühlen wir uns lebendig, mit dem Leben verbunden.

Wenn wir unsere Gefühle ausdrücken, werden wir von anderen besser verstanden. Der Ausdruck von Gefühlen ist ein wesentlicher Bestandteil zwischenmenschlicher Kommunikation. Ich kann nur dann Trost erfahren, wenn ich einem Freund mitteile, dass ich traurig bin. Wenn ich meine Gefühle hingegen verberge, erfahre ich in der Regel keine Unterstützung und kein Verständnis. Die Mitmenschen wissen dann oft nicht, woran sie sind, und es entstehen leicht Missverständnisse.

Unser Gehirn ist an Gefahren orientiert, dies hat uns Menschen das Überleben gesichert. Der Nachteil dabei ist allerdings, dass Gefühle wie Angst oder Scham eher haften bleiben wie an einem Klettband. Freude und Genuss dagegen leichter wieder in den Hintergrund geraten.

Häufige Irrtümer über den Umgang mit Gefühlen	
Irrtum	**Richtig ist**
Wenn ich Gefühle wahrnehme, werden sie stärker.	Wenn ich meine Gefühle wahrnehme, benenne und die Information des Gefühls verarbeite, beruhigt sich das Gefühl.
Wenn ich Gefühle unterdrücke, werde ich sie los.	Durch das Unterdrücken von Gefühlen werden sie eher verstärkt, dies konnte auch in verschiedenen Untersuchungen gezeigt werden.
Wenn ich meine Gefühle ausdrücke, werde ich verletzt.	Wenn ich Gefühle nicht ausdrücke, isoliere ich mich und es entstehen Missverständnisse.
Meine Gefühle sind immer richtig bzw. immer falsch.	Gefühle sagen oft mehr über mich und meine Lernerfahrungen aus als über die Situation, deshalb sollte eine Abklärung mit der realen Situation erfolgen.
Ich muss meine Gefühle immer ausleben und ihnen freien Lauf lassen.	Gefühle geben eine Handlungsempfehlung, sie müssen aber nicht immer ausgedrückt werden. Dies kann für einen selbst oder andere schädigend und verletzend sein.

Woran liegt das, dass so viele unserer Klientinnen und Klienten nie gelernt haben, mit ihren Gefühlen angemessen umzugehen? Den Umgang mit Gefühlen lernen wir sehr früh durch unsere Eltern oder wichtige Bezugspersonen, darüber, wie diese mit Gefühlen umgehen bzw. wie diese mit uns als Kind umgegangen sind.

BEISPIELE

MARLENE erinnert sich, wie sie als Zehnjährige ganz stolz von der Schule nach Hause kam. Sie hatte eine Eins im Deutschdiktat bekommen. Als ihr Vater an dem Abend nach Hause kam, zeigt sie ihm strahlend das Diktat. Ihr Vater reagierte wütend: »Bilde dir ja nichts auf deine gute Note ein!« Und er schlug ihr mit dem Heft ins Gesicht. Bis heute fällt es Marlene schwer, stolz auf eigene Leistungen zu sein. Sie traut ihren eigenen Gefühlen nicht und hat eine Angststörung entwickelt, die sie mittlerweile auf die häufigen Aggressionen ihres Vaters zurückführt.

VEIT ist Einzelkind, seine Eltern haben sich oft gestritten, als er klein war, haben sich angeschrien, manchmal kam es sogar zu Handgreiflichkeiten. Für Veit war dies schlimm. Anfangs hat er versucht, den Ärger der Eltern auf sich zu lenken. Später hat er sich dann oft nur noch in sein Zimmer zurückgezogen. Er hat alles versucht, um seine Eltern nicht zusätzlich zu belasten. Veit wurde immer stiller und hat schon früh gelernt, alles mit sich selbst auszumachen. Oft fühlte er sich schuldig und verantwortlich für die Streitigkeiten der Eltern. Auch das hat er mit sich selbst ausgemacht. Veit hat also früh gelernt, seine Bedürfnisse und Gefühle zurückzustellen, »sonst falle ich anderen nur zur Last«. Als Jugendlicher hat er sich dann mit Alkohol oder Cannabis betäubt. Veit tut dies bis heute und bis heute leidet er unter Scham- und Schuldgefühlen. Ihm fällt es immer noch schwer, seine Gefühle zu erkennen und auszudrücken.

Hilfreicher Umgang mit den eigenen Gefühlen

Bevor wir uns ganz praktisch mit dem Umgang mit Emotionen in unserer beruflichen Rolle beschäftigen, möchten wir Sie bitten, einmal darüber nachzudenken, was Sie selbst brauchen, wenn es Ihnen schlecht geht. Welche emotionale Unterstützung benötigen Sie, wenn Sie traurig sind, weil ein wichtiger Mensch gestorben ist? Vielleicht haben auch Sie schon Konflikte am Arbeitsplatz erlebt, bei denen Sie sich ungerecht behandelt gefühlt haben, wütend oder völlig überfordert waren? Welche Unterstützung hätten Sie da gebraucht?

Selbstreflexion

Welche Unterstützung haben Sie in emotional belastenden Lebensphasen als hilfreich erlebt?

Welche Reaktionen von Freunden oder Bekannten waren überhaupt nicht hilfreich? Was hat Sie eher zusätzlich belastet?

In emotional belastenden Phasen brauchen wir alle mehr oder weniger dasselbe. Uns tut es gut, wenn jemand für uns da ist. Wenn uns jemand zuhört und es nicht gleich besser weiß oder uns kritisiert; wenn uns jemand einfach so annimmt, wie wir gerade sind; wenn jemand sich Zeit nimmt, um uns und unser Leid zu verstehen. Es tut gut, wenn wir jemand haben, dem wir unsere wahren Gefühle zeigen können, ohne zurückgewiesen zu werden. Es tut gut, wenn jemand Unterstützung und Hilfe anbietet, vielleicht auch ganz praktisch, durch eine Erledigung oder einen Einkauf, wenn wir das gerade nicht können. Unterschiedliche Situationen erfordern natürlich auch unterschiedliche Reaktionen. Im Kern geht es aber darum, dass jemand Ihnen vermittelt: Ich stehe zu dir. Ich bin für dich da. Du bist mir wichtig und ich wünsche dir, dass es dir wieder gut geht. Ich will dir helfen, so gut ich kann.

Versuchen Sie sich doch einmal zu erinnern, was Ihnen konkret gutgetan hat in einer schwierigen Lebenssituation. Was haben Sie als gute Unterstützung erlebt (Harris 2021; Wengenroth 2016)? Vielleicht Dinge wie diese: Die unterstützende Person hat ...

- Ihnen zugehört und war einfach für Sie da. Sie konnten sich aussprechen und hatten das Gefühl, verstanden zu werden.
- Sie in den Arm genommen.
- Sie gefragt: »Kann ich etwas für dich tun?«
- Sie besucht und sich Zeit genommen.
- praktisch geholfen, für Sie eingekauft oder beim Umzug geholfen, eine Übernachtungsmöglichkeit angeboten.
- gefragt, wie es Ihnen geht.
- gespürt und ausgedrückt, wie schwierig die Situation gerade für Sie ist.

Oft wissen wir nicht, wie wir reagieren sollen, wenn sich z. B. ein langjähriger Freund von seiner Frau trennt oder wenn einer guten Bekannten eine Krebsdiagnose mitgeteilt wird. Haben Sie nicht auch schon überlegt, was sage ich da? Gehe ich dem Thema vielleicht lieber aus dem Weg? Nur den wenigsten wurde explizit beigebracht, erwachsene Menschen bei Schicksalsschlägen zu trösten oder wie sie ihr Mitgefühl am besten äußern. Wenn jemand verstirbt, dann haben wir gelernt, »Herzliches Beileid« zu sagen. Aber ist dies nicht oft nur eine Floskel? Deshalb begegnen wir oft Reaktionen auf emotionales Leid, die wenig hilfreich sind, wie z. B.:

- Sätzen wie »Du musst jetzt stark sein!« oder »Du musst positiv denken«.
- Manche greifen auf Sprichwörter zurück: »Die Zeit heilt alle Wunden.« »Ein Indianer kennt keinen Schmerz.« »Zähne zusammenbeißen und durch.«
- Andere wechseln schnell das Thema.
- Oder geben ihrem Entsetzen Ausdruck: »Oh Gott, das ist ja ganz furchtbar! Wie kannst du das nur aushalten?«
- Manche Menschen erteilen Ratschläge, etwa »Du musst dich ablenken. Dann wird es wieder besser«.
- Vielleicht haben Sie auch schon mal bemerkt, wie man Ihnen aus dem Weg gegangen ist.

Vielleicht fallen Ihnen noch weitere Reaktionen ein, die Sie erlebt haben oder die Sie von sich selbst kennen. Hinter den meisten unangemessenen Reaktionen auf emotionales Leiden stecken positive Absichten und ein ernsthaftes Bemühen zu helfen, das sollten wir anerkennen. Aber auch: Wenn wir diese oder ähnliche Sätze hören, dann fühlen wir uns nicht verstanden, ziehen uns zurück oder sind noch mehr verletzt.

Ratschläge und Unterstützungsangebote kommen oft zu schnell. Hilfreicher ist, wenn unser emotionales Leiden zunächst empathisch wahrgenommen und anerkannt wird. Zu einem späteren Zeitpunkt können wir dann auch Vorschläge oder Sprichwörter annehmen.

Was wir selbst in emotional belastenden Phasen brauchen, das tut grundsätzlich auch unseren Klientinnen und Klienten gut.

Im Kontakt zu unseren Klientinnen und Klienten haben wir in der Regel eine bestimmte Rolle z. B. als Ergotherapeutin, Pflegekraft, Sozialarbeiterin oder als Gruppenleiter. Wir begegnen der Klientin nicht als beste Freundin, sondern eben in unserer professionellen Rolle. Im Rahmen dieser beruflichen Rolle können wir unseren Klienten sehr gut zeigen, dass wir sie annehmen, wertschätzen, dass wir das emotionale Leiden sehen und sie unterstützen wollen im Umgang mit diesem Leid. Darin liegt ja oft der Auftrag unserer beruflichen Tätigkeit und wir erfüllen den zunächst mal mit einer empathischen (siehe S. 23 ff.) und validierenden (siehe S. 27 ff.) Gesprächsführung.

Praktische Methodenschätze

Was sind nun hilfreiche, funktionale Strategien im Umgang mit Gefühlen? In neueren Ansätzen zur Emotionsregulation (Barnow 2018) wird betont, dass besonders hilfreich ist, wenn wir es schaffen, flexibel und situationsabhängig mit Gefühlen umzugehen. Menschen mit psychischer Erkrankung fällt dies oft schwer, sie reagieren häufig einseitig, unflexibel oder eben ganz besonders häufig mit Vermeidungsstrategien (siehe S. 109 ff.). Oft werden wir als Erstes mit den Vermeidungsstrategien unserer Klienten konfrontiert.

Umgang mit Vermeidung

Wenn Sie gemeinsam mit Ihren Klientinnen und Klienten deren Vermeidungsstrategien identifiziert haben, stellt sich dann jedoch die Frage: Und nun? Wie können Sie Ihre Klientinnen und Klienten bei einem hilfreichen Umgang mit dem Vermeiden von Emotionen unterstützen?

Was ist mir wirklich wichtig? Diese Frage ist hilfreich, wenn Ihre Klientinnen die eine oder andere Vermeidungsstrategie bei sich identifiziert haben. Was will ich wirklich in dieser Situation? Was ist mein Ziel? Wenn ich z. B. unbedingt in einem Chor singen will, dann sollte ich eher diesem Ziel folgen und nicht auf meine Angst hören. Das heißt, ich sollte mich langfristig eher an meinen Werten und Zielen im Leben orientieren und mich dann den Schwierigkeiten bei der Umsetzung stellen. Ich sollte mein Leben nicht an der Angst und Vermeidung orientieren, das sind oft schlechte Ratgeber.

Hilfreich oder schädlich Vermeidungsstrategien können in einfachen Ablenkungsstrategien bestehen oder aus exzessivem Suchtverhalten. Vermeidungsstrategien können eine schädigende Wirkung haben und sich deutlich auf den Verlauf der psychischen Erkrankung auswirken. Dies sollte mit den Klienten und Klientinnen offen besprochen und reflektiert werden.

Zu Ende denken Was kann mir im schlimmsten Fall passieren, wenn ich einer bestimmten Situation nicht aus dem Weg gehe? Manchmal handelt es sich bei solchen Katastrophenszenarien um ganze Gedankenketten. Hier können Sie die Klienten fragen: »Und was passiert dann? Und dann? Denken Sie bitte zum Ende, was ist das Schlimmste, das Sie sich dabei vorstellen?« Manche Klienten nennen z. B. Angst davor, auf der Straße zu landen, den Arbeitsplatz zu verlieren, ohnmächtig umzufallen. Sie können dann fragen: »Wie wahrscheinlich ist es, dass dieses Ereignis eintritt?«

Stufenweise Konfrontation mit der vermiedenen Situation Angstauslösende Situationen, wie z. B. die Benutzung von öffentlichen Verkehrsmitteln, in Schwierigkeitsstufen einteilen (Schwierigkeitstreppe). Am Anfang ist es ratsam, mit leichten Schritten zu beginnen, die nur wenig angstauslösend sind. Nach ersten Erfolgserlebnissen kann die Schwierigkeit gesteigert werden.

BEISPIEL

JAKOB hat Angst davor, öffentliche Verkehrsmittel zu benutzen. Seine Sozialarbeiterin im Betreuten Wohnen hat angefangen, Schritt für Schritt mit ihm zu trainieren. Zu Beginn haben sie nur gemeinsam an einer U-Bahn-Haltestelle gesessen. Der nächste Schritt bestand darin, mal in eine U-Bahn ein- und wieder auszusteigen. Sobald sich Jakob an diese Angst gewöhnt hat, sind sie gemeinsam eine Station gefahren und dann wieder ausgestiegen. Schritt für Schritt wurden für Jakob die Anforderungen größer. Die Einteilung der Schwierigkeiten hat Jakob geholfen, sich schrittweise mit seiner Angst zu konfrontieren.

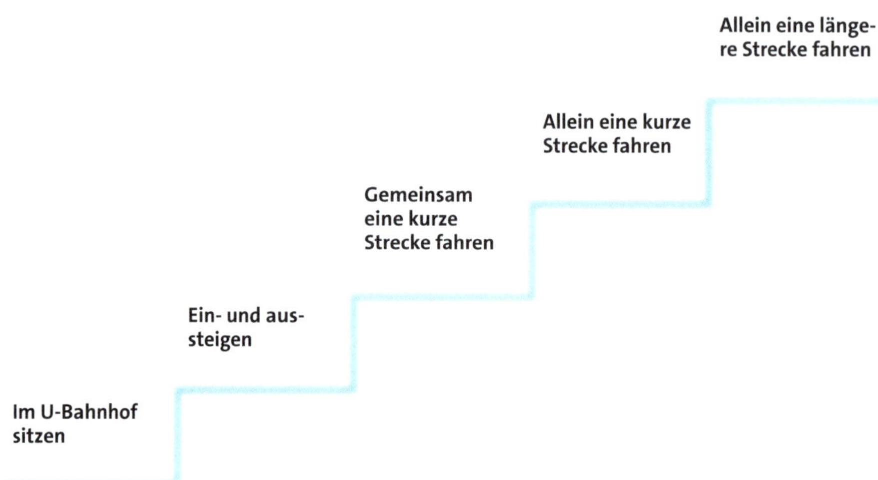

Diese Stufenleiter eignet sich sehr gut zur Annäherung an angstbesetzte Situationen und zum Ablegen von Vermeidungsverhalten.

Sich erinnern an die eigene Belastbarkeit Manchmal kann es auch hilfreich sein, Klienten und Klientinnen daran zu erinnern, wann es ihnen gelungen ist, schwierige Emotionen zu tragen.

Gefühle kommen und gehen wie Wellen Sich immer wieder den Gefühlsverlauf bewusst machen. Sich in Erinnerung rufen, wie man schon in der Vergangenheit viele Gefühlswellen erlebt hat und diese immer wieder abgeklungen sind. Gefühle sind sich ständig verändernde Phänomene, die kommen und auch wieder gehen.

BEISPIEL

MARTHA hat große Ängste, öffentliche Verkehrsmittel zu benutzen. Im Rahmen der Bewegungstherapie fährt sie regelmäßig mit der U-Bahn zum Schwimmen. Sie schafft es regelmäßig, sich mit ihren schwierigen Gefühlen zu konfrontieren.

Akzeptanz Eine bewusste Haltung der Akzeptanz und Erlebnisbereitschaft einnehmen. »Ich bin bereit, die Angst/Trauer/Wut zu erleben.« Akzeptanz ist nicht nur hilfreich beim Vermeiden von Emotionen, sondern auch zur Emotionsregulation, wie wir im Folgenden sehen werden.

Strategien zur Emotionsregulation

Die folgenden Methoden zur Emotionsregulation eignen sich vor allem bei leichter bis mittlerer Ausprägung von Gefühlen. Bei diesen Ausprägungsgraden haben Klienten noch die Möglichkeit, durch

Aufmerksamkeitslenkung mitzubekommen, was läuft. Basierend auf der Wahrnehmung der Gefühle, können Gefühle angenommen und besser verstanden werden. Dies schafft eine gute Basis zur flexiblen Regulation von Gefühlen oder zur angemessenen Problemlösung.

Wie also kann eine flexible Emotionsregulation geübt und gefördert werden? In diesem Zusammenhang hat sich u.a. die Achtsamkeit als eine wirkungsvolle Haltung und Methode erwiesen, als eine Art übergeordnete Fähigkeit im Umgang mit Gefühlen, man könnte auch sagen Metakompetenz.

Gefühle achtsam wahrnehmen

Achtsames Wahrnehmen von Gefühlen bedeutet zunächst einmal, ihnen mit möglichst wenig Bewertungen und Kontrolle, möglichst direkt und in diesem Moment aufmerksam zu begegnen (vgl. Lammers 2023; Forsyth & Eifert 2018; Knuf 2013; Wengenroth 2016). Dies ist im Prinzip jederzeit möglich. Sie können es sofort ausprobieren, während Sie diese Zeilen lesen.

ÜBUNG Achtsam Gefühle wahrnehmen

Lenken Sie Ihre Aufmerksamkeit auf Ihr inneres Erleben und nehmen Sie zunächst Ihre Körperhaltung wahr, wie Sie sitzen oder liegen. Lenken Sie die Aufmerksamkeit in Brust oder Bauchraum. Dann achten Sie auf Ihr Körpergefühl: Sind Sie eher angespannt oder entspannt? Was nehmen Sie gerade wahr in Ihrem Körper? Spüren Sie vielleicht auch eine Stimmung oder ein Gefühl, das mit dem Körpergefühl verbunden ist? Alles, was Sie in diesem Moment wahrnehmen, darf sein. Versuchen Sie möglichst bewertungsfrei wahrzunehmen, was Sie gerade erleben. Gibt es einen Namen oder ein Wort, das zu dem Gefühl passt, wie z.B. »unsicher« oder »unruhig« oder »zufrieden«? Sprechen Sie das Wort aus, das zu dem Gefühl passt: »In diesem Moment fühle ich Angst, Unruhe, Zufriedenheit, Wut etc.« Je nachdem. Vielleicht nehmen Sie noch eine Bewertung wahr oder eine innere kommentierende Stimme: »Das ist eine komische Übung. Was soll das Ganze?« Oder irgendeinen anderen Gedanken. Bemerken Sie diesen und kehren Sie dann wieder zu dem Gefühl zurück, das Sie in diesem Augenblick wahrnehmen: »Ich fühle gerade …«

So wie wir achtsam eine Kirsche essen können (siehe S. 204 f.), können wir auch unsere Gefühle wahrnehmen. Die Klientinnen und Klienten, mit denen Sie diese Übung durchführen, sollten allerdings so stabil sein, dass sie in der Lage sind, die eigene Aufmerksamkeit für ein paar Minuten zu steuern. Mit Achtsamkeitsübungen sollte nicht in Phasen starker emotionaler Erregung begonnen werden.

Wenn Sie mit Ihren Klientinnen und Klienten gemeinsam üben wollen, die eigenen Gefühle achtsam wahrzunehmen, beachten Sie die folgenden Punkte:

- Geben Sie einen Impuls zum Innehalten und lenken Sie die Aufmerksamkeit auf das gegenwärtige Erleben.
- Unterstützen Sie Ihre Klienten insbesondere dabei, ihre Aufmerksamkeit auf das körperliche Erleben zu lenken, auf die Wahrnehmung in Brust oder Bauchraum.
- Leiten Sie Ihre Klientinnen und Klienten an, das innere Erleben wahrzunehmen und möglichst wenig zu bewerten.

Klientinnen und Klienten können ihre Wahrnehmung mit diesen Sätzen begleiten:

- In diesem Augenblick habe ich das Gefühl ...
- Im Augenblick habe ich den Gedanken, dass ...
- Im Augenblick nehme ich die Körperempfindung ... wahr.

ÜBUNG

Nehmen Sie auch bewertende innere Stimmen und Gedanken wahr, z. B. »In diesem Augenblick bemerke ich, wie eine innere Stimme sagt: Diese Übung ist dumm.«
Kehren Sie anschließend wieder zurück zur achtsamen Wahrnehmung der Gefühle.

Es kann auch auf einer Skala zwischen 1 und 10 eine Einschätzung vorgenommen werden, wie stark das Erleben ausgeprägt ist.

Am Ende einer Achtsamkeitsübung ist eine kurze Auswertung der Übung sinnvoll. Für die meisten Klienten ist es eine neue Erfahrung, Gefühle nur wahrzunehmen, ohne das Erleben irgendwie zu beeinflussen. Im Alltag werden Gefühle häufig entweder innerlich abgewehrt oder ihnen wird rasch mit einer Handlung begegnet.

Wenn wir achtsam Gefühle wahrnehmen, bekommen wir darüber auch einen Zugang zu den Informationen und Handlungstendenzen, die jedes Gefühl in sich trägt. Das Wahrnehmen der Gefühle sollte jedoch nicht damit verwechselt werden, dass man über die eigenen Gefühle distanziert nachdenkt und sie analysiert. Ermuntern Sie Ihre Klientinnen und Klienten, Worte für ihre Gefühle zu finden. Denn schon, wenn wir ein Gefühl benennen können, hilft das, es besser zu verstehen und damit umzugehen. Durch das Benennen und Beschreiben entstehen innerlich eine neue Perspektive und ein Gefühl von Kontrolle. Das Wahrnehmen von Gefühlen hat also eine wichtige Funktion für unsere psychische Gesundheit.

Als Erstes ist also wichtig, Gefühle bewusst wahrzunehmen und zu lernen, sie zu benennen.

Gefühle benennen

BEISPIEL

FRAU BRAUN leidet unter einer Angststörung. Emotionen unterscheiden und benennen, das fällt ihr oft schwer. Bei einem unserer Treffen antwortet sie auf meine Frage »Was fühlen Sie gerade?«: »Ich fühle mich sehr angespannt und unter Druck.« Die eigentliche Emotion nennt sie nicht. Bei näherem Nachfragen stellt sich heraus, dass die Anspannung mit einem Telefongespräch mit ihrer Mutter zusammenhängt. Frau Brauns Mutter wünsche sich, dass Frau Braun zu einem Familienfest mitkommt. Die Vorstellung, auf das Familienfest zu gehen, macht ihr Angst. Gleichzeitig wird ihr während unseres Gesprächs bewusst, dass sie auf ihre Mutter ärgerlich ist, weil sie sie so unter Druck setzt. Und schließlich bemerkt sie auch noch Unsicherheit oder Scham, diesen Ärger der Mutter zu zeigen. Deshalb möchte sie sich am liebsten zurückziehen und gar nicht mehr ans Telefon gehen. Hinter ihrer inneren Anspannung und dem Druck stecken also mehrere Gefühle: Angst vor der Familienfeier, Wut auf die Mutter und Scham für diese Gefühle bzw. Unsicherheit, sie der Mutter zu zeigen. Es können also mehrere Gefühle gleichzeitig erlebt werden, die miteinander im Sinne von primären und sekundären Gefühlen zusammenhängen (siehe S. 103 f.). Diese unterschiedlichen Gefühle führen bei Frau Braun zu dem Druckgefühl und Stresserleben und können nur mit Mühe auseinandergehalten werden.

Der Gefühlsstern nach Stavemann (2023, siehe S. 126) veranschaulicht gut die einzelnen Emotionen, auch in ihrem Ausprägungsgrad. Handelt es sich z. B. um Unzufriedenheit, Genervtheit, Ärger oder Wut? Für Klienten und Klientinnen, die zum Dramatisieren oder Katastrophisieren neigen, kann diese Abstufung zu einer differenzierteren Wahrnehmung beitragen. Wenn ein Klient die Intensität eines Gefühls nur schwer einschätzen kann, ist es hilfreich, wenn Sie ihn bitten, dessen Ausprägung auf einer Skala zwischen 1 und 10 einzuschätzen (1 = leichte Ausprägung, 10 = starke Ausprägung des Gefühls; siehe S. 47 f.).

ABBILDUNG 14
Der Gefühlsstern (STAVEMANN 2023, S. 33)

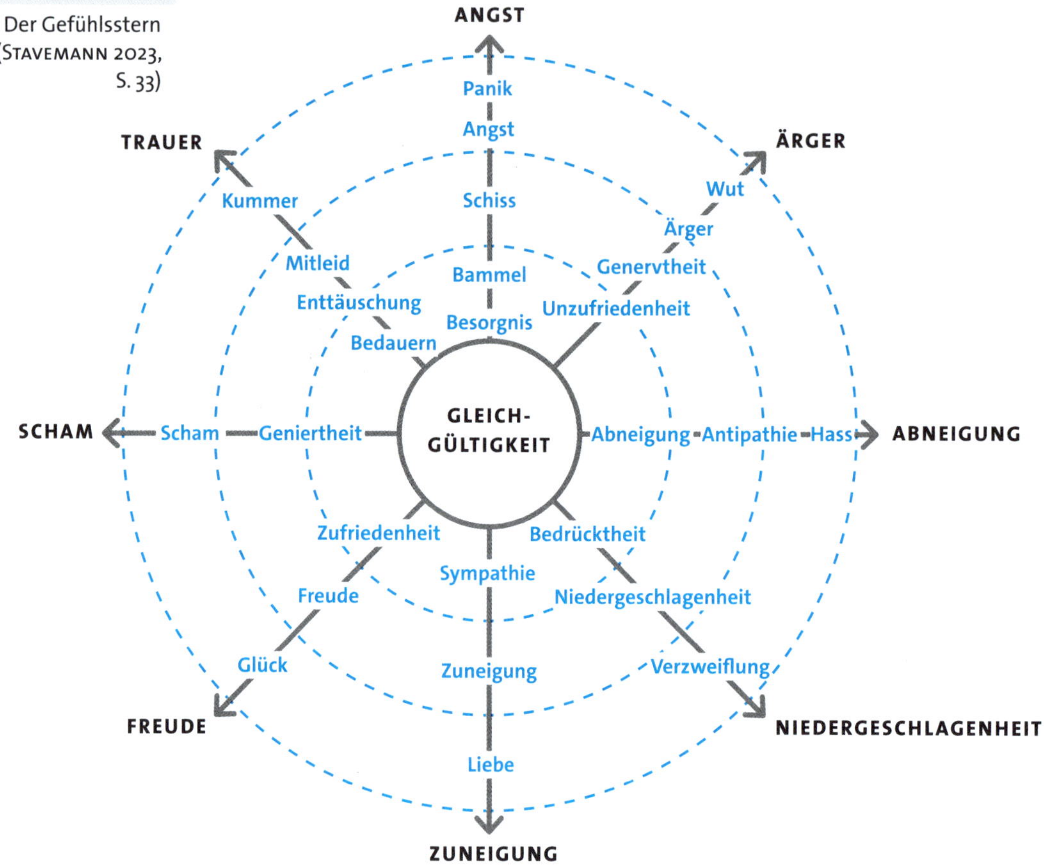

Der innere Druck von Frau Braun aus unserem Beispiel fühlt sich vor allem deshalb für sie bedrohlich an, weil ihr die dahinterliegenden Gefühle und der Zusammenhang zum Telefonat mit der Mutter zunächst nicht bewusst sind. Durch die Bewusstmachung – »Aha, ich erlebe gerade Angst und Ärger und traue mich nicht, das gegenüber meiner Mutter zum Ausdruck zu bringen« – verliert der Stress an Bedrohlichkeit. Das Gegenteil ist sogar der Fall: Frau Braun gewinnt ein Verständnis für ihre emotionalen Reaktionen und dadurch nimmt der emotionale Druck ab. Das Verstehen der eigenen emotionalen Signale hilft ihr auch dabei, sich bewusst zu machen, welche Bedürfnisse sie in der Situation hat.

Ein Verständnis für die eigenen Gefühle hilft, die eigenen Emotionen anzunehmen. Viele unserer Klientinnen und Klienten wuchsen in einem invalidierenden Umfeld auf. Ihre Gefühle wurden von den Eltern entwertet, sie wurden kritisiert oder ignoriert in ihrem emotionalen Erleben, dadurch haben viele von ihnen gelernt, ihre Gefühle zu ignorieren oder auch zu unterdrücken.

Und was passiert auf der körperlichen Ebene? Frau Braun gelingt es zunächst nicht, ihr emotionales Alarmsignal zu verarbeiten. Sie reagiert mit Rückzug, Unterdrückung und Vermeidung. Unbewusst löst das Gefühl weitere körperliche Prozesse aus: ein erhöhter Puls, flache Brustatmung etc. Das Gehirn nimmt diese Signale wahr und interpretiert sie so, als ob eine Gefahr droht. Das innere Alarmsignal wird stärker, Frau Braun fühlt sich zunehmend hilflos.

Für viele Klientinnen und Klienten ist es zunächst hilfreich, eher alltäglich auftretende Gefühle genauer zu untersuchen – Gefühle mit einer leichten bis mittelgradigen Ausprägung –, diese wahrzunehmen und zu benennen. Sie können dabei die Erfahrung machen, dass Gefühle kommen und gehen. Sie erleben z. B.: Wenn ich einen Song im Radio höre, wird ein Gefühl ausgelöst. Wenn ich in der Schlange im Supermarkt oder im Stau stehe, treten Gefühle auf. Bei einem Spaziergang durch den Park und beim Ausräumen der Spülmaschine erlebe ich unterschiedliche Gefühle.

Im Folgenden finden Sie einige Übungen, die Ihren Klientinnen und Klienten helfen können, ihre Gefühle achtsamer wahrzunehmen. Es ist hilfreich, Gefühlswahrnehmung bei leichten oder mittleren Gefühlsausprägungen zu üben.

ÜBUNG

Emotionen wahrnehmen im Alltag

Richten Sie Ihre Wahrnehmung in einer Alltagssituation auf die gegenwärtige Emotion, halten Sie kurz inne und benennen Sie die Emotion.

Lenken Sie Ihre Aufmerksamkeit auf das körperliche Erleben. Was spüren Sie im Brust- oder Bauchraum? Wo in Ihrem Körper spüren Sie das Gefühl?

Erlauben Sie dem Gefühl, in diesem Moment einfach da zu sein, ohne dass Sie etwas damit tun müssen. Wenn es einen Handlungsimpuls gibt, nehmen Sie auch diesen wahr, ohne ihm zu folgen.

Wenn Gedanken auftauchen, nehmen Sie auch diese wahr und gehen Sie mit Ihrer inneren Präsenz wieder zurück zur Wahrnehmung des körperlichen und emotionalen Erlebens.

Bewerten Sie die Emotion nicht, verändern Sie sie nicht und folgen Sie nicht Ihrem Handlungsimpuls.

Mit ein wenig Übung werden Ihre Klientinnen und Klienten erleben, dass sie Emotionen begegnen können, ohne sie zu vermeiden oder zu bekämpfen. Ein weiterer Effekt ist, dass die Übung katastrophisierendes und sorgenvolles Denken unterbricht.

Gefühlstagebuch

In einem Gefühlstagebuch können Ihre Klienten den Zusammenhang zwischen der auslösenden Situation, Gedanken, Gefühlen und dem eigenen Umgang mit den Gefühlen entdecken. Besonders übersichtlich ist das in Form einer Tabelle. Hier ein Beispiel von Frau Braun.

Situation	Gedanke	Gefühl	Körper-empfinden	Reaktion / Umgang mit Gefühl
Telefonat mit Mutter	Familienfest macht mir Angst	Angst	innerer Druck, Anspannung	
	Mutter setzt mich unter Druck	Wut		
		Unsicherheit, Scham		Rückzug

Gefühle beschreiben

Manchmal fehlen die Worte, um das eigene emotionale Erleben zu beschreiben. Viele Klientinnen und Klienten sprechen dann lieber über die Umstände in einer bestimmten Situation, bringen aber nicht zum Ausdruck, was sie dabei empfunden haben. In so einem Fall ist es hilfreich, direkt danach zu fragen:

- Wie haben Sie sich in der Situation gefühlt?
- Welche Gefühle sind gerade da?

Gefühlsliste

Geben Sie sich nicht mit allgemeinen Aussagen zufrieden, wie z. B.: »Ich habe mich gut gefühlt.« »Gut« kann viel bedeuten. Fühlt sich das Gegenüber entspannt, begeistert, glücklich oder befreit? Das stimmige Benennen eines Gefühls trägt zur eigenen Klarheit bei und dazu, von anderen besser verstanden zu werden. Mithilfe einer Gefühlsliste (Lammers 2023) können Sie Ihre Klientinnen und Klienten dabei unterstützen, ihr Vokabular für Gefühle zu erweitern. Nutzen Sie eine solche Liste im Gespräch, Sie finden eine bei unseren Downloadmaterialien (siehe S. 289). Ihre Klientinnen können dann selbst prüfen, welches Wort bzw. welches Gefühl gerade stimmig und passend ist. Wichtig ist, sich nicht nur gedanklich mit dieser Liste auseinanderzusetzen, sondern auf die Übereinstimmung mit dem Erleben zu achten.

BEISPIEL

Gefühl oder Gedanke?

GUSTAV berichtet von seinem ersten Tag der Wiedereingliederung am alten Arbeitsplatz: »Ich habe das Gefühl, die anderen Kollegen reden über mich.« Handelt es sich dabei um einen Gedanken oder ein Gefühl? Als ich nachfrage, wie er darauf kommt, antwortet er: »Ich habe gesehen, wie zwei Kolleginnen mit dem Chef beim Mittagessen zusammensaßen. Sie haben viel geredet. Und dann hatte ich ein ganz komisches Gefühl. Sie haben bestimmt über mich geredet.« Allerdings konnte Gustav nicht hören, worüber geredet wurde. Und doch hat er die Situation auf sich bezogen.

Das »komische Gefühl« wertet er als Bestätigung für seine Interpretation der Situation, was wiederum sein Gefühl von Unsicherheit verstärkt.

An dieser Stelle lohnt es sich, genau zu sein. Was ist das Gefühl? Was sind die Fakten und was ist meine Interpretation oder Bewertung des Verhaltens anderer? Um besser zwischen Gefühlen, Gedanken und Verhalten in der Situation zu unterscheiden hilft der *Kamera-Check*: Stellen Sie sich vor, eine bestimmte Situation wird von einer Kamera aufgenommen. Was erscheint auf der Kamera, welche sichtbaren, objektiven Verhaltensweisen und Umstände können Sie beschreiben? Die sichtbaren Umstände, die Interpretation und das Gefühl lassen sich übersichtlich in drei Spalten notieren.

BEISPIEL

Sichtbares Verhalten in der Situation	Interpretation	Gefühl
Der Chef spricht mit Kolleginnen beim Mittagessen.	Die sprechen über mich.	unsicher, misstrauisch

GUSTAV wird klar: Es bedeutet noch lange nicht, dass über ihn geredet wird, wenn der Chef mit seinen Kolleginnen an einem Tisch sitzt und die drei sich unterhalten. Die Unterscheidung zwischen Fakten und Interpretation hat ihm geholfen. Gustav sind noch viele weitere Anlässe und Themen eingefallen, über die sein Chef mit den Kolleginnen geredet haben könnte. Ihm wurde klar, dass es viele Interpretationsmöglichkeiten der Situation gibt.

Die Bewertung einer Situation kann also sehr unterschiedlich sein. Anhand der Unterscheidung zwischen sichtbaren Fakten und Interpretation kann auch deutlich gemacht werden, wie die Interpretation zum Gefühl führt. Die Fakten der Situation sind es nicht.

Bei manchen Klientinnen und Klienten führt dasselbe sichtbare Verhalten anderer immer wieder zu denselben Interpretationen und dies kann schnell starke Gefühle triggern. Auch in diesem Fall werden die Gefühle vor allem durch die starke Bewertung bzw. Interpretation ausgelöst. Die Unterscheidung sollte mit Klienten wiederholt klar herausgearbeitet werden: Was sind die Fakten in einer Situation, die Gedanken, Bewertungen und die Gefühle in der Situation?

Verwechslungen von Gedanken und Gefühlen

Das Wort »fühlen« wird in der Alltagssprache oft verwendet. Häufig werden aber gar keine Gefühle benannt oder ausgedrückt. In vielen Fällen sprechen wir z. B. über unsere Beziehung zu anderen, aber nicht über Gefühle. Oder wir versuchen das Verhalten anderer zu beschreiben und zu interpretieren:

Ich fühle mich ...

- beobachtet
- ignoriert
- missverstanden
- übergangen
- abgelehnt
- überredet
- vernachlässigt
- veräppelt
- bedroht
- provoziert
- ...

»Ich habe das Gefühl, mein Chef hat etwas gegen mich.« – Auch bei diesem Satz handelt es sich um eine Einschätzung und nicht um ein Gefühl (Knuf 2013).

TEST In welchem der folgenden Sätze wird ein Gefühl ausgedrückt?

- ☐ Ich habe das Gefühl, dass ich verantwortlich bin für die Situation.
- ☐ Ich bin schuldig.
- ☐ Ich fühle mich gerade übergangen.

Richtig ist: in keinem

Kreatives Emotionstagebuch

Sie können bei Ihren Klientinnen und Klienten anregen, für eine gewisse Zeit ein Tagebuch zu führen, in dem sie emotional berührende, belastende und schöne Erfahrungen des Tages festhalten, z. B. Begegnungen, die enttäuschend oder freudvoll waren. Sie können über Angst, Scham und Wut, aber auch über die kleinen und großen Freuden des Tages schreiben. Das Beschreiben und Ausdrücken des emotionalen Erlebens stehen im Vordergrund. Auf Grammatik und Rechtschreibung kommt es nicht an. Beim Schreiben können die Gefühle erneut hochkommen, darauf sollten Sie Ihre Klientinnen und Klienten vorbereiten. Durch das Schreiben findet allerdings eine weitere Verarbeitung der Gefühle statt, die rechte, emotionale Gehirnhälfte verbindet sich mit der linken, sprachlich orientierten Hälfte unseres Gehirns. Durch das Aufschreiben werden auch die Zusammenhänge von Gedanken, Bewertungen und Gefühlen viel klarer. Für viele Menschen ist diese Form des Tagebuchschreibens eine Form der Verarbeitung und trägt zu ihrem Wohlbefinden bei.

Ein ähnlicher Effekt tritt beim Erzählen ein. Es kann hilfreich sein, wenn Sie Ihre Klientinnen bitten, eine Situation, die sie in den vergangenen Tagen erlebt haben, noch einmal zu beschreiben. Beim Erzählen wird häufig deutlich, wie die Person mit den Gefühlen umgegangen ist.

Wenn wir Gefühle wahrnehmen und zulassen, kann das Gehirn die Informationen, die das Gefühl in sich trägt, verarbeiten. Deshalb ist es wichtig, dem natürlichen Rhythmus der Emotionen zu folgen, sie kommen und auch wieder gehen zu lassen. Möglich wird dies, wenn wir sie nicht unterbrechen, abblocken oder vermeiden. Hat unser Verstand die Informationen verarbeitet, ist die Funktion des Gefühls erfüllt; es kann wieder gehemmt werden und abklingen. Auch viele negative Gefühle klingen nach einer gewissen Zeit ohne unsere Beeinflussungsversuche von allein wieder ab. Erlauben Sie sich darum selbst, Emotionen bewusst zu erleben, und ermuntern Sie Ihre Klientinnen und Klienten.

Gefühle kommen und gehen wieder von selbst.

Hinter unseren Gefühlen stecken unsere Bedürfnisse (siehe S. 103). Wenn unsere Bedürfnisse befriedigt werden, erleben wir eher positive Gefühle wie Freude, Zufriedenheit, Ruhe, Geborgenheit, Sicherheit, Zuversicht. Dieser Zusammenhang wird besonders deutlich, wenn wir an Hobbys denken. Vermutlich stellt sich bei einem passionierten Fußballspieler sehr schnell ein positives, freudiges Gefühl ein, sobald er sich mit Freunden auf dem Bolzplatz trifft.

Welches Bedürfnis steckt hinter dem Gefühl?

Wenn unsere Bedürfnisse nicht befriedigt werden, erleben wir eher unangenehme Gefühle wie Angst, Enttäuschung, Langeweile, Unzufriedenheit, Wut, Niedergeschlagenheit, Trauer oder Teilnahmslosigkeit. Nicht immer ist allerdings sofort klar, welches Bedürfnis hinter einem Gefühl steckt. Es lohnt sich, manchmal genauer hinzusehen.

BEISPIELE

JANE hatte so darauf gehofft, dass sie nach einer längeren Krankheit in eine andere Abteilung versetzt würde. Nun soll sie wieder zurück an den alten Arbeitsplatz. Sie hat große Angst, dass sie wieder krank wird.

HASAN wollte unbedingt pünktlich kommen, er ist enttäuscht, dass er die S-Bahn verpasst hat.

Um sich bewusst zu machen, welches Bedürfnis hinter einem bestimmten Gefühl steckt, kann es helfen, diesen Satz zu vervollständigen: Ich fühle mich ..., weil mein Bedürfnis ...

Übertragen auf die Beispiele, könnte das so aussehen: Jane hat Angst davor, wieder an ihrem alten Arbeitsplatz zu arbeiten, weil dadurch ihr Bedürfnis, gesund zu bleiben, gefährdet ist. Hasan ist enttäuscht, dass er die S-Bahn verpasst hat, weil er sein Bedürfnis, den anderen seinen Respekt zu zollen und pünktlich zu sein, nicht erfüllen konnte.

Ich fühle mich …,	weil mein Bedürfnis …

Helfen Sie Ihren Klientinnen und Klienten dabei, sich bewusst zu machen, welches Bedürfnis hinter einem bestimmten Gefühl steckt. Wenn wir wissen, welches Bedürfnis gerade da ist, können wir viel besser für uns sorgen.

Gefühle akzeptieren

»Gott gebe mir die Gelassenheit,
Dinge anzunehmen, die ich nicht ändern kann,
den Mut, Dinge zu ändern, die ich ändern kann,
und die Weisheit, das eine vom anderen zu unterscheiden.«
Gelassenheitsgebet von REINHOLD NIEBUHR

Nicht wenige unserer Klientinnen und Klienten brauchen unheimlich viel Energie für den Kampf gegen ihre Gefühle. Was tun unsere Klienten nicht alles, um endlich ihre Angst oder Scham loszuwerden? Wie viel Kampf und Krampf, wie viel Selbstschädigung und ungelebtes Leben sind die Konsequenzen? Es ist wichtig, das eigene Erleben kennenzulernen, es tolerieren und akzeptieren zu lernen. Das eigene Erleben enthält viele Informationen, die wir nicht erfahren, wenn wir vor den Gefühlen weglaufen oder sie bekämpfen.

Gefühle zu akzeptieren und zu tolerieren heißt, die gegenwärtigen Gefühle bewusst zu erleben, ohne sie zu unterdrücken, zu bewerten oder zu vermeiden. Psychologinnen sprechen in diesem Zusammenhang auch von einer inneren Haltung der Bereitschaft (WENGENROTH 2016) oder Bereitwilligkeit (FORSYTH & EIFERT 2018). Der persische Dichter Rumi findet für diese Haltung ein poetisches Bild. Er bezeichnet das menschliche Dasein als ein Gasthaus, in dem alle Gäste freundlich begrüßt werden, die Angst und die Trauer sind ebenso willkommen wie die Freude und die Zufriedenheit.

BEISPIEL

SAM hat einen gewalttätigen Überfall erlebt. In der Zeit danach fällt es ihm zunehmend schwerer, mit den schwierigen Emotionen umzugehen, die mit dem Überfall zusammenhängen. Er will einfach nur in seinen Alltag zurück und wie früher seiner Arbeit nachgehen. Dabei bemerkt er gar nicht, wie er zunehmend seine Gefühle unterdrückt. Er grübelt immer mehr, zieht sich zurück und kann sich an nichts mehr freuen. Schließlich entwickelt Sam Symptome einer Posttraumatischen Belastungsstörung – die Erinnerungen an den Überfall überwältigen ihn immer wieder, er ist sehr schreckhaft und angespannt – und er begibt sich in Therapie. Ein wichtiger Teil der therapeutischen Arbeit besteht darin, dass Sam wieder lernt, Gefühle zu akzeptieren und zu tolerieren. Zunächst ist es für ihn nicht leicht, sich den schwierigen Gefühlen zu stellen, mit der Zeit erlebt er es als befreiend. Endlich sind wieder Gefühle da. Er entdeckt dabei, dass die Gefühle gar nicht so schlimm sind, wie er zunächst dachte. Nach den Wellen der Trauer kommt schließlich auch wieder die Freude über ganz alltägliche Dinge. Sam macht die Erfahrung, dass er auch die unangenehmen Gefühle, die mit dem schrecklichen Ereignis verbunden sind, akzeptieren kann. Er erlebt, wie diese Gefühle kommen und gehen und sich mit der Zeit verändern. Die Akzeptanz seiner Gefühle hilft ihm auch dabei, mit der Zeit auf die negativen Bewältigungsstrategien zu verzichten. Er grübelt weniger, begibt sich wieder mehr unter Menschen und hört auf, seine Gefühle zu unterdrücken.

Akzeptanz bedeutet nicht Resignation oder Aufgeben oder in Gefühlen zu baden. Sondern es meint, die Situation und das eigene Erleben bezogen auf die Situation bewusst anzunehmen und zu tolerieren. Auf diese Weise verändert sich die Beziehung zum eigenen Erleben. Die Emotionen gehören dann einfach dazu und werden nicht mehr abgelehnt oder bekämpft.

Was Akzeptanz nicht ist

- Akzeptanz bedeutet nicht, jede Situation zu akzeptieren im Sinne von Resignation oder Unterordnung.
- Akzeptanz sollte auch nicht als Entschuldigung oder Rechtfertigung für Fehlverhalten dienen. »Ich bin halt so, deshalb saufe ich weiter.« Akzeptanz sollte nur dann zum Tragen kommen, wenn man wirklich nichts verändern kann.
- Akzeptanz bedeutet auch nicht, eine Situation nicht verändern und gestalten zu wollen. Akzeptanz ist stattdessen oft ein Teil von tiefgreifenden Veränderungsprozessen. (Knuf 2013)

Das Annehmen der Gefühle ist auch für den Umgang mit den dahinterliegenden Bedürfnissen hilfreich. Denn im Annehmen der Gefühle bejahe ich gleichzeitig das Bedürfnis.

BEISPIEL

SAM musste schmerzlich lernen, wie sein Bedürfnis nach Schutz und Kontrolle massiv verletzt wurde. Infolgedessen empfindet er Trauer, aber auch Wut. Beide Gefühle halfen ihm einerseits, das traumatische Erlebnis zu verarbeiten, und brachten ihn andererseits wieder in Kontakt mit seinen Bedürfnissen, z. B. dem nach Verbundenheit und Sicherheit, das Sam im Verlauf der Therapie wieder bewusst wurde. Ihm wurde klar, wie wichtig dies für ihn ist, und ich ermutigte ihn, es aktiv zu pflegen, mit Freunden oder Verwandten, Menschen, in deren Nähe er sich besonders wohlfühlt.

Im Annehmen der Gefühle erfahren wir also etwas über uns selbst, können die Information, die jedes Gefühl in sich trägt, besser verarbeiten. Welches Bedürfnis oder Ziel steckt in dem Gefühl? Wenn wir ein Gefühl annehmen, nehmen wir uns selbst ernst und sind eher mit den Dingen in Kontakt, die uns wichtig sind. Wenn wir uns selbst, unsere Emotionen und Bedürfnisse besser kennen, können wir Letztere auch besser befriedigen, zum Ausdruck bringen und schützen. Doch wie geht das nun praktisch und wie können Sie Ihre Klientinnen und Klienten bei der Akzeptanz von Emotionen unterstützen?

Sie können Ihren Klientinnen und Klienten die folgende Übung vorschlagen. Günstig ist, die Übung mit leichten bis mittelstarken Gefühlen durchzuführen, dies können auch unangenehme Gefühle sein.

ÜBUNG
Akzeptanz von Gefühlen

1. Schritt Das Gefühl benennen, z. B. so:
»Ich fühle gerade Unsicherheit, weil ich eine Arbeit zu erledigen habe, die neu für mich ist.«
2. Schritt Das Gefühl annehmen mithilfe einer annehmenden Formulierung.
»Ich fühle die Unsicherheit und es ist in Ordnung, dass das Unsicherheitsgefühl gerade da ist. Ich muss gerade nichts mit dem Gefühl machen. Ich kann dieses Gefühl spüren und erleben.«
»Ich kann das Gefühl gerade annehmen und tragen.«
»Ich bin einverstanden mit dem Gefühl, das gerade da ist.«
3. Schritt Achtsam wahrnehmen, wie der Verlauf des Gefühls ist. Das Gefühl kommen und gehen lassen.

Auch unangemessene Gefühle akzeptieren?

Aber sind Annahme und Akzeptanz wirklich bei allen Gefühlen günstig? Auch wenn jemand die eigenen Gefühle für völlig übertrieben oder irrational hält?

BEISPIEL

MARTHA sitzt in der S-Bahn und hat wieder mal einfach nur Panik, umzukippen oder einen Herzinfarkt zu erleiden. Das Gefühl überwältigt sie. In solchen Momenten fühlt sie nur noch die Angst in ihrem Körper. Sie möchte am liebsten aussteigen und davonlaufen. Martha weiß eigentlich genau, wie unangemessen ihre Panik ist. Sie hat schon oft Panik in der S-Bahn erlebt, ohne dass etwas passiert ist. Davor und danach ist ihr völlig klar, dass die Panik ein emotionaler Fehlalarm ist. Deshalb ist Martha oft wütend auf sich selbst. »Wie kann man nur so blöd reagieren? Wie kann man nur so dumm sein und immer wieder so in Angst geraten, obwohl nichts passiert?«

Marsha Linehan, Psychologin und Begründerin der Dialektisch-Behavioralen Therapie (DBT), entwickelte zur Therapie von Borderlinestörungen das Konzept der *Radikalen Akzeptanz* (vgl. Lammers 2023). Radikale Akzeptanz bezieht sich vor allem auf diese unangemessenen, irrationalen, oft selbstschädigenden Gefühle. Radikale Akzeptanz meint die Bereitschaft, auch solche Gefühle in ihrer Existenz zu akzeptieren, allerdings ohne gleichzeitig den Inhalt und das zugehörige Bedürfnis zu bejahen. Der Inhalt aus unserem Beispiel – »Du wirst einen Herzinfarkt erleiden« – und das Bedürfnis nach Schutz und Kontrolle sind falsch. Aber das Gefühl ist eben trotzdem da und sollte radikal akzeptiert werden, bei gleichzeitigem Wissen, dass die Informationen, die es in sich trägt, falsch und unangemessen sind. Radikale Akzeptanz ist allerdings keine leichte Aufgabe.

Durch Radikale Akzeptanz werden die Handlungsimpulse Flucht und Vermeidung, die mit den Gefühlen verbunden sind, unterbrochen. Im Falle von Martha heißt das, weiterhin die Angst und Panik in der S-Bahn radikal zu akzeptieren, aber weder den Einflüsterungen der Angst zu glauben (»Achtung! Du wirst gleich umfallen. Das Herz schlägt dir bis zum Halse! Du erleidest einen Herzinfarkt.«) noch dem Handlungsimpuls zur Flucht zu folgen, obwohl die Gefühle innerlich Sturm laufen und etwas ganz anderes sagen. An dem Beispiel wird auch deutlich, dass unangemessene Gefühle unangemessene Bedürfnisse zur Folge haben können.

BEISPIEL

Würde **MARTHA** der Angst folgen und ihrem Sicherheitsbedürfnis nachgeben, dann würde sie gar nicht mehr die Wohnung verlassen. Vor einigen Jahren war das bei Martha auch so, allerdings ist die Angst dadurch nicht weniger geworden. Seitdem sie dies weiß, ist sie risikofreudiger geworden. Sie geht wieder ihren Bedürfnissen nach Bindung und Beziehungen nach. Sie unternimmt wieder was mit Freunden und fährt auch S-Bahn. Sie möchte mehr Tagesstruktur haben und einer Beschäftigung nachgehen. Martha weiß, dass die unangemessene Angst sie noch oft begleiten wird. Ihr gelingt es aber schon viel besser, die Angst zu tolerieren und zu tragen. Nur noch ganz selten unterbricht sie eine S-Bahn-Fahrt. Seitdem sie aufgegeben hat, gegen die Angst zu kämpfen, ist sie bereit, sich den schwierigen Situationen wie S-Bahn-Fahren zu stellen, und sie kann eher »radikal akzeptieren«, dass die Angst kommt.

Psychologen sprechen in diesem Zusammenhang auch von einer *kreativen Hoffnungslosigkeit* (Hayes u.a. 2004). Der Begriff Hoffnungslosigkeit bezieht sich dabei nicht auf die Lebenssituation einer Person, sondern auf deren Glauben an die Wirksamkeit einer bestimmten Bewältigungsstrategie. Sandra hat es aufgegeben, daran zu glauben, dass durch Vermeidung und Zu-Hause-Bleiben ihre Angst weggeht.

Für Klientinnen und Klienten ist es oft ein schwieriger Schritt, unangenehme und unangemessene Gefühle zu akzeptieren. Weisen Sie immer wieder darauf hin, dass diese Gefühle auch wieder abklingen, dass die Person diese Gefühle schon oft durchlebt hat und dass die Person immer wieder unter diesen Gefühlen leiden wird, wenn sie sie weiterhin vermeidet.

Radikale Akzeptanz in kleinen Schritten

Sprechen Sie mit Ihrem Klienten darüber, welche Gefühle er vermeidet oder unterdrückt. Häufig geht es um die Gefühle Angst, Scham, Wut oder Trauer. Klären Sie Ihren Klienten darüber auf, dass Vermeidung und Unterdrückung oft zu einer Verschlimmerung des Gefühls führen. Häufig können Klienten sich überhaupt nicht vorstellen, anders mit ihren Gefühlen umzugehen. Ein erster Schritt kann sein, sich lediglich vorzustellen, dass man das Gefühl aushält und toleriert. Wenn das Gefühl zu schrecklich erscheint, kann die Vorstellung hilfreich sein, dass das Gefühl zunächst in einem Tresor schlummert und die Tresortür ein kleines Stück weit geöffnet wird. Das Gefühl darf für eine Weile da sein, dann wird der Tresor wieder verschlossen. Diese Übung kann für Menschen hilfreich sein, die Sorge haben, von ihren Gefühlen sofort überflutet zu werden. Diese Übung kann an die nächste heranführen, in der das Gefühl im Alltag bewusst erlebt wird.

Die folgende Übung können Ihre Klientinnen und Klienten bei leichten bis mittelstarken Gefühlen durchführen, dies können auch unangemessene Gefühle sein.

ÜBUNG

Radikale Akzeptanz bei leichten bis mittelstarken Emotionen

1. Das Gefühl benennen.
»Ich fühle gerade Angst, weil ich in der S-Bahn sitze und Angst habe umzufallen.«
2. Das Gefühl annehmen im Sinne der Radikalen Akzeptanz.
»Ich nehme das Gefühl an, auch wenn ich es nicht mag.«
»Ja, so ist es gerade, ich kann es nicht ändern.«
»Ich nehme es an, dass ich es gerade ganz schwer ertragen kann.«
3. Achtsam wahrnehmen, wie der weitere Verlauf des Gefühls ist. Das Gefühl kommen und gehen lassen. Immer wieder zurückkehren zum körperlichen Erleben.

Schmutziges Leid und sauberes Leid

Wir können auf ganz unterschiedliche Weise unter unseren Gefühlen leiden. In der Akzeptanz- und Commitment-Therapie (ACT) wird zwischen zwei unterschiedlichen Arten von Schmerz unterschieden. Gemeint sind keine körperlichen Schmerzen, sondern seelisches Leid. Sauberer Schmerz sind unangenehme Gefühle, die den Umständen einer Situation geschuldet sind, z. B. die Kränkungen und Unsicherheiten, wenn jemand einen neuen Partner kennenlernt, oder Einsamkeitsgefühle, wenn jemand schon lange allein lebt und seine leere Wohnung betritt. Dies sind Empfindungen, die wir häufig nicht haben wollen, und an dieser Stelle wird unser innerer Vermeider aktiv, um uns vor diesen negativen Gefühlen zu schützen. Unser Vermeider kann uns einreden, wie schlimm und verletzend es ist, abgelehnt zu werden. Der Vermeider stellt sich in den Weg, wenn ich versuche, soziale Kontakte zu pflegen. Schmutziger Schmerz entsteht, wenn ich vermeide, das zu tun, was mir eigentlich wichtig ist, und stattdessen dem unangenehmen Gefühl aus dem Weg gehe, z. B. im Internet surfe oder mich zurückziehe, mich betäube mit Alkohol oder Cannabis. Langfristig wird damit der schmutzige Vermeidungsschmerz immer größer. Sicher, die Akzeptanz von unangenehmen Gefühlen kann ebenfalls schmerzhaft sein, aber es handelt sich um den Schmerz, den das Leben mit sich bringt, der mit der Verarbeitung realer Erlebnisse und Gefühle zu tun hat. Durch Akzeptanz dieses Schmerzes komme ich wieder in direkten Kontakt mit mir selbst, meinen Bedürfnissen, Wünschen und Zielen.

Welchen Hund füttern Sie?

Jacek hat große Angst vor Hunden. Auf seinem Schulweg muss er an einem Hof mit einem Hund vorbei. Er hat jedes Mal große Angst davor. Auch heute kommt der Hund auf ihn zu. Jacek hat eine Idee. Er könnte ja sein Pausenbrot mit dem Hund teilen. Er gibt dem Hund die Hälfte des Brots. Der Hund freut sich sichtlich und ist für die nächsten Minuten mit dem Brot beschäftigt. Jacek kommt an ihm vorbei, ohne angebellt zu werden. Am nächsten Tag muss er wieder an dem Hof vorbei. Wieder ist die Angst da. Heute rennt der Hund voller Freude auf Jacek zu und Jacek bleibt nichts anderes übrig, als wieder sein Pausenbrot zu opfern. Er hat weiterhin Angst vor dem Hund und nun läuft ihm der Hund auch noch nach.

Mit vielen Strategien, die unsere Klientinnen und Klienten anwenden, füttern sie also eher ihre Ängste, die sie eigentlich loswerden wollen. Stattdessen werden sie von ihren Gefühlen verfolgt.

Das Bindungssystem aktivieren

Viele unserer Klientinnen und Klienten gehen mit sich selbst oft wenig annehmend um. In den Gesprächen mit uns erfahren sie im besten Fall Verständnis und Annahme (siehe das Kapitel ab S. 23). Hilfreich kann aber auch sein, wenn wir sie ermuntern, sich an Menschen zu erinnern, von denen sie Freundlichkeit und Annahme erfahren haben. Dies können Erinnerungen an eine Oma sein oder eine Freundin. Für manche Klientinnen ist es eine Katze oder ein Hund. Über die Erinnerung aktivieren wir das Bindungssystem, besonders gut gelingt dies oft in Form einer Imaginationsübung:

ÜBUNG
Mitfühlender innerer Begleiter

Nehmen Sie eine Position ein, die für Sie angenehm ist, egal, ob Sie sitzen oder liegen.
Lenken Sie langsam die Aufmerksamkeit nach innen. Spüren Sie, wie Ihre Füße den Boden berühren. Wo befinden sich gerade Ihre Hände? Nehmen Sie von innen Ihre Körperposition wahr.

Pause

Lenken Sie langsam die Aufmerksamkeit auf Ihren Atem, vielleicht spüren Sie, wie die Luft, die Sie einatmen, etwas kühler ist als die Luft, die Sie ausatmen. Bleiben Sie einen Moment bei der gefühlten Atembewegung.
Versuchen Sie nun, sich ein mitfühlendes Wesen vorzustellen. Dies kann eine reale Person sein, eine Freundin oder ein früherer Lehrer, eine fürsorgliche Oma oder Tante. Eine Person, die für Sie Annahme, Freundlichkeit und Mitgefühl verkörpert. Es kann auch eine religiöse Gestalt sein wie Jesus oder Buddha. Es kann aber auch ein Tier sein, ein vorgestelltes Wesen oder eine erfundene Fantasiegestalt.
Lassen Sie sich Zeit. Ihr mitfühlendes Wesen sollte möglichst jemand sein, der zu Ihnen steht. Vielleicht können Sie sich an reale Erfahrungen von Liebe und Fürsorge mit dieser Person erinnern.

Pause

Versuchen Sie nun, sich möglichst konkret vorzustellen, wie Sie diesem Wesen begegnen. Was sehen Sie, welche Mimik nehmen Sie wahr? Vielleicht ein Lächeln, einen freundlichen Blick? Sagt das Wesen etwas oder nehmen Sie eine mitfühlende Geste wahr? Stellen Sie sich möglichst konkret und mit allen Sinnen vor, wie Sie von der Person freundlich wahrgenommen und angenommen werden.

Pause

Welches Körperempfinden nehmen Sie wahr? Welches Gefühl? Lassen Sie es sich ausbreiten in Ihrem Körper.

Pause

Wenn Sie leiden oder Trost benötigen, denken Sie an Ihren inneren Begleiter. Was würde er zu Ihnen sagen? Hören Sie den Klang der tröstenden Worte.
Spüren Sie die Nähe. Lassen Sie die Annahme und Wärme Ihres inneren Begleiters zu, auch wenn dies vielleicht gerade schwerfällt. Erlauben Sie sich, einfach da zu sein, ohne etwas leisten oder tun zu müssen. Erlauben Sie sich, in diesem Moment einfach da zu sein, in der freundlichen Gegenwart Ihres mitfühlenden Wesens.
Lassen Sie nun das innere Bild los, mit dem Wissen, dass diese Person, dieses Wesen Sie innerlich wohlwollend begleitet. Sie können jederzeit auf diese Quelle von Mitgefühl und Freundlichkeit zurückgreifen.
Verweilen Sie noch einen Moment und geben Sie dem Erleben von Angenommensein Raum. Spüren Sie dieses Gefühl, das Sie selbst in Ihrem Kopf und Körper erzeugt haben.

Vielen Klienten und Klientinnen sind die kleinen Momente im Alltag, in denen ihr Bindungsssystem aktiv ist, nicht bewusst. Deshalb lohnt es sich, sie anzuleiten, diese alltäglichen Momente bewusst auszukosten, wie z. B. das Kuscheln mit der Katze, das nette Gespräch in der Kantine oder den kleinen Spaziergang durch den Wald.

Fragen Sie Ihre Klientinnen: Wann haben Sie in den letzten Tagen freundliche Momente erlebt, allein oder mit anderen Menschen? Was haben Sie getan? Welche Menschen waren dabei? Und was haben Sie gefühlt?

Probleme lösen

Auch Problemlösen kann eine wichtige Strategie zur Emotionsregulation sein. Problemlösestrategien bewähren sich vor allem bei emotionalen Problemen, die sich wiederholen und auf die wir Einfluss nehmen können. Viele alltägliche Situationen, in denen Menschen emotional reagieren, erfordern nicht unbedingt schnelles, impulsives oder emotionsgeleitetes Handeln. Oft geht es eher darum, gelassen zu reagieren und die beste Strategie auszuwählen. Insbesondere Klientinnen und Klienten, die zu hoch emotionalen Reaktionen neigen, können vom Problemlösen profitieren, da es bedeutet, den Kopf einzuschalten. Bei Klienten, die wenig Emotionen zeigen, sollte beim Problemlösen dagegen immer wieder auch nach den Gefühlen gefragt werden, sodass sie lernen, diese ebenfalls zur Problemlösung zu nutzen.

BEISPIEL

Vor einer Woche hat **GERALD** eine neue Arbeitsstelle angetreten und es ist wieder das Gleiche: Er kommt zu spät, wie so oft. Seinen neuen Kollegen ist es auch schon aufgefallen. Gerald ärgert sich über sich selbst und gleichzeitig hat er Angst, den Arbeitsplatz zu verlieren.

Dieses Thema eignet sich gut für ein Problemlösetraining, da Gerald auf sein eigenes Verhalten Einfluss nehmen kann (auch wenn es ihm sein innerer Schweinehund oft schwer macht).

BEISPIEL

IRIS' Freund hat sich von ihr getrennt. Sie leidet, ist sehr verletzt und kann es noch gar nicht fassen. Auf keinen Fall möchte sie ihrem Ex-Freund begegnen und daher zieht sie sich sehr zurück: von Menschen, Aktivitäten und Orten. Nun sitzt sie oft zu Hause, ist traurig, grübelt und weiß vor allem am Wochenende nichts mit sich anzufangen.

Auch Iris' Thema kommt für ein Problemlösetraining infrage. Dabei sollte unterschieden werden, was Iris nicht verändern kann und daher eher akzeptieren sollte – die Trennung von ihrem Freund – und auf was sie Einfluss nehmen kann – ihr Freizeitverhalten und die soziale Unterstützung durch andere Menschen.

Problemlöseberatung

Zunächst bietet sich ein Gespräch in Form einer Problemlöseberatung an. Dabei ist das hier dargestellte Vorgehen hilfreich:

Was ist das Thema? Versuchen Sie gemeinsam mit Ihrer Klientin, Ihrem Klienten möglichst genau zu umreißen, worum es geht. Wer ist daran beteiligt? Wann tritt das Problem auf und wann nicht?

Was ist das Ziel? Achten Sie darauf, dass das Ziel der Person beeinflussbar sein sollte, es sollte positiv formuliert, kein Vermeidungsziel (siehe S. 262 f.) und einigermaßen realistisch sein.

Welche Lösungsideen gibt es? Sammeln Sie gemeinsam möglichst viele Ideen im Sinne eines Brainstormings. Alle Ideen sollten aufgeschrieben und nicht gleich verworfen werden. Hier können Sie auch als Fachkraft aktiv Vorschläge einbringen. Wenn Sie den Klienten und seine Situation gut kennen, kann das von Vorteil sein.

Auswahl der Lösungsideen Der Klient sollte die verschiedenen Lösungsideen reflektieren und abwägen, welche Vor- und Nachteile sie haben. Und er sollte auch prüfen, welche Idee ihm stimmig erscheint, welcher Idee er auf der emotionalen Ebene zustimmen kann. Er sollte prüfen, was er möglichst zeitnah, z. B. in der nächsten Woche, umsetzen kann. Dabei kann es hilfreich sein, eine Zeit und einen Ort festzulegen und möglichst konkret zu planen.

Umsetzung in den Alltag Nun erfolgt der Praxistest. Kann die Idee im Alltag umgesetzt werden? Der Klient sollte die Strategie auswählen, zu der er sich motiviert fühlt. Ermutigen Sie zum Experimentieren nach dem Motto: Wer viel falsch macht, lernt viel.

BEISPIELE

GERALD hat schon viel ausprobiert, um pünktlich bei der Arbeit zu erscheinen, z. B. hatte er sich alle Uhren ein paar Minuten vorgestellt und sich auch schon einen Weckdienst organisiert. Das alles hat bisher nichts genützt. Was schließlich geholfen hat, war ein genauer Zeitplan. Ihm hat es geholfen, die Zeiten genau aufzuschreiben und nichts anderes vor der Arbeit zu machen – nicht E-Mails zu checken oder kurz noch den Fernseher einzuschalten.

Aktivitäten	Dauer	Uhrzeit
Wecken		6.20 Uhr
Waschen	10 Minuten	
Anziehen	5 Minuten	
Frühstücken	30 Minuten	
Toilette	10 Minuten	
Spülmaschine einräumen	5 Minuten	
Fahrt zur Arbeit	30 Minuten	
10 Minuten vorher da sein		
Arbeitsbeginn		8.00 Uhr

Aktivitäten, bei denen sie ihrem Ex Freund begegnet, belasten **IRIS** anfangs sehr. Deshalb spricht sie mit ihrer besten Freundin, die so oder so schon über alles Bescheid weiß, auch darüber, dass Iris sich so zurückzieht. Die Freundin hat viel Verständnis für Iris' Situation, da sie auch schon einige Trennungen durchlebt hat, und die beiden sammeln Ideen, was sie gemeinsam unternehmen könnten. Für Iris ist es vor allem wichtig, darüber reden zu können und nicht mehr so allein zu sein.

Auswertung der Umsetzung Besprechen Sie mit Ihrer Klientin oder Ihrem Klienten, ob die Lösungsidee umgesetzt wurde und ob sie hilfreich war. Was war hilfreich, was hat gut geklappt? Das sollte im Vordergrund der Auswertung stehen. Welche Schwierigkeiten sind aufgetreten? Auch aus Fehlschlägen kann man lernen und viel über sich und die Situation erfahren. Kann das erfolgreiche Verhalten auch auf andere Themen oder Lebensbereiche übertragen werden?

BEISPIELE

Für **GERALD** war es eine wichtige Erfahrung, dass genaue Planung ihn davon abhält, sich zu verzetteln.

Für **IRIS** waren vor allem die Gespräche und die aktive Unterstützung von ihrer Freundin hilfreich. Sie hat sich vorgenommen, öfter die Unterstützung von anderen zu nutzen.

Sollten die Schwierigkeiten weiterhin bestehen bzw. neue Schwierigkeiten auftauchen, können Sie einfach wieder beim ersten Punkt beginnen.

Problemlösen kann Klienten und Klientinnen die Hoffnung vermitteln, dass sie ihren Gefühlen oder belastenden Situationen nicht völlig ausgeliefert sind und dass es Möglichkeiten der Einflussnahme im Sinne ihrer Bedürfnisse und Ziele gibt. Sie fühlen sich oft besser verstanden und gleichzeitig nicht so alleingelassen. Langfristig hilft, wenn diese Schritte von Klienten so verinnerlicht werden, dass sie sich selbst in Alltagssituationen steuern oder Beratungssituationen nutzen können, um an ihren Themen zu arbeiten. Insbesondere bei Menschen, die hoch emotional und impulsiv reagieren, ist diese Methode sehr wirkungsvoll.

Arbeitsblatt: Vom Problem zur Lösung

Für Ihre Arbeit können Sie das Arbeitsblatt »Vom Problem zur Lösung« nutzen. Sie finden es bei den Downloadmaterialien (siehe S. 271 f., 289).

Mit starken Emotionen umgehen

Intensive unangenehme Emotionen sind belastend und viele Menschen können sie nur schwer aushalten, dies sollte von Fachkräften immer wieder empathisch anerkannt und betont werden. In emotionalen Krisen geht es vor allem um eine schnelle Entlastung. Oft ist der innere Druck für unsere Klientinnen und Klienten so groß, dass selbstschädigende Strategien eingesetzt werden, z. B. Selbstverletzungen, impulsives Verhalten oder Suchtverhalten. Diese Verhaltensweisen entlasten zwar kurzfristig, bringen aber langfristig weitere Probleme mit sich, z. B. Selbsthass, Scham- und Schuldgefühle. Dies führt zu weiteren emotionalen Krisen und die selbstschädigenden Verhaltensweisen nehmen nicht selten an Häufigkeit und Intensität zu. Die Betroffenen landen in einem Teufelskreis.

Ziel: emotionale Krisen überstehen, ohne sich oder andere zu schädigen

Hilfreich sind dann individuelle Notfallstrategien, die nicht selbstschädigend sind. Diese Notfallstrategien sollen dem Klienten oder der Klientin helfen, mit der intensiven Angst, Scham, Trauer oder Wut besser umzugehen oder einfach auch nur eine gewisse Zeit durchzustehen – die Emotionen zu ertragen, bis sie langsam von selbst abklingen. Ziel sollte sein, dass Klientinnen und Klienten lernen, selbstschädigende Reaktionen in emotionalen Krisen zu unterlassen. Das ist oft gar nicht so einfach, weil es sich meist um tief sitzende Gewohnheiten handelt und weil die heftigen Emotionen als so furchtbar und unerträglich erlebt werden, dass Selbstverletzungen, impulsives Verhalten oder Suchtverhalten als der einzige Ausweg erscheinen.

BEISPIEL

ÖZGÜL »In Krisenzeiten brauche ich einen Guide, einen klaren Plan, sonst geht es mir nur noch schlechter.«

Günstig ist, das Aufschaukeln der Gefühle so früh wie möglich zu bemerken. Wenn es *Frühwarnzeichen* gibt, sollten Sie Ihre Klientinnen und Klienten dabei unterstützen, die klar herauszuarbeiten. Frühwarnzeichen geben das Signal, dass die betroffene Person Strategien zur Selbstberuhigung und Entspannung einsetzen sollte. Wenn *Auslöser* für emotionale Krisen identifiziert werden können, sollten auch diese klar benannt werden. Räumlicher Abstand und die innere Distanzierung von der emotionsauslösenden Situation können zur Beruhigung beitragen.

BEISPIELE

Wenn **ALI** sich durch die Kritik seiner Freundin angegriffen oder gekränkt fühlt, kann er in wenigen Sekunden explodieren.

Bei **EDDA** entwickeln sich die emotionalen Krisen dagegen langsam. Kommt es zu Konflikten in ihrer Arbeitsgruppe, fühlt sie sich rasch überfordert, zieht sich zurück und meldet sich krank. Sie vermeidet dann auch andere soziale Kontakte, grübelt viel, entwickelt Ängste und ist wütend auf sich selbst. Ihre emotionale Krise kann sich über Wochen und Monate ziehen.

Wie stark ist das Gefühl?

Emotionspsychologen empfehlen grundsätzlich zwei unterschiedliche Strategien im Umgang mit Gefühlen. Bei *leichten bis mittelstarken* Emotionen ist eine hilfreiche Strategie, die Emotion mehr und mehr bewusst wahrzunehmen (siehe S. 123 ff.). Unterstützen Sie Ihre Klientinnen und Klienten dabei, dass ihnen die emotionsphobische Haltung (siehe S. 113) bewusst wird, und stärken Sie ihre Emotionstoleranz (siehe S. 115, 151) (Lammers 2023).

Bei Emotionen mit einer *starken Intensität* ist all dies nicht mehr möglich. Die Emotionen überfluten die betroffene Person. Eine bewusste Steuerung der Emotionen gelingt nicht – dann sprechen wir von emotionalen Krisen. In solchen Krisen besteht die Gefahr, dass selbst- oder fremdgefährdende Verhaltensweisen auftreten. Oft geht es darum, dass eine kritische Phase überbrückt werden muss, sodass keine unkontrollierten Reaktionen erfolgen.

Marsha Linehan (1996) nutzt zur Einschätzung der Intensität von Emotionen eine Skala von 1 bis 100 %. Ab einer Emotionsintensität von

70 % sei es nicht mehr ratsam, sich weiter mit der Emotion direkt zu beschäftigen, empfiehlt sie aus ihrer klinischen Erfahrung. Die betroffene Person soll sich stattdessen ablenken und über die Zeit retten, bis die Intensität der Emotion wieder langsam abnimmt (siehe Abb. 15). Sie soll in dieser Zeit Fähigkeiten bzw. Skills einsetzen, die nicht selbstschädigend sind, und langfristig lernen, auf die dysfunktionalen Bewältigungsstrategien zu verzichten (BOHUS & WOLF-AREHULT 2018).

ABBILDUNG 15
Emotionskurve

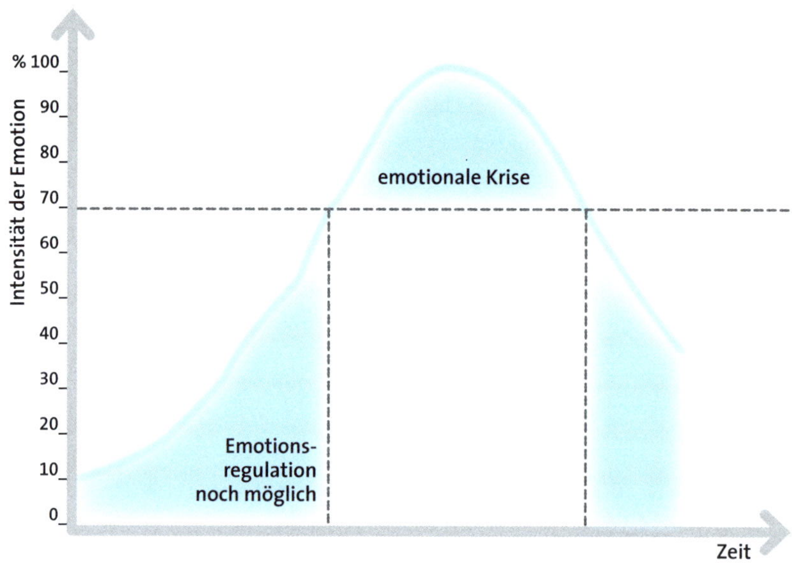

Die Emotionsskala

Um die Intensität des Gefühls zu erfragen, können Sie also Skalierungsfragen (siehe S. 47 f.) verwenden. Dabei soll die Klientin, der Klient einschätzen, wie stark das Gefühl ist, auf einer Skala zwischen 0 und 100 % (30 % = ruhig, gelassen; 50 % etwas angespannt, gereizt oder genervt, 70 % = starke Anspannung, körperliche Beschwerden, starke Unruhe).

Die meisten Menschen sind auch bei starker emotionaler Intensität gut in der Lage, auf diese Skalierungsfragen zu antworten. Anhand der Skala kann auch herausgearbeitet werden, wo der Kipppunkt liegt (über 70 %), ab wann jemand den Eindruck hat, die Kontrolle zu verlieren.

BEISPIELE

URS verliert meistens dann die Kontrolle, wenn er den Eindruck hat, dass sich in seiner Familie alle gegen ihn wenden, und er sich ungerecht behandelt fühlt. Dann rennt er wild umher und die Gefahr besteht, dass er ausrastet.

Bei **PETRA** gehen dann alle Gedanken durcheinander und sie kann nicht mehr klar denken.

Wichtig ist, immer wieder darauf hinzuweisen, dass Gefühle kommen und gehen. Dass wir vor allem bei leichten und mittelgradigen Gefühlen lernen müssen, sie wahrzunehmen und zu tolerieren. Unangenehme Gefühle gehören zum menschlichen Erleben dazu und diese Gefühlswellen klingen nach einer gewissen Zeit ab.

Wenn die Gefühlsintensität sehr stark ist, bei über 70 % liegt, erst dann sollte ein Notfallplan (siehe S. 149 f.) angewandt werden. Erst dann, wenn die starken Emotionen zu einem starken Handlungsdruck führen und somit die Gefahr für selbst- oder fremdgefährdendes Verhalten besteht.

EXKURS: Emotionale Krisen und Dissoziation

Emotional instabile Klienten erleben häufiger emotionale Krisen als andere Menschen, oft laufen diese Krisen nach einem ähnlichen Muster ab.

BEISPIEL

SONJA »Am schlimmsten sind für mich Zurückweisungen, damit kann ich gar nicht umgehen. Dann werde ich traurig und hasse mich dafür, dass ich so bin, wie ich bin. Ich würde mich dann am liebsten schlagen. Irgendwann ist mein seelischer Schmerz nicht mehr auszuhalten und die innere Anspannung extrem hoch. Auf einer Skala von 1 bis 100 bin ich dann bei 90. Zu einem gewissen Zeitpunkt spüre ich mich gar nicht mehr. Ich trete dann innerlich weg, alles ist nur noch verschwommen. Das ist auch beschissen, aber viel besser als dieser riesige seelische Schmerz. Nach einer Weile fühle ich mich leer und wie ein Zombie.«

Bei Sonja ist der Auslöser für eine Krise die wahrgenommene Zurückweisung. Dabei kann es sein, dass Sonja das Verhalten der anderen Person als Zurückweisung deutet, ohne dass diese es so gemeint hat. Es folgt ein intensives Gefühl der Trauer, das Sonja nicht tolerieren kann, danach kommt die Wut. Dabei ist Sonja vorrangig wütend auf sich selbst. Die Wut steigert sich zum Selbsthass, mit Handlungsimpulsen zur Selbstbestrafung. Danach spürt sie eine unerträgliche innere Anspannung, die irgendwann zu dissoziativem Erleben führt. Sonja gelingt es dadurch, ihre emotionale Empfindungsfähigkeit zu reduzieren. Alles wirkt dann irgendwie fremd und unwirklich.

Emotionale Krisen gehen nicht immer mit dissoziativem Erleben einher. Klientinnen und Klienten, die in der Vergangenheit Missbrauch oder Gewalt erfahren haben, insbesondere Menschen mit einer Borderlinestörung, neigen häufiger zu dissoziativem Erleben. Dissoziation war zum Zeitpunkt der Gewalterfahrung eine Überlebensstrategie, um mit der überwältigenden, schrecklichen Erfahrung umzugehen. Über die Zeit generalisiert das dissoziative Erleben, d.h., es tritt auch bereits bei überfordernden, unangenehmen Alltagssituationen auf und dient der Vermeidung und dem Ausstieg aus unangenehmen Emotionen. Alle Strategien, die zur Emotionsregulation eingesetzt werden, sollten auch gleichzeitig antidissoziativ sein. Das Unterbrechen der Dissoziation gelingt häufig gut durch starke Sinnesreize oder Aktivitäten, die viel Aufmerksamkeit beanspruchen:

- starke Geschmacksreize: starke Pfefferminzbonbons, Chilischote, Pfeffer
- starker Geruchsreiz: Pfefferminzöl, Lavendel
- Kältereiz: kalte Dusche, Eiswürfel, Coldpack
- Schmerzreiz: sich kneifen, sich kraftvoll massieren, Igelball drücken
- akustische Reize: laut Musik hören, trommeln
- Aufmerksamkeit erfordernde Tätigkeiten: einen Ball werfen, jonglieren, unterwegs die Aufmerksamkeit auf Schilder, Autonummern etc. lenken, tanzen

Dissoziatives Erleben wird oft verstärkt durch eine geringe Erlebnisbereitschaft und die Überzeugung »Das halte ich nicht aus«. Starke Emotionen können zwar extrem ätzend und anstrengend sein, aber es passiert nichts Schädigendes, starke Emotionen sind keine Krankheit. Langfristig sollte also an der inneren Haltung gearbeitet werden, dass Emotionen zwar unangenehm und anstrengend sein können, aber auch aushaltbar. Durch die Anwendung von emotionalen Notfallstrategien können starke Emotionen abgeschwächt werden.

Klientinnen, die zu Dissoziationen neigen, sollten sich im ersten Schritt erarbeiten, unter welchen Umständen sie dissoziieren, um anschließend hilfreiche Notfallstrategien auszuprobieren und in einem Notfallplan festzuhalten. Häufig ist ein sogenannter Notfallkoffer nützlich, gefüllt z.B. mit Sudokublock, mit Chili, starken Pfefferminzbonbons etc. Die Klientin sollte auch eine Liste für sich erstellen, welche Notfallstrategien für sie hilfreich sind. Ziel ist zunächst, dass die Betroffenen lernen, die Dissoziationen zu unterbrechen (siehe S. 149).

Der hilfreiche Umgang mit emotionalen Krisen steht auf zwei Säulen: Zunächst ist es hilfreich, wenn Ihre Klientinnen und Klienten Frühwarnzeichen für emotionale Krisen identifizieren. In einem zweiten Schritt geht es darum, Notfallstrategien und gegebenenfalls Unterstützungsmöglichkeiten zu erarbeiten.

BEISPIELE

MIKE sagt von sich, dass er die meiste Zeit eher wenig Gefühle empfindet, manchmal wird er allerdings in wenigen Sekunden von einer Wut überrollt, die so intensiv ist, dass seine Partnerin Angst vor ihm bekommt. Der emotionale Ausbruch ist für sie unberechenbar und kommt oft ohne Vorankündigung. Für Mike ist das Erkennen von Frühwarnzeichen für emotionale Krisen ebenfalls schwierig.

Bei **TABEA** ist das anders, ihr Emotionsbarometer steigt langsam an, und wenn sie rechtzeitig gegensteuert, kann sie eine emotionale Krise abwenden. Wenn sie es nicht tut, läuft das Fass irgendwann aber doch über.

Häufig kann zu Beginn eines emotionalen Ausbruchs noch gegengesteuert werden. Klienten und Klientinnen, bei denen sich emotionale Krisen sehr schnell entwickeln, müssen umso schneller auf ihre Frühwarnzeichen reagieren und sollten sich möglichst rasch aus der Situation entfernen. Bei sich langsam aufschaukelnden emotionalen Krisen bleibt mehr Zeit für Notfallstrategien. Wenn bestimmte Frühwarnzeichen wahrgenommen werden, sind die betroffenen Personen im besten Fall noch handlungsfähig und können Strategien zur emotionalen Selbstberuhigung anwenden.

Fachkräfte können Ihre Klientinnen und Klienten beim Identifizieren von Frühwarnzeichen unterstützen, indem sie die folgenden Punkte in ihren Gesprächen ansprechen. Frühwarnzeichen gibt es auf der körperlichen, psychischen, kognitiven und auf der Verhaltensebene.

Welche Frühwarnzeichen für emotionale Krisen kennen Sie?

Körperliche Signale Starke innere Anspannung Hitzewallungen Bewegungsdrang	**Psychische Signale oder Gefühle, die unerträglich erscheinen** Trauer Verletzlichkeit Minderwertigkeitsgefühl Angst Schuld / Scham
Kognitive Signale Gedankliche Einengung Gedankenchaos	**Verhaltensweisen** Suchtverhalten Aggressives Verhalten Rückzug

Manche Menschen können zusätzlich noch typische Auslöser für ihre emotionalen Krisen identifizieren, z. B.:

- Kritik;
- Zurückweisung;
- Frustrationen;
- bestimmte Menschen, z. B. Autoritäten;
- bestimmte Situationsmerkmale, z. B. enge Räume, viele Menschen, beobachtet werden.

Notfallstrategien

Der zweite Schritt, nach dem Identifizieren von Frühwarnzeichen, ist das Erarbeiten von Notfallstrategien. Hierbei handelt es sich um Strategien, mit denen sich die betroffene Person über die Zeit retten kann, sodass sie in dieser Zeit weder sich noch andere schädigt. Im Kern geht es darum, wie Klientinnen und Klienten in diesen schwierigen Zeiten für sich sorgen lernen, ohne weiteren Schaden anzurichten. Die meisten Klientinnen und Klienten haben schon Erfahrungen damit gesammelt, was ihnen guttut und was in dieser Phase eher schädlich ist. Es geht darum, sich die eigenen Ressourcen bewusst zu machen und als Strategie zu nutzen.

BEISPIELE

KAI tut es gut, sich zu bewegen. Er muss dann raus und laufen gehen oder er geht ins Fitnessstudio. Für **KARIN** ist es hilfreich, Musik zu hören oder auf ihrer Bongo zu trommeln. **MIA** greift zu ihrem Sudokublock oder setzt sich an ihren Computer und spielt aufmerksamkeitsfordernde Computerspiele. Alle drei nutzen also jeweils andere Strategien und es scheint auch jeweils ein anderer Sinneskanal angesprochen zu sein. Für Kai steht Bewegung, etwas tun, sich körperlich zu spüren im Vordergrund. Für Karin ist Musik und trommeln wichtig. Sie kann sich am besten über den akustischen Kanal wieder beruhigen. Für Mia steht der visuelle Kanal eher im Vordergrund zur emotionalen Selbstberuhigung.

Unterstützen Sie Ihre Klientinnen und Klienten dabei, sich ihrer Ressourcen bewusst zu werden, sodass sie diese Kanäle benutzen und vielleicht weitere Möglichkeiten zur Verfügung haben für ihre Selbstberuhigung.

Arbeitsblatt: Notfallstrategien und Ablenkungsstrategien

Bei den Downloadmaterialien finden Sie Listen mit verschiedenen Notfall- und Ablenkungsstrategien, die Sie im Gespräch mit Ihren Klientinnen und Klienten nutzen können (siehe S. 289). Bitten Sie Ihre Klientin oder Ihren Klienten darum, jene Strategien anzukreuzen, die sie oder er bereits kennt oder gerne ausprobieren möchte.

Im besten Fall wählen Ihre Klientinnen und Klienten vier bis fünf Strategien für den Notfall aus. Die Strategien können auch nacheinander angewandt werden, sodass eine gewisse Zeit überbrückt werden kann, bis die emotionale Spannung wieder unter 70 % sinkt.

Nachdem Frühwarnzeichen und Notfallstrategien erarbeitet sind, ist es hilfreich, auch noch darüber nachzudenken, welche soziale Unterstützung jemand in schwierigen Situationen nutzen kann. Wen kann die Person anrufen, gibt es einen Krisen- oder Notfalldienst oder wer könnte zu Hause vorbeikommen?

Reflektieren Sie immer wieder mit Ihren Klientinnen und Klienten, ob ihre Notfallstrategien noch aktuell und wirksam sind. Mit jeder überwundenen Krise lernen sich ihre Klientinnen und Klienten besser kennen und dieses Wissen sollte gezielt für die Selbsthilfe genutzt werden.

In einem Notfallplan werden die Frühwarnzeichen und Notfallstrategien schließlich zusammengefasst, sodass klar wird, wann die Ampel der Frühwarnzeichen auf Rot geht und was dann zu tun ist, um gut für sich zu sorgen.

Notfallplan für emotionale Krisen

ARBEITSBLATT

Welche Frühwarnzeichen für eine emotionale Krise kenne ich?

1. ....
2. ....
3. ....
4. ....

Welche Notfallstrategien helfen mir, mich zu beruhigen und die innere Erregung abzubauen?

1. ....
2. ....
3. ....
4. ....
5. ....

Optional: Welche Strategien helfen mir im Umgang mit Dissoziationen?

1. ....
2. ....
3. ....

Welche soziale Unterstützung kann ich nutzen?

Name	Telefon

Mit wem möchte ich über meinen Notfallplan sprechen?

Manche Klientinnen und Klienten neigen dazu, sich sofort Unterstützung einzufordern, ohne zunächst ihre Notfallstrategien einzusetzen. Sie sollten wiederholt an die eigenen Fähigkeiten erinnert werden. Andere haben große Schwierigkeiten, Hilfe einzufordern – aufgrund von Scham- oder Schuldgefühlen oder weil sie überzeugt sind, niemandem zur Last fallen zu dürfen. Sie trauen sich nicht, eine Unterstützungsperson zu kontaktieren. Ermuntern Sie diese Klientinnen und Klienten, sowohl ihre Strategien einzusetzen als auch mit Unterstützungspersonen über ihre Krisen zu sprechen. Versuchen Sie auch, mit ihnen darüber ins Gespräch zu kommen, was sie daran hindert, Unterstützung anzunehmen.

Für wen Emotionsregulation besonders wichtig ist

Für Klientinnen und Klienten, die

- zu unkontrollierten Gefühlsausbrüchen mit Ärger, Wut oder Selbsthass neigen,
- sich in diesen Phasen selbst verletzen oder impulsiv handeln,
- häufig dissoziieren oder
- suizidal werden,

ist es besonders wichtig, Fähigkeiten zur Emotionsregulation zu erlernen. Dies kann im Rahmen eines klinischen Aufenthaltes geschehen oder auch ambulant in Einzel- oder Gruppenangeboten zur Emotionsregulation. Viele von ihnen haben zu wenige oder keine Strategien zur Regulation von Gefühlen und zur Selbstberuhigung gelernt. Je mehr sie über Emotionsregulation erfahren, desto besser können sie sich selbst verstehen und steuern lernen. Informationen über den Umgang mit Gefühlen sind dabei oft der Einstieg (»Was Ihre Klientinnen und Klienten über Gefühle wissen sollten«, siehe S. 114 ff.; Umgang mit Selbstverletzungen und Suizidalität, siehe »Irre verständlich«, Hammer & Plößl 2023).

Begleitung bei akuter Unsicherheit, Angst- und Panikgefühlen

Es kann vorkommen, dass wir es mit Klientinnen oder Klienten zu tun haben, die akut aufgewühlt sind, starke Angst oder Panikgefühle erleben. In solchen Situationen ist es wichtig, selbst freundlich und gelassen zu bleiben. Wenn möglich, empfiehlt es sich, der Person einen sicheren und ruhigen Ort anzubieten, z. B. ein Büro. Oft wirkt bereits die freundliche Anwesenheit einer anderen Person beruhigend. Manchmal gelingt es der betroffenen Person nicht, von sich aus zu sagen, was los ist, weil sie so überrollt wird von den Angstgefühlen. Dann kann der Einstieg erleichtert werden:

- »Kann es sein, dass Sie gerade sehr in Not sind?«
- »Gerade sind ganz starke Gefühle da.«
- »Kann es sein, dass Sie gerade starke Panik erleben?«

Wir sollten benennen, was wir wahrnehmen. Oft wirkt es entlastend, wenn das Gefühl beim Namen genannt wird; die Klientinnen und Klienten fühlen sich besser verstanden.

- »Kann es sein, dass gerade eine starke Angst da ist?«
- »Sie sind gerade sehr in Not – kann es sein, dass Sie sich hilflos und überfordert fühlen?«

Hilfreich ist auch, wenn wir selbst keine Angst zeigen und nicht hektisch reagieren. So kann das Bindungssystem wieder aktiv werden. Verängstigte Menschen fühlen sich verletzlich und schutzlos, eine gelassene Reaktion stärkt das Bindungs- und Beruhigungserleben. Wir stehen der Person zur Seite und unterstützen sie dabei, die eigenen Gefühle besser zu ertragen und zu tolerieren. Je vertrauter wir mit Klienten sind, umso beruhigender ist die Wirkung.

Erst wenn eine leichte emotionale Beruhigung stattgefunden hat, kann es hilfreich sein, Klienten erzählen zu lassen, was passiert ist, um die Entstehung der emotionalen Not besser zu verstehen.

Unangenehme Gefühle müssen nicht immer sofort weggemacht werden durch irgendeine Aktivität oder durch Ablenkung. Es ist eine wichtige Kompetenz, Emotionen auch wahrnehmen und tolerieren zu lernen. Dabei kann die Erfahrung gemacht werden, dass Emotionen sich unangenehm anfühlen, aber auch wieder abklingen und sich verändern. Dieses Tragenlernen von Gefühlen wird auch Emotionstoleranz (Lammers 2023) genannt.

Manche Klienten entwickeln genau das Gegenteil, sie reagieren mit großer Abwehr oder Wut auf die eigenen Gefühle. Dies verstärkt die emotionale Erregung und den inneren Druck. Man könnte dies auch als Emotionsphobie bezeichnen, also die Angst vor den eigenen Gefühlen.

Umgang mit aggressiven Klientinnen und Klienten

Nicht immer gelingt es also, emotionale Krisen aufzufangen. Und mitunter resultieren die emotionalen Krisen in Wut und Ärger, was in gewalttätiges Verhalten münden kann. Wenn Sie mit impulsiven, aggressiven Klientinnen und Klienten zusammenarbeiten, lohnt es, sich systematisch mit Deeskalationstechniken und der eigenen Sicherheit am Arbeitsplatz zu beschäftigen. Ihre Sicherheit geht immer vor. Wenn Sie sich als Mitarbeitende nicht sicher fühlen, dann ist es dringend notwendig, Ihre Vorgesetzten zu verständigen und Maßnahmen zu Ihrer Absicherung zu treffen.

Es ist wichtig, Anzeichen von Aggression und Gewalt frühzeitig zu erkennen. Anzeichen einer ausgeprägten Stressreaktion: Der ganze Körper ist angespannt, die Stimme wird lauter und aggressiver. Der Blick wird starr. Die Bemerkungen werden zynisch, die Sichtweise wird rigide. Es ist wichtig, diesen Kipppunkt in einem Gespräch zu bemerken.

Zu einem frühen Zeitpunkt – bevor ein Konflikt eskaliert – ist es noch möglich, Emotionen anzusprechen, was entlastend wirken kann. Wenn der Konflikt bereits eskaliert ist, hat dies meist keine positive Wirkung mehr.

BEISPIEL

LISA hat ein ungutes Gefühl, plötzlich ist da ganz viel Aggression im Raum. Sie fühlt sich mit einem Mal bedroht, ohne dass ihr Klient äußerliche Anzeichen von Aggressionen zeigt. Aber ihre innere Alarmglocke meldet sich lautstark.

Aus einem Konflikt auszusteigen bzw. zu flüchten ist immer besser, als darin verwickelt zu werden. Der Ausstieg aus einem Konflikt fällt umso leichter, je früher man das aggressive Potenzial erkennt (siehe Abb. 16). So wie Lisa sollten wir frühzeitig Alarmsignale ernst nehmen und darauf reagieren.

ABBILDUNG 16
Die Gewaltspirale (Rösch & Linsenmayr 2017, S. 122)

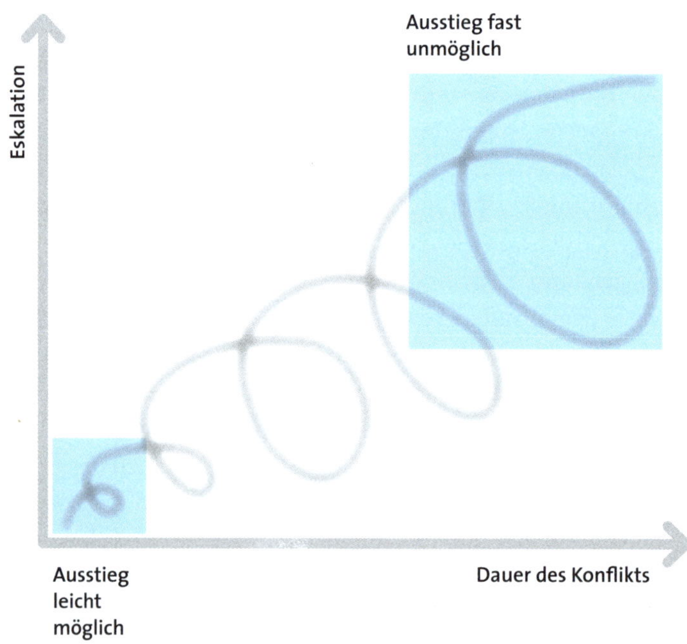

Wählen Sie mit potenziell aggressiven Klienten einen Gesprächsort, an dem Sie sich rasch schützen können bzw. schnell Hilfe da ist, z. B. einen einsehbaren Raum oder einen Raum mit einer Tür zum Nachbarbüro.

Gehen Sie mental durch, wie Sie in Ihrer Arbeitssituation sichere Bedingungen schaffen. Entwickeln Sie einen Plan für schwierige Situationen:

- Wann ist der Punkt gekommen, ein Gespräch zu beenden?
- Mit welchen Worten können Sie einen Klienten auffordern, den Raum zu verlassen?
- Welche Konsequenzen können Sie androhen, z. B. Kollegen oder Chef holen? Etwa: »Wenn Sie jetzt nicht gehen, ist das Hausfriedensbruch.«
- Welche Handlungsmöglichkeiten haben Sie, z. B. Büro verlassen, Kollegen hinzuziehen, Polizei rufen?

Sprechen Sie diesen Plan mit Ihren Kolleginnen und Kollegen durch, sodass Sie sich gegenseitig unterstützen können, bzw. besuchen Sie mit Ihrem Team ein Deeskalationstraining.

Bei Grenzüberschreitungen oder anderen Vorfällen sollten umgehend die Vorgesetzten und Kolleginnen informiert werden. Es sollten sofortige Konsequenzen folgen, z. B. in Form einer Abmahnung, eines (gegebenenfalls befristeten) Hausverbots, sodass klar ist, dass/wie das ganze Behandlungsteam oder die ganze Institution auf Verstöße reagiert. Wenn eine Straftat vorliegt, sollte die Polizei verständigt werden.

Positive Gefühle wecken

In der Arbeit mit psychisch erkrankten Menschen achten wir oft vor allem darauf, was schiefläuft und was Probleme bereitet. Wir beschäftigen uns vorrangig mit belastenden Gefühlen, mit Angst, Trauer oder Wut. Das ist natürlich wichtig, aber es ist ein Versäumnis, sich nicht auch den positiven Erlebnissen, Ressourcen und den freudvollen Gefühlen unserer Klientinnen und Klienten zuzuwenden.

Wir kennen das von uns selbst: Je mehr Angst, Unsicherheit oder Trauer im Vordergrund unseres Erlebens stehen, desto mehr neigen wir dazu, uns zurückzuziehen, desto mehr haben wir das Bedürfnis, uns zu schützen. Es fällt uns schwerer, aktiv zu sein und etwas zu unternehmen. Wenn wir ein kleines Erfolgserlebnis oder einen schönen Abend mit einem Freund erlebt haben, fällt es uns viel leichter, weitere Verabredungen zu treffen oder einem Hobby nachzugehen. Ein weiterer wichtiger Effekt von positivem Erleben besteht darin, dass physiologisch die Stressreaktion heruntergefahren und negative Emotionen gehemmt werden.

Deshalb ist es wichtig, in kleinen Schritten Gewohnheiten zu stärken, die mit positivem Erleben verbunden sind. Es lohnt sich, dabei an den Ressourcen und Fähigkeiten des Klienten oder der Klientin anzuknüpfen und diese zu erfragen. Hier einige Anregungen:

- In welchen Lebensbereichen ist es für Sie gerade in Ordnung so, wie es ist? Was tut Ihnen da gut? Was tun Sie? Was ist dabei für Sie hilfreich und erfolgreich?
- Welche Beziehungen zu anderen Menschen schätzen Sie, tun Ihnen gerade gut?
- Welche Hobbys machen Sie gerne? Gibt es bestimmte Interessen, die Sie verfolgen?
- Gibt es Hobbys, mit denen Sie sich in der Vergangenheit gerne beschäftigt haben?
- Welche beruflichen Interessen haben Sie?
- Welche Aufgaben im Alltag tun Sie gerne, tun Ihnen gut?
- Welche Fähigkeiten, Ressourcen helfen Ihnen im Umgang mit Krisen oder Problemen?

Manchen Klienten fällt es schwer, diese Fragen zu beantworten, vor allem, wenn es ihnen gerade schlecht geht oder sie depressiv sind. Oft fallen ihnen dann eher negative Erlebnisse ein und es benötigt etwas Unterstützung oder bedarf einen längeren Atem, um die Ressourcen herauszuarbeiten.

Liste positiver Aktivitäten

Das Thema Ressourcen lässt sich besonders gut in einer Gruppe erarbeiten. Die einzelne Person wird nicht selten von den anderen »angesteckt«, wenn die ihre Ressourcen, Hobbys oder Aktivitäten nennen, die sie gern unternehmen. An dieser Stelle kann man gut auf sogenannte Ressourcenlisten oder Listen positiver Aktivitäten zurückgreifen, dort gibt es viele Anregungen. Ein Beispiel für eine solche Liste finden Sie bei den Downloadmaterialien (siehe S. 289).

Positive Momente bewusst erleben und erinnern

Für manche Klientinnen und Klienten ist es hilfreich, sich an positive Momente der Freude oder des Genießens zu erinnern. Dies kann in Form eines kleinen täglichen Eintrags in ein *Tagebuch* geschehen. Dabei steht im Vordergrund, das aufzuschreiben, was freudvoll war. Vielleicht war es eine Begegnung beim Mittagessen oder der Abschluss einer schwierigen Arbeit oder das freundliche Lächeln einer Person in der S-Bahn. Unser Geist ist oft mit Problemen und Sorgen beschäftigt, das gilt insbesondere für Menschen mit Depressionen, da sie dazu neigen, positive Momente auszublenden oder zu vergessen. Das bewusste Suchen, Fragen und Sich-erinnern an noch so kleine positive Momente am heutigen Tag ist eine gute Übung, um die Aufmerksamkeit darauf zu lenken.

Die *Bohnen-Übung* lenkt die Aufmerksamkeit noch stärker auf Momente positiven Erlebens. Sie geht so: Geben Sie Ihrem Klienten 15 getrocknete Bohnen mit. Bei jedem kleinen Ereignis, immer wenn er sich über etwas freut, ein Kompliment bekommt oder sich kompetent fühlt, soll er dies wahrnehmen, sich das Gefühl bewusst machen und eine Bohne von der rechten Hosentasche in die linke Hosentasche stecken. Es geht darum, diese kleinen Momente im Alltag zu bemerken und nicht zu übergehen. Am Abend kann er in die linke Hosentasche fassen und alle Bohnen noch einmal hervorholen als Erinnerungshilfe an all die schönen Momente des Tages. Mit der Zeit schult dies die Aufmerksamkeit: Die Gefühle werden bewusster wahrgenommen und mehr ausgekostet.

Diese Übungen sind nicht zu verwechseln mit dem sogenannten positiven Denken, bei dem eine optimistische Sichtweise eingenommen werden soll und reale Probleme ausgeblendet werden. Stattdessen geht es hier darum, sich die Momente, in denen positives Erleben tatsächlich stattfindet, bewusst zu machen. Viele Menschen entwerten solche Momente im Nachhinein und bewerten den ganzen Tag oder die ganze Woche als schlecht. Jede Bohne ist dann ein kleiner Gegenbeweis, dass der Tag auch Erfreuliches gebracht hat.

Es kann vorkommen, dass Klienten beim nächsten Gesprächstermin berichten, dass sie nichts finden konnten. Dann kann man darauf hinweisen, dass es in manchen Lebensphasen, in denen es einem schlecht geht, besonders schwer sein kann, etwas zu finden. Man kann dann anbieten, gemeinsam darüber zu reflektieren, ob es in den vergangenen Tagen eine Phase oder ein Ereignis gab, bei dem sich der Klient »weniger schlecht« gefühlt hat. Die Suche nach dem »weniger schlecht« fällt oft leichter als die Suche nach positiven Erlebnissen.

Vielen Klientinnen und Klienten empfehle ich, sich ein Gefäß anzuschaffen. Dies kann eine verschließbare *Schatzkiste* sein oder eine Vase aus Glas, sodass man den Inhalt sehen kann. Die Klienten und Klientinnen sollen darin Erinnerungsgegenstände sammeln, die sie mit positiven Erlebnissen verbinden. Das können Kinokarten sein, ein schöner Stein, eine Muschel, eine Postkarte von Freunden oder ein Foto. Die Symbole erinnern an eine Reise oder einen Besuch bei einer Freundin. Manche bewahren in ihrer Schatzkiste ein Kuscheltier auf oder einen Sudokublock, weil ihnen Sudokus lösen guttut. Von Zeit zu Zeit kann die Kiste hervorgeholt werden. Durch das Betrachten und Anfassen der Gegenstände werden auch schöne Moment erinnert und positive Beziehungserfahrungen wachgerufen.

Manche meiner Klienten rüsten auch ihr Handy mit Erinnerungsbildern aus oder mit Sprüchen, die ihnen guttun. Das hat den Vorteil, dass die Schatzkiste im Handy immer dabei ist.

Positives Erleben planen

Normalerweise planen wir unsere Pflichttermine, wie den Zahnarztbesuch oder Gesprächstermine etc. Die Aktivitäten, die uns guttun, planen wir oft nicht. Joggen gehen oder im Garten arbeiten stehen meistens nicht im Terminkalender. Und doch ist es empfehlenswert, für eine gewisse Zeit auch diese Aktivitäten dort aufzunehmen. Viele unserer Klientinnen und Klienten führen gar keinen Terminkalender, dann können Sie gemeinsam einen *Wochenplan* erstellen und dort auch alle Aktivitäten eintragen, die mit positivem Erleben verbunden sind. In diesem Wochenplan können auch ganz selbstverständliche Dinge stehen, die so oder so anstehen, z. B. mit einer Kollegin in der Kantine essen oder die Lieblingsserie ansehen. Die Planung macht einerseits alle positiven Aktivitäten des Alltags bewusst und andererseits wird die Vorfreude geweckt.

Über Alltagsaktivitäten hinaus gibt es eine Vielzahl weiterer Zugänge und Möglichkeiten, positives Erleben zu wecken: durch Bewegungstherapie, Kunsttherapie, Arbeitstherapie etc. Unterstützen Sie Ihre Klientinnen und Klienten dabei, wie sie längerfristig ihr Leben so gestalten können, dass sie Dinge tun, die ihnen guttun und Freude bereiten, dass sie lernen, sich mit Menschen zu verbinden, in deren Gegenwart sie sich wohl- und angenommen fühlen, und dass sie sich selbst Erfolgserlebnisse verschaffen und sich kompetent fühlen. Ich weiß, das ist einfacher gesagt als getan. Nachfolgende Übung kann Ihren Klientinnen und Klienten dabei helfen, sich Momente positiven Erlebens bewusst zu machen und diese zu vertiefen. Die Übung kann sowohl in Einzelgesprächen als auch in Gruppen genutzt werden.

ÜBUNG

Positives Erleben verstärken

Nehmen Sie eine Position ein, die für Sie gemütlich ist. Wenn Sie möchten, können Sie Ihre Augen schließen, oder fixieren Sie einen Punkt auf dem Boden oder im Raum.

Spüren Sie, wie Ihre Füße den Boden berühren. Spüren Sie Ihre Arme und Hände und erlauben Sie sich, einen Moment ganz hier zu sein, ohne etwas leisten oder tun zu müssen.

Und nun bitte ich Sie, sich zu erinnern an positive Erlebnisse der vergangenen Tage. Was taucht auf vor Ihrem inneren Auge? Gab es eine Begegnung mit einem anderen Menschen, die Sie erfreut hat? Haben Sie etwas unternommen, das Ihnen gutgetan hat? Hier geht es um die kleinen Momente in Ihrem Alltag, die wir manchmal einfach übergehen.

Vielleicht gibt es verschiedene Ereignisse, die vor Ihrem inneren Auge auftauchen.

Wählen Sie ein Ereignis aus und lassen Sie sich tiefer auf es ein.

Tauchen Sie mit allen Sinnen in dieses Erleben ein.

Was sehen Sie? .... Was tut sich auf vor Ihren Augen?

Gab es etwas Bestimmtes, das Sie erfreut hat oder mit dem Sie zufrieden waren?

Führen Sie sich noch einmal die Situation vor Augen und vielleicht fallen Ihnen auch bestimmte Details ein.

Wenn Sie ein beginnendes Gefühl von Wohlbefinden, Freude oder Zufriedenheit spüren, lassen Sie es sich ausbreiten. Das Gefühl kann sich in Ihrem Körper ausbreiten.

Erlauben Sie sich, ganz in die Erinnerung einzutauchen und das Erleben, das damit verbunden ist.

Was sehen Sie? ... Was spüren Sie? ... Was erleben Sie in dieser Situation?

Vielleicht entsteht auch ein wenig Dankbarkeit, dies erlebt zu haben.

Lassen Sie sich noch ein wenig Zeit, bei dem Erleben zu verweilen.

Bereiten Sie sich nun langsam auf das Ende der Übung vor.

Sie können langsam wieder ganz ankommen in dem Raum und auf dem Stuhl, auf dem Sie gerade sitzen.

Beginnen Sie sich in Ihrem Tempo zu rekeln und zu strecken, so wie Ihr Körper es in diesem Moment gerade möchte.

Nachbesprechung Die Situationen, die bei dieser Übung aufgetaucht sind, können noch einmal besprochen oder niedergeschrieben werden. Das bietet sich auch an, wenn Sie die Übung in einer Gruppe anleiten.

Stressbewältigung

BEISPIELE

TOM macht gerade ein betriebliches Praktikum. Einige Kollegen sind krank und von ihm wird erwartet, dass er Überstunden leistet. Er fühlt sich überfordert, kann aber nur schlecht Nein sagen. Ihm bleibt wenig Zeit für Erholung und Schlaf. Momentan trinkt Tom jeden Abend Bier, um runterzukommen, und er raucht und isst mehr als sonst. Er fühlt sich unausgeglichen, oft wird er wütend und er rastet schneller aus. Manchmal wacht er frühmorgens auf und kann dann nicht mehr einschlafen. Sein Stressniveau ist deutlich erhöht, das spürt er.

EVA ist zurzeit arbeitslos. Sie fühlt sich unterfordert, wertlos und weiß nichts mit sich anzufangen. Die Nacht wird zum Tage, sie surft lange im Internet, kann schlecht einschlafen und verbringt dafür tagsüber die meiste Zeit im Bett. Ihre Tagesstruktur geht immer mehr verloren. Oft schämt sie sich dafür, dass sie zurzeit arbeitslos ist. Sie fühlt sich immer weniger in der Lage, überhaupt wieder zu arbeiten, und an Bewerbungen schreiben ist momentan gar nicht zu denken. Sie fühlt sich extrem hilflos, zieht sich immer mehr zurück, ist unglücklich und sehr gestresst.

Tom und Eva haben es mit ganz unterschiedlichen Belastungen zu tun. Tom hat zu viel Arbeit, er fühlt sich völlig überfordert. Eva ist arbeitslos und in einer Phase völliger Strukturlosigkeit. Aber beide sind gestresst und erleben intensive Gefühle der Wut, Frustration und Hilflosigkeit. Je stärker das Stresserleben ist, desto schwerer fällt es beiden, mit ihren Gefühlen umzugehen. Ungünstige Bewältigungsstrategien verstärken das Stresserleben noch zusätzlich. Tom greift zu Suchtmitteln; Eva gerät in eine Negativspirale aus Rückzug, Verlust der Tagesstruktur, Grübeln, Hilflosigkeits-, Scham- und Schuldgefühlen.

Anhaltend hoher Stress schränkt die Fähigkeiten zur Emotionsregulation ein. Gleichzeitig sind sowohl Überforderung als auch Unterforderung und Strukturlosigkeit Belastungen, die das emotionale Erleben verstärken. Beides kann das Alarmsystem aktivieren. Deshalb ist es wichtig, das eigene Stresslevel bewusst wahrzunehmen und zu lernen, wie man sich selbst in einem »Toleranzfenster der optimalen der Erregung« hält, wie es Daniel Siegel bezeichnet (Siegel 2006). Innerhalb dieses Toleranzfensters können Informationen gut verarbeitet und Belastungen toleriert bzw. bewältigt werden. In diesem Bereich können auch verschiedene Strategien zur Emotionsregulation flexibel eingesetzt werden. Bewegen wir uns innerhalb dieses Fensters, befinden wir uns in einem Zustand des Gleichgewichts. Im Gleichgewicht sein bedeutet dann, auch negative Gefühle tolerieren zu können, es bedeutet, dass Stress zwar auftritt, doch gleichzeitig ein Gefühl der Kontrolle vorhanden ist, dass der Stress und die Belastungen bewältigbar erscheinen. Wird dieses Fenster der optimalen Erregung verlassen, geraten wir aus dem Gleichgewicht.

Das WEG-Modell (Hammer 2012; Hammer 2020, siehe Abb. 17, S. 159) verdeutlicht diese Zusammenhänge bildhaft. Der Weg steht für das optimale Belastungsniveau, Zaun und Abgrund für die Übererregung und der Sumpf symbolisiert Rückzug, Grübeleien und Unterforderung. Das Modell eignet sich sowohl zur Selbsterfahrung als auch für die Arbeit mit Klientinnen und Klienten.

ABBILDUNG 17
WEG-Modell
(HAMMER 2012, S. 52)

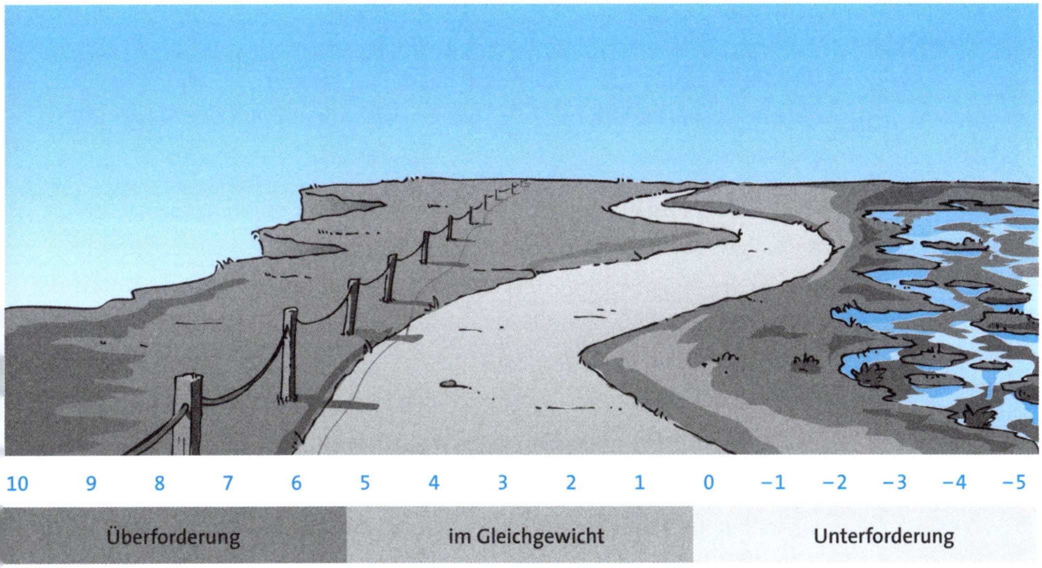

Skala zur Selbsteinschätzung

– 5 bis 0 entspricht einem unterforderten Erleben; 1 bis 5 entspricht einem Erleben im optimalen Belastungsniveau mit einem Wechsel von Anspannungs- und Entspannungsphasen; 6 bis 10 entspricht einem erhöhten Stresserleben.

ÜBUNG
Das WEG-Modell

Halten Sie für einen Moment inne und schätzen Sie selbst ein: Fühlen Sie sich zurzeit optimal belastet (auf dem Weg) oder eher getrieben und überfordert (Nähe zum Zaun oder Abgrund)? Oder fühlen Sie sich zurzeit eher unterfordert, gelangweilt, müde, leer ... (im Sumpf)?

Wir verfügen über eine Art Gleichgewichtssinn: Durch unsere Gefühle und Körperempfindungen bekommen wir rückgemeldet, ob wir uns derzeit im optimalen Toleranzfenster befinden oder ob wir das Toleranzfenster verlassen haben. Um dies mitzubekommen, müssen wir diese emotionalen und körperlichen Signale wahrnehmen und ernst nehmen.

Das bedeutet, dass unsere Klientinnen und Klienten möglichst frühzeitig die eigenen Grenzen und Überforderungssignale erkennen sollten. Solche Signale können z. B. Verspannungen oder Schlafstörungen sein.

Bei den Downloadmaterialien (siehe S. 289) finden Sie eine Checkliste mit gängigen Stresssignalen sowie einen Fragebogen zu alltäglichen Belastungen und eine Darstellung des WEG-Modells zum Ausdrucken. In einem zweiten Schritt sollte dann überlegt werden, welche Strategien unsere Klientinnen und Klienten einsetzen können, um zurück auf den Weg zu gelangen.

ÜBUNG

Was würde Ihnen guttun, um wieder auf den Weg zu gelangen?

Welche Wünsche und Bedürfnisse haben Sie gerade? Was würde Ihnen guttun? Lassen Sie sich Zeit zum Spüren und Wahrnehmen, was Sie gerade brauchen.

Nehmen Sie immer wieder Kontakt auf mit Ihren Gefühlen, Körperempfindungen und Ihren momentanen Bedürfnissen. Stellen Sie sich immer wieder die drei Bereiche (Überforderung – optimale Belastung – Unterforderung) des WEG-Modells vor und nutzen Sie Ihr intuitives Wissen, um sich selbst besser steuern zu lernen.

Dieses Vorgehen kann auch verknüpft werden mit einem Problemlösetraining (siehe S. 140 ff.). Welche Strategien können eingesetzt werden, um die Stressbelastung besser zu bewältigen?

Zusätzliche Stressoren vermeiden

Manche Gewohnheiten unserer Klientinnen und Klienten verursachen neben der Alltagsbelastung zusätzlichen Stress und ihre emotionale Verwundbarkeit steigt.

BEISPIELE

Wenn **CARMEN** wieder mal Streit mit ihrer Mutter hat, verkriecht sie sich in ihrer Wohnung, legt sich ins Bett und will nur noch schlafen. Das gelingt ihr auch, sie schläft dann manchmal bis zu 18 Stunden am Stück. Danach fühlt sie sich noch schlechter.

ARMINIA raucht öfter nach Konflikten am Arbeitsplatz einen Joint, obwohl sie weiß, dass sie dann noch instabiler wird.

Wenn **JOHANNES** sich einsam fühlt, surft er die halbe Nacht im Internet und verliert rasch die Tagesstruktur.

MAREN vergisst zu essen und zu trinken, wenn sie Stress hat.

In schwierigen Lebensphasen, wie z. B. nach einer Trennung oder einer Kündigung, besteht häufig die Gefahr, dass stressverstärkende Gewohnheiten emotionale Krisen verstärken oder auslösen. Die folgende Checkliste kann dabei helfen, auch diese Gewohnheiten im Blick zu haben und nach emotional stabilisierenden Ressourcen zu suchen.

Checkliste: Stressverstärkende Gewohnheiten

Stressverstärkende Gewohnheit	Ja	Nein
Zu wenig Schlaf	☐	☐
Zu viel Schlaf	☐	☐
Suchtgewohnheiten:		
Alkohol	☐	☐
Drogen	☐	☐
Spielsucht	☐	☐
Internet	☐	☐
Sex	☐	☐
Andere Verhaltenssüchte, nämlich:	☐	☐
Zu viel arbeiten (keine Erholungszeiten)	☐	☐
Verlust der Tagesstruktur	☐	☐
Schädigende soziale Kontakte	☐	☐
Rückzug und soziale Isolation	☐	☐
Vernachlässigung der Gesundheit	☐	☐
Nicht zum Arzt gehen trotz Symptomen	☐	☐
Absetzen von verordneten Medikamenten	☐	☐
Zu wenig essen oder trinken	☐	☐
Zu viel essen	☐	☐

Sich entspannen im Alltag

Wenn Klientinnen und Klienten unter Hochspannung stehen, sind Notfallstrategien (siehe S. 148) eher geeignet als Entspannungsverfahren. Entspannungsübungen haben dennoch ihren Platz im Alltag, sie dienen dem Abbau von mittelhoher Anspannung. Entspannungsübungen können eine wichtige präventive Ressource sein. Die emotionale Verletzlichkeit reduziert sich oftmals durch regelmäßiges Entspannungstraining.

BEISPIELE

REGINA nutzt regelmäßig nach der Arbeit in der WfbM eine Entspannungs-CD mit einer Anleitung zur Progressiven Muskelentspannung. Dies hilft ihr, sich nach der Arbeit zu entspannen, und dann hat sie auch noch etwas vom Abend.

MANUEL fährt täglich mit der U-Bahn. Er hat sich angewöhnt, währenddessen beide Hände auf den unteren Bauch zu legen. Dann achtet er auf seinen Atem und er spürt, wie sich seine Bauchdecke hebt und senkt. Dies ist für ihn tägliche Routine. In einer Achtsamkeitsgruppe hat er verschiedene Übungen kennengelernt, die ihm helfen, im Alltag etwas runterzukommen und sich selbst besser zu spüren.

TANJA hat festgestellt, dass es ihr hilft, jene Körperregionen bewusst wahrzunehmen, in denen sie Wohlbefinden erlebt. Sie hat häufig warme Hände und richtet dann ihre Aufmerksamkeit gezielt dorthin. Mit der Zeit verstärkt sich das Wohlbefinden in ihren Händen und breitet sich langsam in ihrem Körper aus.

Die folgenden Übungen können sowohl im Einzelgespräch als auch in Gruppen durchgeführt werden. Es ist hilfreich, mit den Teilnehmenden darüber zu reflektieren, wie sie Entspannungs- oder Achtsamkeitsübungen im Alltag anwenden.

ÜBUNG
Progressive Muskelentspannung (HAMMER 2020)

In dieser Übung werden Sie Entspannung einüben, durch Anspannung und Entspannung verschiedener Muskelgruppen. Dabei werden Sie das angenehme Gefühl wahrnehmen, das die Muskelentspannung begleitet. Bevor Sie beginnen, prüfen Sie, ob Sie aufrecht und gemütlich sitzen oder liegen. Falls Sie sitzen, legen Sie die Hände in den Schoß und lassen Sie die Füße flach und schulterbreit auf dem Boden ruhen.

Achten Sie darauf, dass Sie im Rücken gut abgestützt sind.

Schließen Sie langsam die Augen oder lassen Sie die Augen offen, wenn es für Sie angenehmer ist, und prüfen Sie noch einmal, ob Sie gut sitzen oder liegen, sonst ändern Sie Ihre Position, bis es für Sie bequem ist.

Richten Sie langsam die Aufmerksamkeit auf Ihre Hände. Spannen Sie beide Hände jetzt fest zu Fäusten an. Spüren Sie die Anspannung und Kraft. Der Rest Ihres Körpers ist möglichst ruhig und entspannt.

Und lassen Sie mit dem nächsten Ausatmen los.

Pause

Spüren Sie, wie die Anspannung davonfließt und wie angenehm es ist, die Hände nicht mehr anstrengen zu müssen. Gehen Sie mit der Aufmerksamkeit in Ihre Hände und spüren Sie in jeden Finger hinein.

Wenn Ihre Gedanken abwandern von der Übung, ist das in Ordnung. Führen Sie Ihre Gedanken wieder sanft zurück zur nächsten Übung.

Pause

Beugen Sie jetzt beide Ellenbogen und führen Sie den Unterarm in Richtung Oberarm, sodass die Hand in die Nähe der Schulter kommt. Spannen Sie jetzt beide Oberarme fest an, halten Sie die Spannung und atmen Sie weiter. Spüren Sie die Anspannung und Kraft.

Lassen Sie wieder los.

Pause

Lassen Sie die Unterarme wieder sinken. Wichtig ist das Loslassen der Anspannung. Ein beginnendes Gefühl der Entspannung kann sich ausbreiten. Achten Sie auf den Unterschied von Anspannung und Entspannung.

Pause

Achten Sie auf das Gefühl in Ihren Schultern.

Ziehen Sie nun die Schultern nach oben, als ob Sie Ihre Ohren berühren könnten. Wenn die Schultern eine Problemzone sind, spannen Sie die Muskeln nur wenig oder gar nicht an. Achten Sie auf das Gefühl von Spannung. Und lassen Sie mit dem Ausatmen los.

Pause

Die Spannung kann sich lösen. Lassen Sie Ihre Schultern sinken und achten Sie wieder auf den Unterschied zwischen Anspannung und Entspannung. Ein beginnendes Gefühl von Entspannung kann sich ausbreiten in Ihren Schultern.

Pause

Richten Sie nun Ihre Aufmerksamkeit auf Ihre Beine und Füße. Drücken Sie Ihre Beine in den Knien durch Spannen Sie Ihre Füße jetzt an, indem Sie Ihre Zehen nach oben ziehen in Richtung Oberkörper. So kann Spannung in Ihren Füßen und Beinen entstehen. Spüren Sie die Dehnung in Ihren Beinen.

Und lassen Sie mit dem Ausatmen wieder los.

Pause

Sie können Ihre Beine und Füße in eine gemütliche Position bringen. Die Anspannung kann aus Ihren Waden und Beinen abfließen und ein Gefühl der Entspannung kann sich ausbreiten. Achten Sie wieder auf den Unterschied zwischen Anspannung und Entspannung.

Pause

Wenn Ihre Füße nun gemütlich auf dem Boden ruhen, drücken Sie jetzt Ihre Zehen nach unten in den Boden und spannen Sie langsam Ihre Zehen und Ihre Fußsohlen an. Nicht zu fest, aber so, dass Sie eine gute Spannung spüren.

Und lassen Sie wieder los.

Pause

Ihre Füße können sich wieder entspannt strecken. Entspannung kann sich in den Fußsohlen ausbreiten. Achten Sie wieder auf das beginnende Gefühl von Entspannung. Wie fühlt sich der Unterschied zwischen Anspannung und Entspannung an?

Pause

Während Sie spüren, wie sich Ihre Füße mehr und mehr entspannen, entspannen sich auch Ihre Beine mehr und mehr.

Pause

Wandern Sie mit Ihrer Aufmerksamkeit durch die Schultern. Ihre Schultern können sich mehr und mehr entspannen.

Pause

Achten Sie auf das beginnende Gefühl von Entspannung in Ihren Armen und Händen. Die Finger entspannen sich mehr und mehr.

Pause

Ein Gefühl der Entspannung kann sich ausbreiten.

Pause

Lenken Sie Ihre Aufmerksamkeit nun auf Ihren Atem, vielleicht können Sie wahrnehmen, wie Ihre Bauchdecke oder Brust sich hebt und senkt. Sie haben nichts anderes zu tun, als auf den Rhythmus Ihres Atems zu achten und wahrzunehmen, wie sich Ihre Bauchdecke hebt und senkt.

Pause

Das Ein- und Ausatmen können Sie auch in Ihren Nasenflügeln spüren. Nehmen Sie wahr, wie die Luft durch Ihre Nase oder Ihren Mund ein- und ausfließt. Achten Sie auf das Ein- und Ausfließen der Luft in Ihrer Nase oder Ihrem Mund. Sie brauchen nichts zu verändern, nur wahrzunehmen, wie die Luft ein- und ausfließt.

Pause

Bereiten Sie sich nun langsam darauf vor, die Entspannung zurückzunehmen. Ich werde von 4 langsam rückwärts auf 1 zählen. Dann können Sie die Entspannung zurücknehmen.

4, 3, 2, 1 und nun spannen Sie die Arme und Hände an. Atmen Sie mehrmals tief ein und aus. Beginnen Sie sich zu rekeln und zu strecken. Bewegen Sie Ihre Arme und Beine. Bewegen Sie sich und öffnen Sie Ihre Augen in Ihrem eigenen Tempo.

Pause

Nun sind wir am Ende der Muskelentspannung angelangt.

ÜBUNG

Innerer Ort des Wohlbefindens

Nehmen Sie eine Position ein, die für Sie angenehm ist, egal, ob Sie sitzen oder liegen.

Lenken Sie langsam die Aufmerksamkeit nach innen. Spüren Sie, wie Ihre Füße den Boden berühren – wo befinden sich gerade Ihre Hände? Nehmen Sie von innen Ihre Körperposition wahr ...

Lenken Sie sanft Ihre innere Aufmerksamkeit in Ihren Körper. Wandern Sie durch Ihren Körper und fragen Sie sich: Wo fühlt es sich gerade o. k. an? Wo fühlen Sie sich gerade wohl in Ihrem Körper?

Pause

Lassen Sie sich Zeit, manchmal dauert es ein wenig, bis man einen inneren Ort gefunden hat.

Wandern Sie mit Ihrer Aufmerksamkeit durch den Brust-, Bauchraum, durch die Schultern, Arme und Hände und, wenn Sie möchten, durch die Beine bis hinunter zu den Füßen.

Fragen Sie sich: Wo fühle ich mich gerade wohl in meinem Körper? Es muss nicht besonders ausgeprägt sein, es muss auch kein besonderes Empfinden da sein. Es sollte so sein, dass Sie innerlich hinspüren können und sich in diesem Moment wohlfühlen dabei.

Wenn Sie so einen Ort gefunden haben, dann verweilen Sie mit Ihrer Aufmerksamkeit an dem Ort. Seien Sie innerlich ganz präsent und spüren Sie, wie es sich gerade an dem Ort anfühlt.

Pause

Wenn Sie möchten, kann sich dieses Empfinden in Ihrem Körper ausbreiten.

Pause

Gibt es ein Wort, das zu dem Empfinden passt? Vielleicht fällt Ihnen ein Wort ein, das sich stimmig anfühlt.

Erlauben Sie sich in diesem Moment, dass dieses Empfinden da sein darf und dass Sie sich in diesem Moment wohlfühlen dürfen.

Sie können einfach mit diesem Erleben sein, ohne dass Sie irgendetwas tun oder leisten müssen.

Wenn Sie wollen und dies möglich ist, können Sie diesen Ort verbinden mit einer Bewegung oder einer Geste. Sie können Ihre Hand an diesen Ort legen oder in anderer Form eine stimmige Geste damit verbinden.

Wenn Sie möchten, können Sie damit experimentieren oder einfach noch verweilen bei dem inneren Ort des Wohlbefindens.

Pause

Wir kommen langsam zum Ende dieser Übung. Sie können sich innerlich noch bedanken bei diesem Ort, dass es ihn gibt, und sich langsam innerlich verabschieden, sodass Sie auch jederzeit wieder dahin zurückkehren können.

In Ihrem eigenen Tempo können Sie sich nun bewegen und die Augen öffnen.

Entspannungsrituale im Alltag: das Passende finden

Für viele Menschen mit psychischer Erkrankung ist es hilfreich, über den Tag verteilt immer wieder Pausen einzulegen, in denen sie den Stress, der sich aufgebaut hat, wieder abbauen können. Das kann z. B. ein kleiner Spaziergang um den Block oder, noch besser, im Grünen sein. Natur hat auf uns eine sehr erholsame Wirkung. In unseren Gesprächen sollten wir die Klientinnen und Klienten dabei unterstützen, herauszufinden, was ihnen guttut, was zur Erholung beiträgt und wie sie wieder zur Ruhe kommen können.

Grundsätzlich ist es empfehlenswert, ein Entspannungsverfahren wie Progressive Muskelentspannung, autogenes Training etc. zu erlernen, aber eine Reihe von Klientinnen und Klienten tun sich schwer mit den klassischen Entspannungsverfahren. Viele können sich besser entspannen, wenn sie etwas tun, das ihnen vertraut ist.

BEISPIELE

RONJA kuschelt mit ihrer Katze, wenn sie nach Hause kommt, dabei fühlt sie sich angenommen und geborgen. Sie spürt Wärme, Nähe und wie ihre Katze sich darüber freut.

ANIKA kann sich am besten entspannen, wenn sie an etwas herumbastelt, z. B. einen Wecker repariert. Dann ist sie ganz bei der Sache, sie macht sich keine negativen Gedanken und sie freut sich, wenn sie alles wieder zusammengebaut hat und der Wecker funktioniert.

Es können also ganz unterschiedliche Tätigkeiten sein, die beruhigend wirken: Sudoku, Puzzeln, Stricken, Malen, Gartenarbeit, Fotografieren, Musikhören etc. Unterstützen Sie die Menschen, die Sie begleiten, dabei herauszufinden, wie sie sich am besten entspannen und beruhigen können, sodass sie diese Aktivitäten auch in schwierigen Zeiten bewusst einsetzen.

Umgang mit Emotionen: Warum eigentlich?

Zum Abschluss dieses Kapitels möchten wir uns noch einmal der grundlegenden Frage widmen, wieso wir uns in der Arbeit mit psychisch erkrankten Menschen überhaupt mit Emotionen beschäftigen sollten. Sind wir nicht bisher ganz gut damit gefahren, dass wir nicht so viel über Gefühle geredet haben? Macht das nicht alles viel komplizierter und unberechenbarer für uns und die Menschen, die wir begleiten? Warum also die Arbeit mit Emotionen?

Wenn es uns gelingt, schrittweise die Arbeit mit Emotionen zu integrieren, ermöglichen wir unseren Klienten und Klientinnen einen Entwicklungs- und Reifungsprozess. Viele Menschen mit psychischer Erkrankung erleben ihre Gefühle eher negativ, undifferenziert, oft passiv oder vermeidend. Viele haben Strategien entwickelt, um unangenehmen Erlebniszuständen aus dem Weg zu gehen. Durch die Arbeit mit Emotionen werden diese schrittweise bewusster erlebt und benannt. Sie werden mit der Zeit differenzierter wahrgenommen, auch dahingehend, wie sie in bestimmten Situationen ausgelöst werden, wenn z. B. wichtige Bedürfnisse befriedigt oder frustriert werden. Gefühle müssen nicht mehr vermieden werden, nein, sie können auch als hilfreich und unterstützend erlebt werden. Wenn wir es wagen, Gefühle auszudrücken, sind wir viel mehr im Kontakt mit dem Gegenüber. Andere können uns besser verstehen, unterstützen und trösten. Und sie erfahren auch, wo unsere Grenzen sind, wenn wir uns ärgern oder Nein sagen.

Die Förderung der emotionalen Verarbeitung ist der erste wichtige Grund für die Arbeit mit Emotionen. Der zweite Grund ist die Verbesserung der Emotionsregulation. Stressverstärkendes oder selbstschädigendes Verhalten kann die emotionale Verletzlichkeit und Instabilität steigern. Hingegen helfen das achtsame Wahrnehmen und Akzeptieren von Gefühlen dabei, mit emotionalem Leiden umzugehen. Durch das bewusste Wahrnehmen von Emotionen lernen Klientinnen und Klienten die Bedürfnisse hinter den Gefühlen besser kennen, die Informationen, die die Gefühle in sich tragen. Sie hören mit der Zeit auf, sich selbst oder die eigenen Bedürfnisse abzulehnen. Sie können so besser für sich sorgen oder problemlösend mit emotional belastenden Situationen umgehen. Je höher der allgemeine Stresspegel, desto schwerer fällt es den meisten Menschen mit psychischer Erkrankung, mit Gefühlen umzugehen. Deshalb sollten im Rahmen der Emotionsregulation auch immer wieder die Lebensgewohnheiten angesprochen werden, die stress- und damit emotionsverstärkend wirken. Wenn der Emotionspegel hoch ist, gelingt es den meisten Klienten nicht mehr, auf kognitive oder komplexere Strategien zurückzugreifen. In diesen Phasen sollten einfache haltgebende Gewohnheiten und Kontakte gepflegt werden, die zur Selbstberuhigung beitragen. Dies kann dann auch im Notfallplan als Strategie im Umgang mit emotionalen Krisen festgehalten werden.

Wichtig ist, dass die unterschiedlichen Strategien von Annahme und Veränderung flexibel eingesetzt werden, abhängig von der jeweiligen Situation und vom jeweiligen Kontext. Viele unserer Klientinnen und Klienten haben im Umgang mit ihren Gefühlen eher einseitige und unflexible Reaktionen entwickelt, z. B. Vermeidung und Unterdrückung, was häufig zur Entwicklung psychischer Störungen beiträgt. Deshalb sollten sie verschiedene Strategien kennenlernen für einen flexiblen, situationsabhängigen und freundlichen Umgang mit ihren Gefühlen.

BEISPIEL

FELICITAS hat viele Jahre unter einer Angststörung gelitten. Sie hat sich oft zurückgezogen und ihre Wohnung nicht mehr verlassen. Sie hat sich oft geschämt und dafür gehasst, dass sie so unfähig ist und nicht mehr ihrem Beruf nachgehen kann. Inzwischen kann sie ihre Ängste viel besser aushalten. Sie besucht eine Selbsthilfegruppe und arbeitet in einer WfbM. Sie hat gelernt, mit den Ängsten zu leben, nur noch ganz selten schafft sie es nicht, die Wohnung zu verlassen. Wenn sie wieder zurückfällt in alte Muster, hat sie gelernt, für sich zu sorgen. Sie nutzt dann selbstberuhigende Tätigkeiten und Aktivitäten zur Ablenkung. Ihr ist klar geworden, dass ihre Freundschaften und die Arbeit für sie sehr wichtig sind. Wenn sie sich nur zurückzieht, das weiß sie inzwischen, geht es ihr nur schlechter. Ihr hat geholfen, über ihre Gefühle zu reden. Wenn sie gerade mit niemand reden kann, dann schreibt sie die Dinge, die sie bewegen, in ihr Tagebuch. Im Annehmen der schmerzhaften Gefühle hat sie auch das Lachen und die Freude wiederentdeckt. Sie singt wieder in einem Chor. Die Angst begleitet sie zwar noch oft zu Beginn der Chorproben, sie hat aber mehrfach schon erlebt, wie die Angst abklingt. Am Ende ist sie meist stolz, dass sie es geschafft hat, in der Chorprobe zu bleiben und die Zuwendung der Chormitglieder zu erfahren. Sie hat auch entdeckt, wie Unterstützung guttut, um ihre alltäglichen Probleme zu lösen, sich zu bewerben oder den Müll in der Wohnung zu beseitigen. All diese Dinge bespricht sie jetzt mit ihrer Sozialarbeiterin, dann erscheint ihr vieles nicht mehr wie ein unüberwindlicher Berg. Sie ist inzwischen dankbar für ihre Gefühle.

Zur Vertiefung

Irre verstsändlich-Methodenschätze Seminar »Umgang mit Emotionen« — Informationen hierzu finden Sie unter www.irreverstaendlich.de/fortbildungen/methodenschaetze/

Umgang mit Gedanken

»An sich ist nichts weder gut noch böse,
das Denken macht es erst dazu.« William Shakespeare

Gedankliche Prozesse spielen neben den Emotionen bei nahezu allen psychischen Störungen eine zentrale Rolle: Negative Gedanken und Grübeleien sind häufige Auslöser für depressive Episoden. In depressiven Phasen bewerten Menschen die Welt und sich selbst nur noch negativ. Positive Erlebnisse dringen gar nicht mehr zu ihnen durch.

Menschen mit Angststörungen neigen zu sogenanntem katastrophisierendem Denken, z. B. bei einer Spinnenphobie oder bei einer Panikstörung, wenn Menschen Angst haben, in der S-Bahn oder einem Kaufhaus die Kontrolle zu verlieren. Häufig sind es die dramatischen gedanklichen Bewertungen, die zu einer Verstärkung und Aufrechterhaltung der Ängste führen, ohne dass im realen Leben eine wirkliche Gefahr droht. Unser Organismus kann nicht unterscheiden zwischen einer gedanklichen, vorgestellten Gefahr und einer realen Gefahr (siehe S. 94 ff.).

Ähnlich ist es bei Menschen mit Zwangsstörungen. Sie stellen sich z. B. vor, sich durch das Berühren einer Türklinke mit einem HI-Virus zu infizieren. Diese Vorstellung führt zu dem Drang, sich die Hände zu waschen oder sich in anderer Form zu reinigen. Also auch hier spielen das Denken und die Vorstellungskraft eine zentrale Rolle bei der Entwicklung der Symptome.

Menschen mit Traumafolgestörungen haben andere gedankliche Probleme. Sie können nicht vergessen, immer wieder bricht die Vergangenheit durch in die Gegenwart. Traumatische Erinnerungen tauchen auf in Form von Albträumen oder Flashbacks, also unkontrollierbaren Wiedererinnerungen an das traumatische Erlebnis. Und jedes Mal, wenn die Erinnerung wiederkehrt, fühlt es sich an, als passiere es jetzt in diesem Augenblick. Aber es sind wieder nur Gedanken und nicht die Realität.

Auch bei Menschen mit Psychosen spielen die Gedanken den Betroffenen einen Streich. Menschen mit paranoiden Fantasien z. B. glauben sich verfolgt von der Mafia, bösen Mächten oder anderen Menschen mit bösen Absichten. Das Schlimme daran ist, dass in einer akuten Psychose diese Gedanken als sehr real und bedrohlich erlebt werden – es besteht kein Abstand mehr. Wir sprechen dann von wahnhaftem Erleben.

Viele psychisch erkrankte Menschen leiden also unter ihren Gedanken, sie würden gerne einen Schalter finden, die Gedanken abzuschalten oder loszuwerden, und sie entwickeln Strategien, um die Gedanken zu unterdrücken oder zu vermeiden. Ein solcher Umgang mit Gedanken kann wiederum in die Irre führen und das Gegenteil bewirken. Die Art, wie Menschen mit ihren Gedanken umgehen, kann also auch zum Problem werden und die Symptome verstärken.

In diesem Kapitel wollen wir Verständnis wecken für die gedanklichen Prozesse bei unterschiedlichen psychischen Störungen und Anregungen geben für einen hilfreichen Umgang mit Gedanken. Wir werden darstellen, wie unser Gehirn arbeitet und wie gedankliche Prozesse funktionieren. Im zweiten Teil dieses Kapitels werden wir erläutern, welche

Strategien im Umgang mit Gedanken hilfreich sein können. Wir zeigen Strategien auf für den alltäglichen Umgang, wie wir als Mitarbeitende Hilfestellungen anbieten können und welche Selbsthilfestrategien es gibt.

Die Perspektive von Klientinnen und Klienten

BEISPIELE

HEIKE sitzt im Gang und weint. Ich bitte sie in mein Büro und frage besorgt, was denn passiert sei. Schluchzend berichtet sie mir, dass sie verschlafen hätte und es nicht mehr pünktlich in das neu begonnene Praktikum schaffen würde. Sie sagt: »Wissen Sie, wenn ich nicht mal das schaffe, dann werde ich auch das Praktikum nicht schaffen. Und wenn ich das Praktikum nicht schaffe, werde ich nie eine Ausbildung machen können, und wenn ich keine Ausbildung machen kann, dann werde ich nie Geld verdienen. Dann werde ich auf der Straße landen und dann macht mein Leben keinen Sinn. Dann kann ich mir ja gleich die Kugel geben.« Diese Gedankenkette hat bei Heike dazu geführt, dass sie in wenigen Minuten ganz verzweifelt und handlungsunfähig war. Nach einem kurzen Gespräch gelingt es Heike doch noch, ins Praktikum zu gehen, und sie stellt erstaunt fest, dass ihr Praktikumsgeber das Zuspätkommen noch gar nicht bemerkt hat.

Wenn **STEPHAN** am Wochenende nichts zu tun hat, dann fragt er sich manchmal, warum ihn damals seine Freundin verlassen hat. Ihm fällt auf diese Frage meistens keine klare Antwort ein. Er fühlt sich nur irgendwie nicht gut genug, irgendwie schuldig, dass es nicht geklappt hat. Sogleich fallen ihm weitere Freundschaften und Beziehungen ein, die in die Brüche gegangen sind. »Warum kann ich keine Beziehung leben? Warum klappt das nie?« Er fühlt sich schlecht. Immer mehr Erinnerungen an Misserfolge und Beziehungsabbrüche tauchen auf. Wenn er so über sein Leben nachdenkt, dann besteht es nur aus Fehlschlägen. Stephan hat schon mehrmals depressive Episoden erlebt und häufig beginnt die Depression mit solchen Grübelspiralen.

Was wir alle kennen

Neurowissenschaftler haben herausgefunden, dass wir alle etwa 40.000 bis 60.000 Gedanken am Tag denken. Und das ist ganz normal. Gedanken, Bewertungen und Assoziationen begleiten all unsere Handlungen. Bei jeder Vorstellung, Bewertung, Erinnerung und bei jedem Begriff, mit dem wir uns beschäftigen, sprechen wir von Denken. Viele Menschen klagen in belastenden Lebensphasen darüber, nicht mehr abschalten zu können oder z. B. nachts aufzuwachen und gedanklich nicht zur Ruhe zu kommen. Psychologinnen sprechen dann von automatischen Gedanken, die kontinuierlich unseren Geist beschäftigen. Gedanken können spontan ausgelöst werden durch Sinneseindrücke: Wenn wir z. B. Zimt riechen, haben viele von uns vermutlich spontan Assoziationen zu Weihnachten, Zimtschnecken oder Milchreis. So funktioniert unser assoziatives Gedächtnis, es verbindet gegenwärtige Ereignisse mit unseren Erinnerungen. Gegenwärtige Reize werden rasch eingeordnet, bewertet und verknüpft mit unseren Assoziationen. Natürlich gibt es auch zielgerichtetes, kontrolliertes und bewusstes Denken, unser Werkzeug, um Probleme zu lösen und uns durch den komplexen Alltag zu navigieren.

Der Psychologe Daniel Kahneman (2016) unterscheidet zwischen zwei unterschiedlichen Arten des Denkens. Als »System 1« bezeichnet er schnelles Denken, das hoch automatisiert abläuft. Es ist wenig bewusst und erfordert keine Anstrengung. Hingegen »System 2« erfordert unsere Aufmerksamkeit und ist eher anstrengend. Wir haben dabei das Erleben der Kontrolle und Wahlfreiheit. Es ist verbunden mit Konzentration.

Denken ist die normale Beschäftigung unseres Geistes. Wir benötigen unser Denken, um Probleme zu lösen, um kreativ zu sein, um Wissen zu erwerben, um Leistungen zu erzielen, um uns in andere Menschen hineinzuversetzen, um Handlungen zu planen und für vieles mehr. Der französische Philosoph René Descartes ging so weit zu formulieren: »Ich denke, also bin ich.« Der Homo sapiens, das denkende Wesen.

Denken hat also per se nichts mit Krankheit oder einer Störung zu tun. Physiologen sprechen auch von einer Selbststimulation unseres Gehirns und meinen damit, dass es für die Funktion unseres Gehirns wichtig ist, gedanklich beschäftigt zu sein.

Es gibt kleine spontane Bewertungen und Assoziationen, die automatisch auftauchen, uns oft nicht bewusst sind, sogar im Schlaf auftreten. Dies können kurze Bewertungen sein, wie »Mhm, schmeckt«, »Bäh, schmeckt nicht«, »gut«, »kein Bock« usw. Und es gibt komplexere gedankliche Muster, Geschichten und Gedankengebäude, die bei Planungen und Entscheidungen eine Rolle spielen: An was muss alles gedacht werden, um für eine vierköpfige Familie einzukaufen oder eine Wohnung zu renovieren? Das Denken kann sich auf Objekte, Ereignisse, Inhalte oder Themen beziehen, wie z. B. ein Schachproblem zu lösen oder zu berechnen, wie schnell man mit unterschiedlichen Verkehrsmitteln von Hamburg nach München kommt. Denken kann sich auch auf die eigene Person beziehen, etwa vergleichendes, selbstbewertendes, selbstkritisches Denken. Negatives Denken über uns selbst führt häufig zu negativen Gefühlen, z. B. führt der Gedanke »Ich bin nicht gut genug« zu Minderwertigkeitsgefühlen. Vor allem Bewertungen entscheiden darüber, wie wir uns fühlen. Wenn wir den verpassten Bus als »Vollkatastrophe« bewerten, die uns wieder einmal zeigt, dass alles schiefläuft im Leben, dann löst diese Bewertung deutlich stärkere Gefühle aus, wie wenn wir den verpassten Bus zwar ärgerlich finden, aber gleichzeitig eine Möglichkeit sehen, um in dem Roman weiterzulesen, den wir gerade begonnen haben. Angst, Wut oder auch Trauergefühle sind oft mit starken Bewertungen verknüpft oder werden von der Bewertung ausgelöst.

Gedanken über Gedanken – z. B. »Wenn ich mich auf das Schlimmste gefasst mache, dann bin ich auf der sicheren Seite« – bezeichnet man als Metakognitionen. Metakognitionen beeinflussen nachhaltig unser Denken, wie wir ab S. 185 sehen werden.

Wir werden also beeinflusst von den Inhalten unseres Denkens. Wenn wir eher optimistisch auf uns und die Welt blicken, sehen wir eher das, was gelingt, was wir können und wie wir Ziele erreichen. Wenn wir hingegen pessimistisch die Welt und uns selbst betrachten, dann stehen eher die negativen Aspekte, die Misserfolge und Defizite im Vordergrund.

Insgesamt ist das menschliche Gehirn darauf ausgerichtet, Gefahren früh zu erkennen. Neurophysiologen sprechen vom Savannen-Modus: Wenn Menschen in der Frühzeit durch die Savannen streiften, war es für sie überlebenswichtig, vorrangig auf Gefahren zu achten. Sie waren hellwach gegenüber allen Gefahrenreizen, um rasch reagieren zu können, zu kämpfen oder zu fliehen. Man nennt das auch die Katastrophenorientierung unseres Geistes. Sie ist eng verknüpft mit der Stressreaktion. Bei Menschen mit einer psychischen Erkrankung begegnet uns dies häufig in einer starken Ausprägung. Die Gedanken und Gespräche kreisen häufig um Sorgen, Gefahren und Belastungen, positive Aspekte oder auch Erfolgserlebnisse werden oft wenig oder gar nicht wahrgenommen.

Viele Menschen leben stark in ihren Gedanken, sie haben wenig Zugang zu ihren Körperempfindungen und ihren Gefühlen. Alltagssprachlich sprechen wir davon, dass jemand »verkopft« sei. Eine starke Mentalisierung führt dazu, dass sinnliche Wahrnehmung, Wohlbefinden,

Freude, Genießen, der direkte Kontakt zum gegenwärtigen Erleben wie bei einem Lichtschalter heruntergedimmt sind.

BEISPIEL

MARKUS »Meine Gedanken kreisen dauernd um dieselben unlösbaren Probleme. Ich würde gerne den Schalter finden, um die Gedanken abzuschalten.« Markus ist belastet durch die negativen Inhalte und er fühlt sich bedrängt von der Menge an Gedanken. Er klagt: »Mir ist es oft alles zu viel, was mir ständig durch den Kopf geht. Ich kann das gar nicht stoppen.«

Grundlagen zum Denken

Wie wir gesehen haben, gibt es verschiedene Formen des Denkens: schnelles Denken, langsames Denken oder zielgerichtetes Denken. Im Zusammenhang mit psychischen Störungen lassen sich noch weitere Formen unterscheiden, die hier eine besondere Rolle spielen: Grübeln, Sorgen und Zwangsgedanken.

Denken und psychische Probleme

Bei depressiven Störungen stellt endloses Grübeln ein Symptom der Depression dar. Menschen mit einer Depression klagen oft über Entscheidungsschwierigkeiten, sie bleiben an bestimmten Themen hängen, durchdenken diese wieder und wieder. Sie fühlen sich dabei hilflos und handlungsunfähig. Bei verschiedenen Angststörungen steht sorgenvolles Denken im Vordergrund und ist Auslöser für Angstgefühle. Die Sorgen können sich auf verschiedene Lebensbereiche beziehen, wie z. B. Arbeitsprobleme, Sorgen über Umweltgifte, Sorgen um die eigene Gesundheit, Sorgen um wichtige andere Menschen oder Sorgen, wie andere Menschen über uns denken. Bei Zwangsstörungen treten häufig Zwangsgedanken auf. Betroffene leiden oft sehr unter diesen endlosen Ketten von sich aufdrängenden Gedanken. In den folgenden Abschnitten wollen wir uns diese belastenden Denkweisen genauer ansehen.

Was Grübeln ist

Beim Grübeln kreisen die Gedanken meistens um vergangene oder aktuelle negative Ereignisse: »Warum hat mich meine Freundin damals nur verlassen?« »Warum hat Peter nicht zurückgerufen?« Es gelingt oft nicht, sich von den negativen Gedanken über die eigene Person zu lösen. Immer wieder kreisen die Gedanken um dieselben Schwächen und Missgeschicke. Meistens geht es um Ereignisse, die in keiner Weise mehr verändert werden können.

Häufig wird das Grübeln, je länger es anhält, immer allgemeiner und abstrakter. Von dem einen Ereignis wird auf die ganze Person und das ganze Leben geschlossen, z. B.: »Warum passieren immer mir solche Dinge? Warum stelle ich mich immer so dämlich an? Warum kann ich nicht glücklich sein?« Grübeleien sind oft gekennzeichnet durch Warum-Fragen.

Die eigene Person und das eigene Leben werden zunehmend kritisch und abwertend betrachtet, häufig begleitet von Selbstvorwürfen und Selbstkritik, z. B.: »Du bist ein Idiot. Du bist nicht liebenswert. Das zeigt, wie bescheuert du bist.« Diese Selbstvorwürfe und Selbstangriffe können sehr kränkend und verletzend sein, sodass Gefühle von Minderwertigkeit, Scham und Trauer ausgelöst werden.

Grübeln führt in der Regel nicht dazu, Dinge aktiv anzugehen und Probleme zu lösen. Ganz im Gegenteil: Grübeln macht hilflos und führt eher zu Rückzug und Resignation. Vielgrübler ziehen sich dann oft zurück und leiden unter den Gedankenschleifen.

BEISPIEL

STEPHAN denkt immer wieder darüber nach, warum seine Freundin ihn vor fünf Jahren verlassen hat. Er grübelt, was er hätte anders machen können, und häufig kommt er zu dieser Schlussfolgerung: »Ich bin selbst schuld, weil ich mich so blöd verhalten habe. Ich habe es nicht anders verdient.« Dann folgt die nächste Stufe des Grübelns: »Warum verhalte ich mich immer so dämlich? Warum bin ich nicht liebenswert?« Wenn Stephan so denkt, fühlt er sich bedrückt und niedergeschlagen. Er hat keinerlei Hoffnung, dass sein tiefer Wunsch nach einer Partnerschaft je wieder erfüllt werden könnte.

Menschen, die viel grübeln, betrachten dies oft als Teil ihrer Persönlichkeit: »Das gehört zu mir. Man muss auch gründlich über die Dinge nachdenken. Ich muss den Problemen auf den Grund gehen.«

Was Sorgen sind

Sorgen kreisen dagegen eher um die Zukunft, um Fragen wie z. B.: Was ist, wenn ...? »Was ist, wenn ich eine Panikattacke bekomme in der U-Bahn und dann nicht rauskann?« »Was, wenn ich in der mündlichen Prüfung nicht mehr weiß, was ich sagen soll?« Durch das sorgenvolle Fragen werden negative Ereignisse, die in der Zukunft passieren könnten, vorgestellt und es werden Lösungen gesucht. Die Sorgen behandeln keine realen, sondern mögliche zukünftige Ereignisse. In den Worten von Mark Twain: »Mein Leben besteht aus lauter Missgeschicken, von denen die meisten nie eintraten.«

Dass die Sorgen eintreten, ist häufig sehr unwahrscheinlich und oft führt eine Sorge zur nächsten. Es handelt sich um Sorgenketten, die immer extremer werden, bis am Ende die am meisten gefürchtete

Katastrophe steht, z. B. obdachlos auf der Straße zu landen oder aufgrund einer Panikattacke verrückt zu werden. So wie im Beispiel von Heike auf S. 172, die denkt, weil sie verschlafen habe, werde Sie aus dem Praktikum fliegen und schließlich ganz aus der Reha. Dies werde zur Folge haben, dass sie nie mehr werde arbeiten können, und dann sei es auch klar, dass sie keine Wohnung finanzieren könne, sodass Sie obdachlos auf der Straße lande. Am Ende dieser Sorgenketten stehen oft völlig überzeichnete Katastrophenfantasien.

Die anhaltende Beschäftigung mit Sorgen führt häufig zu einer erhöhten Stressreaktion und einer deutlichen Beeinträchtigung des Wohlbefindens. Sorgen lösen vor allem Unsicherheits- und Angstgefühle aus. Das eigene Leben erscheint unsicher und bedroht. Die Welt wird zum gefährlichen Ort, sodass es wichtig erscheint, vorsichtig zu sein und mit allem zu rechnen.

Was Zwangsgedanken sind

Zwangsgedanken sind Gedanken oder Vorstellungsbilder, die sich den Betroffenen aufdrängen. Diese Gedanken erscheinen beängstigend, bedrohlich, abstoßend. Die Betroffenen versuchen oft, diese Gedanken abzuwehren, und fühlen sich gedrängt, sie zu denken. Zwangsgedanken sehen z. B. so aus: »Ich habe jemand mit dem Auto überfahren.« »Ich habe jemand auf die S-Bahn-Gleise geschubst.« »Ich habe mich mit HIV infiziert.« Zwangsgedanken sind häufig ein Symptom einer Zwangsstörung (siehe »Irre verständlich«, HAMMER & PLÖßL 2023). Die Folge: Betroffene fühlen sich gedrängt, etwas zu tun, um das befürchtete Ereignis abzuwenden, z. B. sich die Hände zu desinfizieren, um sich von HI-Viren zu reinigen, oder die S-Bahn-Gleise oder die Straße noch mal zu kontrollieren, ob dort jemand liegt. Um Zwangsgedanken zu beruhigen oder loszuwerden, werden häufig Zwangshandlungen durchgeführt.

Zwänge können auch mit Grübeln einhergehen, indem Situationen immer wieder gedanklich durchgespielt werden, z. B.: »Habe ich wirklich den Herd ausgemacht?« Zweifel und Grübelschleifen sind die Folge, begleitet von starker Verunsicherung. Diese Gedanken werden häufig auch als fremd bezeichnet: »Ich weiß, dass das übertrieben ist. Ich weiß gar nicht, warum ich so oft diese komischen Gedanken denke.«

Was problemlösendes Denken bedeutet

Problemlösendes Denken ist dagegen konkret und alltagsbezogen, es geht darum, konkrete Ideen und Schritte für ein Problem zu finden. »Wie komme ich mit öffentlichen Verkehrsmitteln in Berlin vom Wannsee zum Potsdamer Platz? Dazu muss ich Fahrpläne lesen oder jemanden fragen, der sich in Berlin auskennt.« Problemlösendes Denken ist oft durch Wie-Fragen gekennzeichnet: »Wie bitte ich meinen Chef um eine Gehaltserhöhung?« Problemlösendes Denken orientiert sich an konkreten Gegebenheiten und bereitet Handlungen vor; es geht weniger um die Bewertung der eigenen Person, sondern darum, die beste Lösung zu finden, die zum Ziel führt. Diese Form des Denkens ist ein nützliches Werkzeug, um Probleme zu lösen und alltägliche Anforderungen zu bewältigen. In der Arbeit mit Klientinnen und Klienten geht es oft darum, sie wieder zurückzuführen zu dieser Art des Denkens (siehe »Probleme lösen«, S. 139, 270 ff.).

Wie Gedanken, Gefühle und Handeln zusammenhängen

»Ein Mann will ein Bild aufhängen. Den Nagel hat er, nicht aber den Hammer. Der Nachbar hat einen. Also beschließt unser Mann, hinüberzugehen und ihn auszuborgen. Doch da kommt ihm ein Zweifel: ›Was, wenn der Nachbar mir den Hammer nicht leihen will? Gestern schon grüßte er mich nur so flüchtig. Vielleicht war er in Eile. Aber vielleicht war die Eile nur vorgeschützt, und er hat etwas gegen mich. Und was? Ich habe ihm nichts getan; der bildet sich da etwas ein. Wenn jemand von mir ein Werkzeug borgen wollte, ich gäbe es ihm sofort. Und warum er nicht? Wie kann man einem Mitmenschen einen so einfachen Gefallen abschlagen? Leute wie dieser Kerl vergiften einem das Leben. Und dann bildet er sich noch ein, ich sei auf ihn angewiesen. Bloß weil er einen Hammer hat. Jetzt reicht's mir wirklich.‹ – Und so stürmt er hinüber, läutet, der Nachbar öffnet, doch noch bevor er ›Guten Tag‹ sagen kann, schreit ihn unser Mann an: ›Behalten Sie Ihren Hammer, Sie Rüpel!‹«

Aus: »Anleitung zum Unglücklichsein« von PAUL WATZLAWICK *(1983, S. 37–38; © 1983 Piper Verlag GmbH, München)*

Wir gehen in der Regel davon aus, dass unsere Gedanken die Realität widerspiegeln. Das ist besonders dann leidvoll und stresserzeugend, wenn es sich um negative Gedanken über uns selbst, die Zukunft, über andere oder die Welt handelt, wenn es um »giftige Annahmen« geht – wie etwa »Ich bin wertlos« oder »Ich bin nicht liebenswert« –, die wir oft nicht überprüfen können oder wollen. Wie in der Geschichte von Paul Watzlawick. Darin kommt es zu einer grundlegenden Verwechslung, der Mann unterscheidet zwei Aspekte nicht: zum einen die realen Fakten und zum anderen die eigenen Zweifel und Interpretationen, die ihm durch den Kopf gehen. So wie eine Zitrone, die ich mir vorstelle, noch lange keine reale Zitrone ist. Auch wenn bei vielen von uns schon die Vorstellung einer Zitrone genügt, um den Speichelfluss im Mund anzuregen.

Die Unterscheidung zwischen den Fakten in einer Situation und den gedanklichen Bewertungen lässt sich leicht im sogenannten ABC-Modell darstellen, das häufig in der kognitiven Verhaltenstherapie verwendet wird (z. B. ELLIS & MACLAREN 2014; BECK u.a. 2010).

A steht für das auslösende Ereignis, also für die realen, sichtbaren Fakten. In diesem Fall ist das der Nachbar, der nicht gegrüßt hat. B steht für die Bewertungen und Interpretationen, die unser Mann ohne Hammer vornimmt. Und C für die Konsequenzen, damit sind die physiologischen Reaktionen, Gefühle und Verhaltensweisen gemeint.

ABBILDUNG 18
ABC der Gedanken und Gefühle

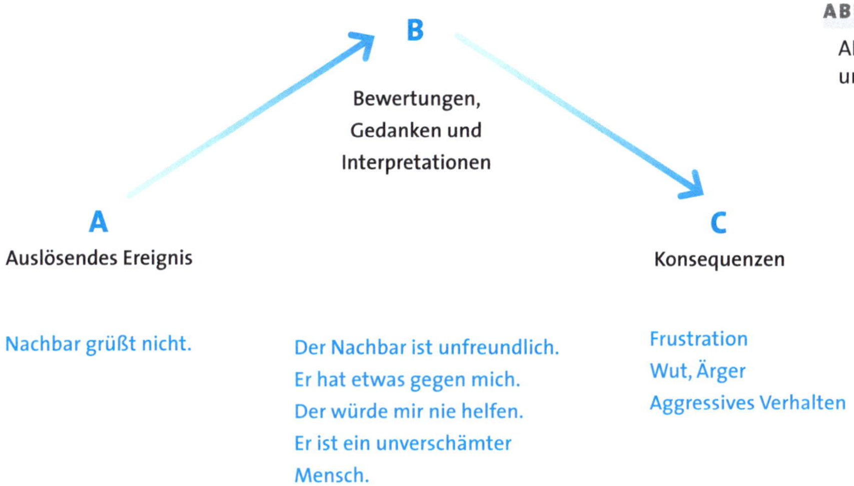

Im ABC-Modell (siehe Abb. 18) wird auch deutlich, warum Menschen so unterschiedlich auf ähnliche Situationen reagieren. Bewertungen und Interpretationen bestimmen also erheblich, was wir erleben und welche Gefühle und physiologischen Reaktionen in unserem Körper ausgelöst werden. Die Bewertungen, die unser Mann ohne Hammer beispielsweise vornimmt, wirken sich sowohl auf seine Gefühle aus als auch auf sein Verhalten dem Nachbarn gegenüber. Wir sehen: Gedanken sind zwar keine Fakten, aber sie haben für unser Stresserleben und unser Wohlbefinden nachhaltige Konsequenzen. Dies wird auch in den folgenden Beispielen deutlich:

BEISPIELE

Bei **CATHRIN** wurde die Diagnose für eine psychische Erkrankung gestellt. Sie fühlt sich minderwertig. »Die halten mich für verrückt. Hoffentlich fragt keiner, wie es mir geht oder was ich gerade tue«, denkt sie sich. Cathrin zieht sich zurück, vermeidet Kontakte und grübelt viel. Was andere Menschen wirklich über sie denken, erfährt sie wegen ihres Rückzugs nicht.

JÖRG traut sich nicht, in einer größeren Gruppe zu sprechen, weil er befürchtet, etwas Falsches zu sagen. Er hat Angst davor, dass die ganze Gruppe ihn dann anschaut, und er befürchtet, dass er ganz rot wird und ihm dann gar nichts mehr einfällt. »Ich blamiere mich dann bis auf die Knochen.«

Bewerten wir eine Situation als bedrohlich für unsere Wünsche, Pläne, Bedürfnisse oder unser körperliches Wohlbefinden (»Ich werde mich blamieren.« oder »Ich bin unfähig und nicht liebenswert.«), werden belastende Gefühle und eine Stressreaktion ausgelöst. Sie erfolgen unabhängig davon, ob die Bedrohung real ist oder ob sie nur in unserer Fantasie existiert. Wenn wir nicht nur die Situation, sondern auch uns selbst (»Ich bin ein Versager.«) und unsere Bewältigungsmöglichkeiten (»Ich bin nicht beziehungsfähig.«) negativ bewerten, fällt die Stressreaktion umso stärker aus. Hohe Ansprüche an uns selbst (»Ich muss besser sein als die anderen.«) oder wenn wir unsere Fähigkeiten als gering einschätzen, verstärken die Stressreaktion ebenfalls (siehe »Stressverstärker«, ab S. 160).

Umgekehrt gilt: Bewerten wir uns selbst und unsere Fähigkeiten positiv, betrachten wir alltägliche Herausforderungen viel eher als etwas, das wir bewältigen können. Wir nehmen Situationen als Herausforderungen wahr, in denen wir etwas über uns und die Umwelt lernen können. Was sich insgesamt positiv auf das Stresserleben auswirkt.

Unser Gehirn produziert ständig Gedanken und Sorgen. Wir sehen schon unsere Pläne scheitern und sind überzeugt davon, dass wir unfähig sind. Wenn wir genügend Zeit haben und in schlechter Stimmung sind, produzieren wir negative Gedankenketten, Sorgentürme und sind in unseren Grübelkreisläufen gefangen. In der kognitiven Therapie spricht man von automatischen Gedanken. Damit ist auch gemeint, dass wir das Auftauchen von Gedanken nicht kontrollieren können; denn sie treten automatisch auf. Wir haben aber Einfluss darauf, wie wir mit unseren Gedanken umgehen.

Gedanken: ein Spiegel der Realität?

BEISPIELE

FRANZ ist überzeugt: »Wenn ich denke, dass ich Krebs habe, dann muss auch was dran sein.«

MARINA ist schon öfter passiert, dass sie an eine Freundin gedacht hat und die Freundin dann prompt angerufen hat. Sie ist davon überzeugt, dass sie eine besondere Begabung hat. Sie glaubt, dass viele ihrer Gedanken zur Realität werden. Dies gilt für positive, aber auch für negative Gedanken. Manchmal fürchtet sie sich: »Wenn mir der Gedanke kommt, dass meiner Mutter etwas zustoßen könnte, dann rufe ich oft bei ihr an, um sicherzugehen, dass ihr nichts passiert ist.«

JAN befürchtet immer wieder, dass er beim Autofahren jemand überfahren hat. Wenn diese Gedanken auftauchen, hält er dies auch für ziemlich wahrscheinlich. Oft hält er beim Autofahren am Straßenrand und sieht nach, ob er nicht doch jemanden verletzt hat. (Im realen Leben hatte er noch nie einen Unfall.)

In all diesen Beispielen steckt die Überzeugung, dass unser Denken die Realität widerspiegelt, dass Gedanken nahezu gleichzusetzen sind mit Fakten oder dass Gedanken Fakten schaffen. Nicht wenige Menschen sind außerdem davon überzeugt, dass schlimme Gedanken unweigerlich zu schlimmen Taten führen. Deshalb müssen schlimme Gedanken unterdrückt oder vermieden werden.

Metakognition: Gedanken, die wir uns über Gedanken machen

Der britische Psychologe Adrian Wells (Fisher & Wells 2014) – Begründer der sogenannten Metakognitiven Therapie (MKT) – konnte in seinen Untersuchungen feststellen, dass Menschen ihre Gedanken viel ernster nehmen und eher zum Grübeln neigen, wenn sie davon überzeugt sind, dass ihre Gedanken der Realität entsprechen.

Das Problematische sind dabei eigentlich nicht die Gedanken und Bewertungen selbst. Wie wir bereits gesehen haben, ist es ganz normal, dass unser Geist kontinuierlich Gedanken und Vorstellungen produziert. Das Entscheidende ist, wie wir diese erleben.

Manche Menschen mit Psychosen fühlen sich verfolgt und denken, dass sie von Kameras beobachtet werden oder dass eine fremde Macht sie abhört über Antennen auf dem benachbarten Hausdach. Für die Betroffenen ist diese Vorstellung absolut real. In der Folge haben sie häufig große Ängste, sind in großer Not, ziehen sich zurück und treffen Schutzmaßnahmen, die für Außenstehende nicht selten skurril anmuten.

In unseren Fortbildungen zum Thema Psychose bekommen die Teilnehmenden von uns die Aufgabe, sich ein paranoides Weltbild vorzustellen. Sie sollen sich hineinversetzen, wie es wäre, wenn sie selbst beobachtet oder von fremden Mächten verfolgt würden. In vielen Gruppen findet rasch ein kreativer Prozess statt, bei dem sich die Teilnehmenden sehr lebendig ausmalen, wie sich Kameras und Wanzen in den Räumen befinden, wie sie sich davor schützen etc. Interessanterweise wird in diesen Gruppen manchmal gelacht. Es werden wilde Ideen gesponnen und kreative Fantasien entwickelt. Jedenfalls reagieren die Fortbildungsteilnehmenden komplett anders als die betroffenen Menschen. Warum ist das so?

Objektmodus: sich mit den eigenen Gedanken voll identifizieren

Weil Menschen, die unter paranoiden oder wahnhaften Vorstellungen leiden, die inneren Bilder und Gedanken als wahr und real erleben. Sie glauben an das, was sie denken. In der metakognitiven Therapie wird dies als *Objektmodus* bezeichnet. Innere Ereignisse, wie z. B. Erinnerungen, Fantasien, Sorgen oder Grübelgedanken, werden als reale Ereignisse wahrgenommen. Dabei geht verloren, dass die inneren Ereignisse nur im Kopf ablaufen. Bei Menschen mit Traumafolgestörungen kann dies in Form von Albträumen oder Flashbacks geschehen, sie erleben die Erinnerungen wieder und wieder und in diesen Momenten als real und sehr bedrohlich. Manche Menschen, die viel grübeln, sind vollkommen davon überzeugt, dass der Gedanke, dass sie nichts können und ein Versager sind, wahr und zutreffend ist. Im Objektmodus bin ich innerlich voll identifiziert mit den Gedanken, ich habe keinen Abstand und meine Gedanken treffen absolut zu.

Metakognitiver Modus: Distanz zu den eigenen Gedanken wahren

Noch einmal zurück zu den Fortbildungsteilnehmenden, auch sie malen sich düstere Fantasien aus, dass sie beobachtet oder verfolgt werden. Der wichtige Unterschied ist, dass sie zu jedem Zeitpunkt wissen, dass es sich nur um Fantasien und Vorstellungen handelt. Sie sind sich gewiss, es sind nur innere Bilder und keine Realität. Dies wird als *Metakognitiver Modus* bezeichnet. Hier werden Gedanken und innere Bilder als das erlebt, was sie eben sind, Ereignisse in unserem Kopf und keine Fakten, keine Sachverhalte der Realität. Im Metakognitiven Modus sind wir viel weniger emotional beteiligt, wir haben innere Distanz und erleben unsere Sorgen, Bewertungen, Erinnerungen als das, was sie sind. Auch Menschen mit psychischen Störungen kann es gelingen, vom Objektmodus in den Metakognitiven Modus zu wechseln.

BEISPIELE

DANIEL berichtet rückblickend von seinen Gedanken in einer Psychose: »Dann beziehe ich vieles auf mich, ich denke, dass andere über mich reden oder über mich lachen, aber das ist nicht wahr, das ist Psychosedenken.« Daniel gelingt es mittlerweile, innerlich Abstand zu nehmen.

MARTHA spricht von Gedanken im Zusammenhang mit ihrer Panikstörung: »Meine Angstgedanken übertreiben es oft. Die reden mir ein, dass ich in der S-Bahn einen Herzinfarkt bekomme oder im Kaufhaus in Ohnmacht falle. Ich bin schon so oft S-Bahn gefahren und noch nie ist etwas passiert. Meine Angstgedanken sind meistens ein Fehlalarm.« Auch Martha ist in diesem Moment im Metakognitiven Modus, aber sie kennt auch Phasen, in denen sie wieder vollständig den Abstand verliert.

Insbesondere beim Grübeln und sorgenvollen Denken geht der Abstand verloren, deshalb werden wir uns bei den praktischen

Methodenschätzen (S. 191 ff.) mit diesen Denkformen intensiver beschäftigen.

Fusion: Verschmelzung mit Gedanken

Die Akzeptanz- und Commitment-Therapie (ACT) beschäftigt sich ebenfalls mit dem Phänomen, dass sich manche Menschen mit ihren Gedanken identifizieren, sie für real und wahr halten. In der ACT wird dies *Fusion* genannt. Dann sind wir quasi verklebt mit unserem Denken. Diese Form von Verschmelzung mit Gedanken ist alltäglich und normal, in vielen Situationen glauben wir weitgehend automatisch, was wir denken. Wenn wir uns Katastrophen ausmalen, dann glauben wir häufig, dass sie eintreffen. Wenn wir denken, dass wir nicht gut genug, nicht intelligent genug oder nicht attraktiv genug sind, dann werden die Gedanken oft begleitet von Minderwertigkeitsgefühlen und das ist ein Zeichen dafür, dass wir mit diesen Gedanken voll identifiziert sind. Die Tatsache, dass diese Gedanken auftauchen, heißt: »Ja, so bin ich.« Dass bestimmte Gedanken auftauchen, hat oft etwas mit unseren bisherigen Erfahrungen zu tun, wie mit uns umgegangen wurde, was wir erlebt haben. All das prägt häufig unser Denken. Diese Art von Denken hat weniger mit den realen Fakten zu tun.

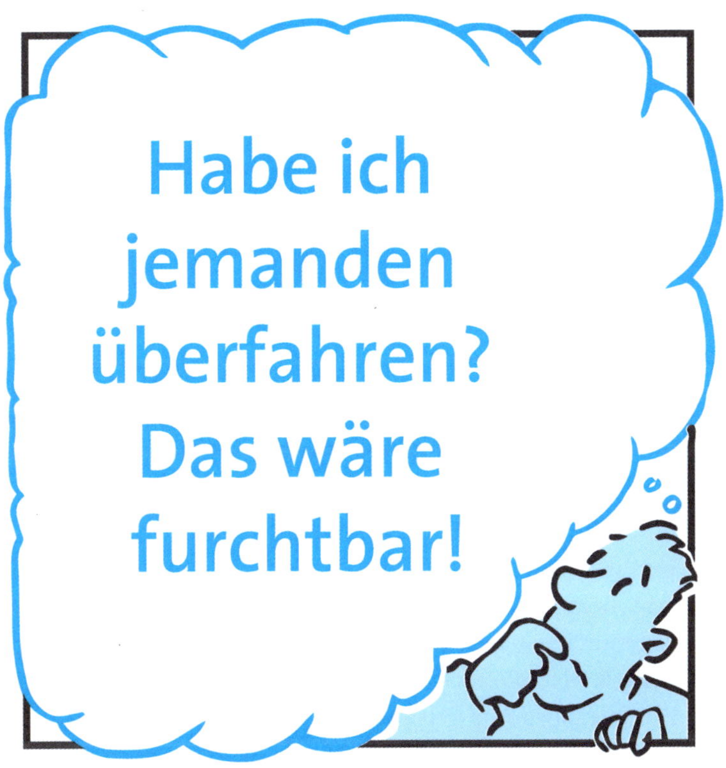

ABBILDUNG 19
Fusion

Eine Extremform der Fusion bzw. des Objektmodus erleben wir bei Menschen, die akut wahnhaft sind, wie Daniel aus unserem Beispiel auf S. 182. Das Problem sind also nicht die Gedanken selbst, sondern ob wir die Inhalte für bare Münze nehmen oder nicht.

Defusion: »Entschmelzen« von den Gedanken

Und das Gegenteil von Fusion? Das Erkennen, dass Gedanken nichts anderes sind als Gedanken und keine Fakten, wird in der Akzeptanz- und Commitment-Therapie (ACT) als *Defusion* bezeichnet, es ist quasi das Pendant zum Metakognitiven Modus aus der MKT (siehe S. 181 f.). Gedanken sind ein Geschehen in meinem Gehirn und bedeuten noch lange nicht die Realität.

ABBILDUNG 20
Defusion

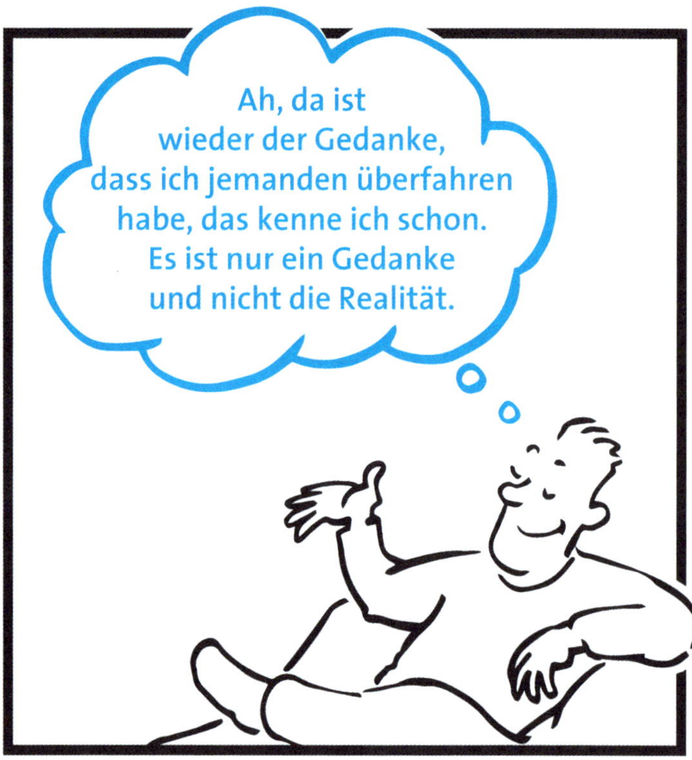
Ah, da ist
wieder der Gedanke,
dass ich jemanden überfahren
habe, das kenne ich schon.
Es ist nur ein Gedanke
und nicht die Realität.

Gedanken sind nichts anderes als inneres Sprechen, das im Kopf geschieht. Beim Denken unterhalten wir uns sozusagen mit uns selbst. Wir sitzen mit uns am Tisch und erzählen uns eine Geschichte oder eine Theorie, z. B. »Ich bin nicht gut genug« oder »Andere Menschen sind schlecht« oder »Die Welt ist ein sehr gefährlicher Ort«. Wenn wir so denken, erzählen wir uns eine Geschichte und diese Geschichte dürfen wir nicht verwechseln mit den realen Ereignissen und Fakten des Lebens.

Wenn Sie mit einem Klienten über das vergangene Wochenende sprechen, und er erzählt, wie er Pizza gebacken hat, dann erzählt er Ihnen eine Geschichte. Wenn Sie aber am Wochenende Dienst hatten und mit dem Klienten zusammen Pizza gebacken oder einen Ausflug zum Minigolfplatz gemacht haben, dann hat dieses Ereignis tatsächlich stattgefunden. Worte, Sprache und Gedanken sollten nie verwechselt werden mit den realen Ereignissen. Deshalb ist ein gewisser Abstand zu den eigenen Gedanken wichtig und oftmals hilfreich (siehe »Distanz gewinnen«, ab S. 197). Gedanken sind Konstrukte und Konzepte über die Welt. So ähnlich wie ein Navigationsgerät, in dem Landkarten abgespeichert sein. Es kann uns nützlich sein, um in einer fremden Stadt von A nach B zu kommen. Aber vielleicht hat es Straßenkarten geladen, die nicht mehr dem aktuellen Stand der Straßenführung entsprechen. Wenn das Navi signalisiert, geradeaus zu fahren, und vor Ihnen liegt ein See, was tun Sie? Glauben Sie dem Navi, dann fahren Sie weiter direkt in den See, oder Sie sehen der Realität ins Auge und folgen der neuen Straßenführung am See vorbei, auch gegen die Richtungsangaben des Navis. Immer wieder gibt es Zeitungsmeldungen von Autofahrern, die mehr ihrem Navi geglaubt haben als ihren eigenen Augen. Sie waren sozusagen fusioniert mit dem Gerät.

BEISPIEL

RAFFAELA hat ein paar Tage frei. In diesen freien Zeiten kreisen ihre Gedanken immer wieder um ein bestimmtes Thema: »Warum entwickle ich immer wieder psychische Krisen? Woher kommt es, dass es mir immer wieder schlecht geht.« Raffaela möchte die Ursachen finden und sie möchte ernsthaft und verantwortlich mit ihrer Vergangenheit umgehen, aus den Fehlern lernen. Durch das Nachdenken erhofft sie sich Einsichten, die sie weiterbringen. Raffaela geht die schwierigen Ereignisse ihres Lebens nacheinander durch: Ablehnungen, Kritik, Misserfolge. Ihr geht es immer schlechter dabei, gleichzeitig fühlt sie sich den Grübeleien hilflos ausgesetzt. »Ich hasse mich dafür, dass ich immer alles so negativ sehe. Wenn ich so viel grüble, werde ich immer depressiver.« Wenn es ganz schlecht läuft, wird sie in diesen Phasen rückfällig und greift zum Alkohol, und wenn es gut läuft, gelingt es ihr, sich abzulenken, sich mit einer Freundin zu treffen und gemeinsam etwas zu kochen oder zu unternehmen.

Positive und negative Metakognition

Kommen wir noch einmal zurück zu den Metakognitionen, also zu den Gedanken, die wir uns über Gedanken machen. Der Psychologe Adrian Wells von der University of Manchester hat in seinen Untersuchungen herausgefunden, dass Menschen, die viel grübeln, u.a. deshalb grübeln, weil sie sich etwas vom Grübeln versprechen, so wie Raffaela (Fisher & Wells 2014). Diese Erwartung bezeichnet er als *positive Metakognitionen*.

Die können z. B. so aussehen: Durch Grübeln kann ich ...

- meinen Schwierigkeiten auf den Grund gehen.
- verhindern, dass ich wieder dieselben Fehler mache.
- mich in Zukunft besser schützen.
- Krankheiten früher bemerken und abwenden.
- besser verstehen, was mit mir los ist.

Diese Überzeugungen lenken die Aufmerksamkeit in Richtung Grübeln, sodass es zunächst sinnvoll erscheint, wieder und wieder über dieselben Ereignisse zu grübeln.

BEISPIEL

UWE »Wenn ich viel über Katastrophen nachdenke, die mir passieren könnten, dann bin ich viel besser auf die Schwierigkeiten des Lebens vorbereitet.« Uwe sorgt sich also ziemlich viel. Wenn er eine Reise mit der Bahn unternimmt, denkt er an das Schlimmste, was passieren könnte, von der Verspätung bis zum Zugunglück geht er alle möglichen Katastrophenszenarien durch. Dasselbe gilt für alle möglichen Krankheiten, die Uwe entwickeln könnte. Leichte Kopfschmerzen könnten auf einen Hirntumor hinweisen, Brustschmerzen auf Herzprobleme. Um auf Nummer sicher zu gehen, besucht er deshalb öfter Fachärzte, um all dies abzuklären.

Positive Erwartungen sind häufig der Einstieg in Grübeleien und sorgenvolles Denken. Es gibt aber auch *negative Metakognitionen,* also Befürchtungen bezüglich des Grübelns. Es handelt sich vor allem um Metakognitionen, die dazu anregen, Gedanken zu unterdrücken.

BEISPIEL

Noch einmal zurück zu **RAFFAELA**. Sie ist überzeugt davon, dass sie das Grübeln nicht mehr stoppen kann, wenn es mal begonnen hat. »Dann bin ich dem hilflos ausgeliefert.« Dann macht ihr das Grübeln Angst: »Am Ende werde ich wieder depressiv. Das Grübeln ist schuld daran, dass ich krank geworden bin.«

Sowohl positive als auch negative Metakognitionen können das Grübeln verstärken. Wenden wir uns nun dem Unterdrücken von Gedanken zu.

Unterdrücken von Gedanken

Selbstreflexion
Lassen Sie sich auf ein kleines gedankliches Experiment ein. Versuchen Sie, in den nächsten drei Minuten bitte *nicht* an einen rosa Elefanten zu denken. Der rosa Elefant, an den Sie gerade nicht denken, hat auch keine großen rosa Ohren. Lassen Sie sich einen Moment Zeit und denken Sie weiterhin *unter keinen Umständen* an einen rosa Elefanten. Versuchen Sie, sich Mühe zu geben, wirklich nicht an einen rosa Elefanten zu denken.

Ist es Ihnen gelungen? Was haben Sie in den vergangenen Sekunden gedacht? Haben Sie wirklich nicht an den rosa Elefanten gedacht? Bei den meisten Menschen tauchen innere Vorstellungsbilder von einem rosa Elefanten auf, wenn sie aktiv versuchen, nicht daran zu denken.

In der Psychologie wird dies als Eisbäreffekt (White-Bear-Effekt) bezeichnet. In verschiedenen Studien zur Unterdrückung von Gedanken wurden die Teilnehmer aufgefordert, dass sie möglichst nicht an einen Eisbären denken sollten (z.B. Wegner u.a. 1987; Teismann 2018). Es zeigte sich, wenn Menschen aufgefordert werden, aktiv an etwas nicht zu denken bzw. Gedanken zu unterdrücken, dass dann gerade diese Vorstellungsbilder auftauchen und eine verstärkte gedankliche Beschäftigung mit den Themen stattfindet, die die Versuchspersonen unterdrücken wollen.

Das Unterdrücken von Gedanken hat deutliche negative Effekte. Es ist für unseren Geist nicht möglich, *nicht* an etwas zu denken. »Nicht« wird innerlich gestrichen und die Gedanken gehen genau in diese Richtung. Es gibt auch keinen Nichtstuhl, sofort denken wir an einen Stuhl. Je stärker wir versuchen, nicht an ein bestimmtes Thema zu denken, desto mehr beschäftigen wir uns damit.

Dieser Effekt spielt bei verschiedenen psychischen Störungen eine Rolle. Und zwar dann, wenn das Unterdrücken von Gedanken zur Bewältigungsstrategie wird – mit ungünstigen Folgen. Menschen mit Zwangsstörungen neigen z.B. häufig dazu, durch eine übertriebene Kontrolle und das versuchte Unterdrücken von Gedanken genau das Gegenteil zu bewirken. Sie denken umso mehr – zwanghaft – an diese Themen und versuchen immer verzweifelter, diese Gedanken loszuwerden. Damit ist der Teufelskreis perfekt.

Menschen, die zum Grübeln neigen, entwickeln manchmal die positiv klingende Absicht, das Grübeln sein lassen zu wollen. Meistens gelingt dies allerdings nicht, also beginnen sie darüber zu grübeln, warum es ihnen nicht gelingt, und machen sich Vorwürfe, dass sie nicht mal das schaffen. Sie werfen sich vor, dass sie selbst dabei versagen, nicht zu grübeln. Das bestätigt wiederum alles, was sie so oder so schon über sich dachten. Das aktive Nicht-grübeln-Wollen kann also auch ein Einstieg in einen gedanklichen Teufelskreis sein.

Auch bei Angstthemen ist das Unterdrücken von Gedanken der falsche Weg. Nicht an das Angstthema denken zu wollen, z. B. S-Bahn fahren, im Supermarkt in der Schlange stehen, einem bestimmten Menschen zu begegnen, an einer schlimmen Krankheit zu leiden, führt oft dazu, dass Menschen sich verstärkt mit diesen Themen beschäftigen und viel Anstrengungen unternehmen, um weiträumig die angstbesetzten Themen zu umschiffen. Sie fahren nicht mehr S-Bahn, meiden Bahnhöfe oder stellen große Anstrengungen an, um bestimmten Menschen nicht zu begegnen. Sie machen sich besonders viele Gedanken über diese Themen und ihr Leben wird zunehmend bestimmt von Vermeidung.

ÜBUNG

Die Katzen-Übung (nach Fisher & Wells 2014)

Stellen Sie sich bitte eine Katze vor. Wenn Sie vor Ihrem inneren Auge eine Katze sehen, dann stellen Sie sich vor, dass die Katze sich nicht bewegt. Sie können sich auch wörtlich vorsagen. Die Katze bewegt sich nicht. Stellen Sie sich aktiv die Katze vor, die sich gerade nicht bewegt.

BEISPIEL

John steht morgens auf und spürt deutliche Verspannungen und leichten Kopfschmerz. »Oh Gott, ich habe wieder Kopfschmerzen. Habe ich vielleicht einen Hirntumor?« Seine innere Erregung steigt. »Ich will daran nicht mehr denken.« Und schon sitzt er in der Falle. Im Laufe des Vormittags wandern die Gedanken immer wieder zurück zu seinem Kopfschmerz und zur Frage, ob er wohl einen Tumor hat. Die Gedanken treiben ihn so lange um, bis er verzweifelt zum Hörer greift und erneut einen Termin beim Arzt vereinbart. Dieser hat im letzten Jahr schon zahlreiche Untersuchungen durchgeführt, ohne dass eine körperliche Schmerzursache gefunden werden konnte.

Manchmal schaffen es die Betroffenen, ihre Gedanken kurzfristig zu unterdrücken. Längerfristig kommt es zu einer deutlichen Verstärkung und zu Rückfällen in eine intensive gedankliche Beschäftigung mit den Themen, die vermieden werden wollen.

Wie beim Umgang mit Gefühlen (siehe S. 94 ff.) ist es also eher ungünstig, Gedanken zu vermeiden oder zu unterdrücken. Es geht auch nicht darum, denkfeindlich zu werden. Viel günstiger ist es, eine akzeptierende, tolerierende Haltung dem eigenen Denken gegenüber zu entwickeln. Und die Fähigkeit zu stärken, Gedanken zu beobachten, ohne sie dabei sofort zu kontrollieren oder zu unterdrücken. Gedanken sind eben nur Gedanken und keine Tatsachen. Es sind Ereignisse in unserem Kopf, die nicht unterdrückt werden müssen.

Kurzfristige Vorteile des Grübelns

BEISPIEL

HARALD hat eigentlich vor, seine Bewerbungsunterlagen auf den neusten Stand zu bringen. Bei seinem Lebenslauf bleibt er hängen, insbesondere bei den größeren Lücken, in denen er im Krankenhaus war oder sich in einer Reha befand. Das kann so nicht bleiben. Er beginnt zu grübeln, er schämt sich für die Lücken und kommt zu der Überzeugung, dass er so oder so ein Versager sei. Gedanklich verstrickt er sich immer mehr. Er beendet die Arbeit an seinem Lebenslauf und schaltet den Fernseher ein. Während er sich durch die Kanäle zappt, beschäftigen ihn die Gedanken an sein Versagen weiter. Macht doch so oder so keinen Sinn, sich zu bewerben.

In diesem Zusammenhang bezeichnen Psychologen das Grübeln im Beispiel als Vermeidungsverhalten. Harald vermeidet die Arbeit an seinen Bewerbungsunterlagen, die für ihn mit verschiedenen unangenehmen Gefühlen verbunden ist: Er verspürt Unsicherheit bei der Frage, wie er die Lücken im Lebenslauf kaschieren kann. Er schämt sich und befürchtet, darauf angesprochen zu werden, und er hat Angst zu versagen oder abgelehnt zu werden. Für Harald scheint es kurzfristig einfacher zu sein, sich nicht weiter mit den Bewerbungsunterlagen zu beschäftigen. Wenn er das noch weiter rausschiebt, dann kann er ja auch das Bewerben weiter rausschieben und das sorgt für Erleichterung. Und gleichzeitig beschäftigt er sich gedanklich mit seinem Versagen – ist ja besser als gar nichts tun. Er nimmt es durch das Grübeln nicht auf die leichte Schulter. Es kommt zu einer Vermeidung von negativen Gefühlen und zu einer Vermeidung von Handlungen im realen Leben.

Die kurzfristige Entlastung kann zu einer Verstärkung des Grübelns führen. Weiterhin führt es eher zu Rückzug und Inaktivität und meistens nicht zu lösungsorientiertem Handeln. Selbstabwertungen und Vergleiche mit anderen nehmen dann eher zu, weil die anstehenden Aufgaben nicht erledigt wurden.

Einsamkeit und Unterforderung

BEISPIEL

PATRICK wurde fristlos gekündigt. Zu Hause fällt ihm die Decke auf den Kopf, er weiß nicht, was er mit sich anfangen soll. Es kommt ihm so vor, als ob alle anderen etwas Sinnvolles zu tun haben. Nur er hängt den ganzen Tag rum. Seine Gedanken kreisen und kreisen und er sieht überhaupt nicht, wie sich das je ändern sollte. Am liebsten würde er sich wieder in die Klinik einweisen lassen, dort ist wenigstens ein bisschen was los und er grübelt nicht nur.

Lange Zeiträume ohne Struktur, Arbeitslosigkeit, Unterforderung, soziale Isolation, Einsamkeit – all dies sind Nährböden für Grübeleien. Wenn unser Gehirn sich wenig mit anderen Menschen in Beziehung setzt, wenig gefordert ist durch konkrete Aufgaben und Anforderungen des Lebens, beginnt eine erhöhte Selbstaufmerksamkeit und gedankliche Selbstbeschäftigung. Negative Bewältigungsstrategien, wie z. B. Vermeidung oder Suchtverhalten, nehmen zu. Oft geht es darum, Klientinnen und Klienten dabei zu unterstützen, ihre Lebenssituation zu verändern, dann ändert sich auch die grüblerische Selbstbeschäftigung.

BEISPIELE

JANNO ist in der Schulzeit an einer Psychose erkrankt. Seit Jahren lebt er zurückgezogen bei seinen Eltern in seinem Kinderzimmer. Er meidet soziale Kontakte, da er sich schämt wegen seiner Erkrankung. Er benutzt keine öffentlichen Verkehrsmittel, damit ihm keine ehemaligen Mitschüler begegnen. Er hat viel Zeit zum Grübeln, nebenher surft er nächtelang im Internet. Seine Tagesstruktur und einen geregelten Schlaf-wach-Rhythmus hat er völlig verloren. Seine Eltern finden keinen Zugang mehr zu Janno, ihr Kontakt besteht fast nur noch darin, ihn mit Nahrungsmitteln zu versorgen. – Einige Jahre später begegne ich Janno wieder. Er wohnt inzwischen in einer WG, nimmt gerade an einer Rehabilitationsmaßnahme teil und hat eine Freundin. Zum zurückgezogenen Grübeln und nächtelangen Surfen im Internet hat er gar keine Zeit mehr.

LEONIE hat wieder mal ihren Job verloren, sie hat keinen Grund mehr, morgens aufzustehen, verbringt die meisten Tage im Bett, schläft lange, isst im Bett, schaut YouTube-Videos und ansonsten ist sie in ihren negativen Gedankenschleifen gefangen. »Warum bin ich so eine Versagerin? Warum schaffe ich es nicht zu arbeiten?«

MARK ist vor jedem Verlassen des Hauses mit seinen Zwangsgedanken, Zweifeln und Kontrollen beschäftigt. »Ist der Herd auch wirklich aus? Habe ich den Wasserkocher ausgeschaltet?« Manchmal dauern diese Kontrollen bis zu drei Stunden. Ihm gelingt es nicht, pünktlich zur Arbeit zu kommen. Zum Glück hat sein Gruppenleiter in der WfbM erkannt, warum Mark so oft zu spät kommt. Sein Arbeitsplatz ist nicht gefährdet und die Sozialdienstmitarbeiterin der WfbM hilft ihm, eine Psychotherapie zu finden, um zu lernen, mit seinen Zweifeln, Zwangsgedanken und seinem Kontrollverhalten umzugehen. Mark geht es viel besser, wenn er arbeiten kann, selbst wenn er öfter zu spät kommt. In Phasen der Arbeitslosigkeit brachte Mark nahezu den ganzen Tag mit Grübel- und Zwangsgedanken zu, ihm gelang es zeitweise gar nicht, das Haus zu verlassen.

Je weniger im realen Leben erlebt wird, desto mehr nehmen mentale Prozesse wie Grübeln und Sichsorgen zu. Wenn das menschliche Gehirn wenig beschäftigt wird, dann scheint es sich selbst zu beschäftigen. Leider dominieren dabei oft das Alarmsystem und die Katastrophenorientierung unseres Gehirns. Es produziert Selbstabwertungen, Selbstkritik und Katastrophenszenarios.

In der Begleitung von psychisch kranken Menschen ist es wichtig, diese Zusammenhänge zur gegenwärtigen Arbeits-, Lebens- und sozialen Situation zu sehen. Durch eine Änderung in der Lebenssituation kann das Grübeln oftmals deutlich reduziert werden. Eine Tagesstruktur, Beschäftigung und soziale Integration spielen hierbei eine wichtige Rolle.

Zusammenfassung

Vor allem ausgeprägtes sorgenvolles Denken und ausgeprägtes Grübeln belasten das Wohlbefinden und die Gesundheit. Die Ursachen für diese Denkweisen können sehr vielfältig sein.

Grübeln kann ...

- der Vermeidung von unangenehmem Erleben und unangenehmen Situationen dienen.
- mit positiven Erwartungen verbunden sein, wie z. B. endlich einer Sache auf den Grund zu kommen.
- die Folge von Versuchen sein, bestimmte Gedanken zu unterdrücken. (Bitte denken Sie jetzt nicht an einen rosa Elefanten.)
- unstrukturierte Zeit füllen.
- aus Überforderung im Umgang mit Belastungen resultieren.

Im folgenden Abschnitt geht es darum, wie wir Menschen begleiten können, damit sie nicht in diese Grübelfalle geraten, wie wir sie dabei unterstützen können, wieder mehr Kontrolle über die eigenen Denk- und Aufmerksamkeitsprozesse zu gewinnen.

Praktische Methodenschätze

In diesem Abschnitt finden Sie verschiedene Strategien für einen hilfreichen Umgang mit belastenden Gedanken. Nachfolgend werden verschiedene kognitive Strategien vorgestellt und Sie erfahren, wie Aktivität zur Tagesstruktur genutzt werden kann, um Abstand zu nehmen von Grübeleien. Beides kann sich ergänzen und wechselseitig verstärken. Für manche Menschen ist der Zugang über Aktivität und Beschäftigung leichter, für andere sind die Erklärungs- und Verstehensmodelle ein hilfreicher Einstieg, um dann aktiv zu werden.

Grübelmuster bemerken und verändern

Gedanken bemerken – das beobachtende Selbst entdecken

Ganz entscheidend ist, dass Klientinnen und Klienten früh erkennen, wann das Grübeln beginnt: »Aha, ich grüble gerade.« Meistens sind es ähnliche Themen, über die gegrübelt wird, das kann schon ein Anhaltspunkt sein. Grübeln ist eine bestimmte Art zu denken, die sich deutlich von problemlösendem Denken unterscheidet (siehe S. 177). Wenn wir Klientinnen und Klienten dabei unterstützen, negative Denkgewohnheiten zu bemerken, helfen wir ihnen, das Grübeln aus einer Beobachterperspektive wahrzunehmen. Psychologinnen unterscheiden in diesem Zusammenhang mitunter das denkende Selbst vom beobachtenden Selbst. Was ist damit gemeint?

Das denkende Selbst Damit ist der Teil in uns gemeint, der ständig plappert, bewertet, innerlich spricht und denkt. Es ist der kontinuierliche Strom von Gedanken, die automatisch in unserem Geist auftauchen.

Das beobachtende Selbst ist leicht zu entdecken. Bitte lenken Sie für einen Moment Ihre Aufmerksamkeit in Richtung Ihrer Füße. Spüren Sie, wie die Füße den Boden berühren? Wenn Sie aufmerksam Ihr Körpergefühl in den Füßen wahrnehmen, dann erleben Sie Ihr beobachtendes Selbst in Aktion. Natürlich können Sie diese Übung auch mit Ihren Klientinnen und Klienten durchführen. Das beobachtende Selbst steht uns im Prinzip immer zur Verfügung, durch Aufmerksamkeitslenkung, Beobachtung und Wahrnehmung dessen, was in diesem Augenblick geschieht.

Ermuntern Sie Ihre Klientinnen und Klienten zu entdecken, wann sie anfangen zu grübeln, wann sie wieder und wieder auf denselben Themen herumkauen und welche Themen dies sind. Das beobachtende Selbst, also das aufmerksame Wahrnehmen des Grübelns, bietet die Möglichkeit, aus dem Teufelskreis auszusteigen.

BEISPIEL

RICO hat bemerkt, dass seine Gedanken immer negativer und das Grübeln stärker werden, wenn er morgens lange im Bett liegen bleibt. Durch das Bemerken (beobachtendes Selbst) kann Rico entscheiden, ob er liegen bleibt oder doch aufsteht. Rico hat auch bemerkt, dass weniger Grübelgedanken auftreten, wenn er im Wald spazieren geht.

Woran kann man Grübelepisoden erkennen?

- Intensive Beschäftigung mit Fragen, auf die es keine befriedigenden Antworten gibt, wie z. B. »Warum passiert das immer mir?«, »Warum habe ich in dem Streit damals nicht anders gehandelt?«, »Warum bin ich krank geworden?«.

- Die Gedanken kreisen um die gleichen Themen, ohne dass man einer Lösung näherkommt.
- Klienten hoffen durch intensives Nachdenken, doch noch auf den Grund des Problems zu kommen.
- Grübeln kostet viel Zeit, macht antriebslos und ist seelisch belastend, soziale Kontakte werden vermieden.
- Beim Grübeln tauchen Klientinnen ganz ein und können die Realität um sich herum nicht mehr wahrnehmen.
- Grübeln besteht oft aus starken negativen Bewertungen des eigenen Selbst und Vergleichen mit anderen.
- Grübeln führt oft zu einer geistigen Abwesenheit, sodass Alltagsanforderungen vernachlässigt werden.

Als Fachkräfte können wir immer wieder gezielt das beobachtende Selbst ansprechen, dies kann sich auf das Grübeln allgemein beziehen, z. B. so:

BEISPIELE

KLIENT »Ich frage mich die ganze Zeit, was wäre wohl aus mir geworden, wenn ich vor fünf Jahren nicht meinen Arbeitsplatz verloren hätte? Was hätte ich damals tun sollen, dass das nicht geschieht?«
FACHKRAFT »Kann es sein, dass Sie gerade stark mit Grübeln über die Vergangenheit beschäftigt sind?«

FACHKRAFT »Gab es einen Auslöser für das Grübeln?«
KLIENTIN »Ja, gestern Abend, da wollte ich meinen Vermieter anrufen und ihm sagen, dass der Wasserhahn stark tropft. Ich hatte aber Angst, mit ihm zu reden, der ist immer so unfreundlich. Dann hat es irgendwann begonnen.«

FACHKRAFT »Wann grübeln Sie mehr und wann grübeln Sie weniger?«
KLIENT »Wenn mir langweilig ist und ich nichts zu tun habe, dann grüble ich viel mehr. Wenn ich etwas mache, das mich interessiert, wie z. B. Fotografieren oder Sudoku, dann ist es viel besser.«

FACHKRAFT »Woran merken Sie, dass Sie grübeln?«
KLIENTIN »Dann ziehe ich mich oft zurück, werde immer passiver, und wenn ich so in Gedanken bin, dann habe ich zu nichts mehr Lust, alles fällt mir viel schwerer. Ich habe dann nur noch negative Gedanken im Kopf.«

Bei den meisten treten bestimmte Grübelthemen auf, dann kann das Grübeln am Inhalt oder den typischen Grübelgedanken festgemacht werden. Das können so Gedanken sein, wie z. B.:

- Ich bin nicht gut / intelligent / hübsch … genug.
- Das zeigt wieder, was für ein Versager ich bin.
- Es wird in einer Katastrophe enden.
- Alle sind gegen mich.
- Das schaffe ich nie.
- Anderen geht es besser als mir.
- Ich leide an einer schlimmen Krankheit. (Obwohl kein Arzt etwas feststellen kann.)
- Ich bin schuldig.

BEISPIELE

JANA hat bei jedem Auftrag, den sie am Arbeitsplatz bekommt, den Gedanken: »Das schaffe ich nie.«

LUKA hätte gerne eine Freundin. Sobald er sich für eine Frau interessiert, tauchen bei ihm solche Gedanken auf: »Ich bin nicht interessant genug, mich will so oder so niemand.«

Arbeitsblatt: Grübelthemen identifizieren

In den Downloadmaterialien (siehe S. 289) finden Sie einen Fragebogen, den betroffene Personen ausfüllen können, um die eigenen typischen Gedanken zu identifizieren, Gedanken, die sie belasten und die häufig auftreten. Wichtig ist, dass Klientinnen und Klienten erfahren, dass sie nicht die Einzigen mit solchen Gedanken sind, sondern dass die meisten Menschen von solchen Gedanken verfolgt werden. Das hat etwas mit der Katastrophen- und Stressorientierung unseres Geistes und unserer Lebensgeschichte zu tun.

Nicht wenige Klientinnen und Klienten, die viel grübeln, wünschen sich einen Schalter, um ihre Gedanken abzuschalten, andere unternehmen viel, um diese Gedanken zu unterdrücken oder loszuwerden (siehe S. 187 ff.). Leider gibt es keinen Schalter, und Unterdrücken funktioniert auch nicht. Deshalb geht es darum, dass wir den Betroffenen helfen, gut mit Grübelgedanken umzugehen und Strategien zu finden, mit diesen Gedanken zu leben. So wie Menschen, die einen Tinnitus haben, lernen müssen, mit diesem Ohrgeräusch zu leben, ohne ständig dagegen zu kämpfen.

Die Top Five der belastenden Gedanken

Manchen Klientinnen und Klienten fällt es zunächst schwer, die typischen Grübelgedanken zu identifizieren. Ein Tagebuch kann auch dabei hilfreich sein (siehe S. 196). Es sollten dann die belastenden Gedanken aufgeschrieben werden. Sie können Ihre Klientinnen und Klienten auch ermuntern, sozusagen eine Hitliste der häufigsten Gedanken zu bilden. Oder sie können den Fragebogen ausfüllen, dann können sie ihre häufigsten Gedanken in eine Reihenfolge bringen. Die Gedanken, die am häufigsten auftauchen, belegen die Spitzenplätze. Man könnte meinen, dass es so etwas wie Lieblingsgedanken sind.

BEISPIELE

Sobald **JANIK** in seinem Zimmer allein ist, tauchen die folgenden Gedanken auf: »Habe ich eine schlimme Krankheit, Krebs oder Hepatitis?« Gäbe es eine Hitliste, wäre dieser Gedanke die Nummer eins, dicht gefolgt von dem Gedanken: »Alles wird schlimm enden.«

Bei **JANINA** steht dieser Gedanke ganz oben auf ihrer Hitliste: »Ich kann niemandem trauen.«

Wenn diese Gedanken mal ausgesprochen oder aufgeschrieben sind, dann werden die automatischen Wiederholungen leichter erkannt: »Ah, ich denke schon wieder an ...«

Weiter oben haben wir bereits vom inneren Beobachter gesprochen, wir haben erarbeitet, wie wichtig das Bemerken ist. Im Bemerken liegt die Möglichkeit, Abstand zu nehmen und auszusteigen aus den Gedankenschleifen.

BEISPIEL

LARS fragt sich oft, ob es sinnvoll ist, weiter zu grübeln oder nicht. Da er den Dingen auf den Grund gehen möchte und wirklich eine Antwort haben möchte auf seine Fragen, grübelt er meistens weiter. Lars hat also eine positive Metakognition davon, dass ihm Grübeln weiterhilft. Diese Überzeugung verstärkt das Grübeln, weil er sich etwas davon verspricht.

Gedanken hinterfragen

Welche abschließenden Antworten kann es auf folgende Fragen geben?

- Warum passieren immer mir solche Dinge?
- Warum habe ich im Konflikt mit meiner Freundin damals nicht anders gehandelt? Was wäre passiert, wenn ich mich anders verhalten hätte?
- Bin ich ein Versager?
- Bin ich wirklich liebenswert?

Auf diese Fragen gibt es keine befriedigenden Antworten, deshalb mündet das Nachdenken in Endlosschleifen. Um die Nützlichkeit des Grübelns zu überprüfen und zu hinterfragen, können Sie Ihren Klientinnen die eine oder andere der folgenden Fragen stellen:

- Ihr Thema ist: ... Wie viel Zeit haben Sie bisher damit verbracht, eine Antwort zu finden? Hat Sie das Nachdenken weitergebracht und welche Lösungen haben Sie gefunden?
- Wie lange wollen Sie sich noch mit dem Thema beschäftigen, bis Sie zu einer Lösung kommen?
- Wie nützlich und hilfreich schätzen Sie es ein, weiter darüber nachzudenken?
- Wie hat sich das Grübeln auf Ihr Wohlbefinden, auf Ihre Gesundheit ausgewirkt? Hat das Grübeln Ihnen bisher geholfen, besser mit der Situation zurechtzukommen?

- Hat das Nachdenken Ihnen geholfen, aktiv zu werden und besser mit den Problemen umzugehen?

Wenn Klienten klar wird, dass es nicht hilfreich ist, weiter über bestimmte Themen zu grübeln, dann bringen sie eher die Energie auf, sich wieder aktiver dem Leben zuzuwenden.

Grübelzeiten festlegen

Manchen Menschen, die viel grübeln, hilft es, feste Zeiten dafür festzulegen, z. B. wird von 17 Uhr bis 17.10 Uhr eine Spanne festgelegt, in der bewusst und aktiv gegrübelt wird. Die Zeit sollte nicht direkt vor dem Einschlafen sein. Dies kann auch mithilfe eines Grübeltagebuchs geschehen, in welches in diesem Zeitraum alle Grübelgedanken notiert werden.

Wenn Grübelgedanken im Laufe des Tages außerhalb der Grübelzeit auftreten, also z. B. um 10 Uhr, dann sollten die Klientinnen und Klienten sich dies bewusst machen und sich erinnern, dass ab 17 Uhr wieder gegrübelt wird. »Ah jetzt taucht ein Grübelgedanke auf. Ich werde mich jetzt nicht damit beschäftigen. Ab 17 Uhr habe ich Zeit, darüber nachzudenken.« Gedanken sollen nicht unterdrückt werden, es geht darum, das Nachdenken aufzuschieben. Klienten lernen dabei, Grübelgedanken zu bemerken und sich nicht vertieft mit ihnen zu beschäftigen, sondern erst dann, wenn sie es wollen. Grübelzeiten können helfen, mehr Kontrolle über das Grübeln zu gewinnen.

Allerdings ist es nicht zwingend notwendig, sich zur festgelegten Zeit tatsächlich mit dem Gedanken zu beschäftigen. Manche Klienten berichten, dass es dann gar nicht so richtig gelingt, über ein Thema nachzugrübeln, wenn sie es gezielt und absichtsvoll tun wollen.

Grübelstopp

Eine weitere Strategie ist der sogenannte Gedankenstopp. Ermuntern Sie Ihre Klientinnen und Klienten, laut oder auch in Gedanken »Stopp« zu sagen, sodass das Grübeln unterbrochen wird. Sie können sich dann erinnern, dass erst in der geplanten Grübelzeit wieder gegrübelt wird, oder einen anderen Plan verbinden mit dem Stopp (siehe Wenn-dann-Pläne). Der Stopp bedeutet wiederum nicht, dass Grübeln unterdrückt wird, sondern nur unterbrochen. Die Gedanken können noch präsent sein, ohne eine vertiefte Beschäftigung damit.

Wenn-dann-Pläne

Für viele Klienten ist es hilfreich, mit dem Grübeln einen Wenn-dann-Plan zu verbinden (Oettingen 2017). Damit ist gemeint, sobald Grübelgedanken auftauchen, dies mit einer konkreten Handlungsabsicht zu verbinden.

BEISPIELE

MAIKE hat sich vorgenommen: *Wenn* ich grüble, *dann* stehe ich vom Sofa auf und räume die Küche auf.

Für **HENRY** ist es hilfreich, im Wald spazieren zu gehen, deshalb lautet sein Wenn-dann-Plan: *Wenn* ich zu Hause grüble, *dann* ziehe ich mir die Schuhe an und gehe im nahe gelegenen Wald spazieren.

Wenn-dann-Pläne haben sich als sehr wirkungsvoll erwiesen, um neue Gewohnheiten zu etablieren. *Wenn* steht für die auslösende Bedingung und *dann* für die gewünschte Handlung. Die Handlung sollte dabei möglichst konkret festgelegt sein.

Distanz gewinnen

Wenn Ihre Klientinnen und Klienten immer wieder mit belastenden Gedanken zu tun haben, kann es hilfreich sein, wenn Sie sie dabei unterstützen, auf Abstand zu gehen, hin zu »Ich bin nicht meine Gedanken.«. So wie wir nicht blind unserem Navi vertrauen, sondern immer wieder auf Abstand gehen, wenn vor uns eine Sackgasse auftaucht. Oder wenn Sie einen spannenden Krimi wie gebannt ansehen und mitfiebern, bis der Mörder gefasst wird. Am Ende des Filmes kommt der Abspann mit der Auflistung der Schauspieler und Sie wachen auf aus der Fusion (siehe S. 183) und bemerken: Es war ja nur ein Film. Dieses Auf-Abstand-Gehen kann trainiert und erlernt werden. Im Folgenden finden Sie einige Methoden und Tipps, die vorwiegend aus der Akzeptanz- und Commitment-Therapie stammen (Harris 2023; Wengenroth 2016; Hayes & Smith 2007) und die Sie an Ihre Klientinnen und Klienten weitergeben können:

Es ist normal, dass negative und grüblerische Gedanken auftauchen. Es kann nicht oft genug gesagt werden, dass der menschliche Geist sehr häufig und automatisch negative Gedanken und Bewertungen wiederholt. Desto normaler und alltäglicher diese Gedanken erscheinen, desto weniger müssen sie unterdrückt werden und desto leichter fällt der Umgang damit. Gedanken können dann auch zugelassen werden.

Gedanken sind Gedanken und keine Fakten. Auch dies kann nicht oft genug gesagt werden. Gedanken und Bewertungen sind zunächst ein Geschehen in unserem Kopf. Gedanken sind keine Fakten. Auf dem Wort Stuhl kann man nicht sitzen. Geschrieben ist das Wort Stuhl eine Ansammlung von Punkten auf einem weißen Blatt und gesprochen könnte jemand, der die deutsche Sprache nicht beherrscht, es vermutlich nicht verstehen. Auf einem realen Stuhl kann ich mich gemütlich niederlassen. Ich kann ihn sinnlich spüren und anfassen.

Gedanken benennen Um sich immer wieder klarzumachen, dass es sich um Gedanken oder Grübeln handelt, ist es hilfreich, sie zu benennen. »Ich habe gerade schon wieder den Gedanken, dass ich es nicht schaffe, mich zu bewerben.« Dadurch wird das eigene Denken als das markiert, was es ist. Die Formulierung »Ich habe den Gedanken, dass ...« eignet sich gut. Es können natürlich auch noch Unterscheidungen getroffen werden, wie z. B. »Ich habe wieder den Katastrophengedanken, dass ich an Krebs erkrankt bin«, »Ich habe gerade wieder den Vergleichsgedanken, dass es anderen viel besser geht«, »Mein Geist liest gerade wieder die Zukunft, dass ich durch die Prüfung fallen werde«.

Sie können Metaphern und Bilder verwenden, die Ihre Klientinnen und Klienten dabei unterstützen, den ständigen Strom der Gedanken humorvoller zu betrachten. Auch Humor sorgt für Distanz.

Die Popcornmaschine unseres Geistes Unser Geist funktioniert ähnlich wie eine Popcornmaschine. Stellen Sie sich eine dieser großen Maschinen vor, die man oft neben der Kinokasse bewundern kann. Oben werden die Maiskörner in einer großen Pfanne erhitzt, und wenn die Maiskörner aufplatzen, dann fallen sie über den Rand in eine Kupferwanne oder in einen Glasbehälter. Mit unserem Geist ist das so ähnlich. Unser Geist produziert zwar kein Popcorn, dafür aber Gedanken, und dies sehr assoziativ und hoch automatisiert. Wir haben keine Kontrolle darüber, wie viel und welche Gedanken produziert werden, wann sie auftauchen, aber wir können sie beobachten so, wie wir auch das Popcorn beobachten können, das über den Rand in die Kupferwanne fällt.

Lieblingsradioprogramme Unser Geist funktioniert wie ein Radio mit unterschiedlichen Programmen. Wenn wir grübeln oder uns Katastrophen ausmalen, ist der Schwarzmalsender eingeschaltet. Wenn wir uns intensiv mit der Vergangenheit beschäftigen, dann läuft der Alte-Geschichten-Sender. An den Themen erkennen wir unsere Lieblingsradiosender früh und wir können uns überlegen, ob wir weiter zuhören wollen.

Gedanken sind wie bunte Luftballons, die aufsteigen und langsam davonfliegen. Dieses Bild wird relativ häufig verwendet. Wir können die Luftballons beobachten und müssen das Geschehen nicht beeinflussen oder kontrollieren. Das Bild kann ergänzt werden, indem auch noch der Inhalt der Gedanken visualisiert wird, z. B. so: »Ich sehe, wie der Gedanke ›Ich bin nichts wert‹ auf einem Luftballon vor meinem inneren Auge vorbeifliegt.« Die nächsten Sekunden kann jeder Gedanke gesehen werden, wie er wie ein Luftballon in seinem eigenen Tempo vorbeifliegt.

Andere Vorstellungsbilder können natürlich auch verwendet werden. Hier einige Beispiele:

- Statt Luftballons kann man sich Wolken vorstellen, die am Himmel vorüberziehen.
- Stellen Sie sich vor, Sie sitzen am Ufer eines Flusses und beobachten das vorbeitreibende Laub auf der Oberfläche. Gedanken können in Ihrer Vorstellung auf ein Blatt gelegt werden, das der Fluss in seinem Tempo weiterträgt.
- Der Zug der Gedanken: Das Geschehen in unserem Kopf ähnelt einem geschäftigen Bahnhof, in den viele Züge ein- und ausfahren. Wir können uns vorstellen, wie wir am Bahnsteig sitzen und beobachten, wie Züge in den Bahnhof ein- und ausfahren. Wir steigen weder ein noch versuchen wir, einen Zug aufzuhalten.

All diese Bilder haben gemeinsam, dass das Auftauchen der Gedanken neugierig und offen beobachtet wird. Es wird als ein natürliches Geschehen betrachtet, das nicht kontrolliert werden muss. Es muss keine Reaktion erfolgen. Einem vorbeifahrenden Zug stellen wir uns auch nicht entgegen und wir versuchen auch nicht, eine Wolke zu unterdrücken. Über die Bilder wird ein bestimmter Umgang mit Gedanken eingeübt, der darin besteht, Gedanken nicht zu bekämpfen oder sich mit ihnen zu identifizieren, sondern sie zu beobachten und kommen und gehen zu lassen. Das folgende Beispiel illustriert, wie Sie Ihre Klientinnen und Klienten dabei unterstützen können, Abstand von ihren Gedanken zu nehmen.

BEISPIEL

BERND berichtet seinem Ergotherapeuten ganz oft von seinen sorgenvollen Gedanken, so auch an diesem Tag: »Heute früh bin ich wieder nicht aus dem Bett gekommen. Wenn ich nicht mal das schaffe, wie soll ich dann die Umschulung packen? Ich werde nie arbeiten können.« Bernd ist ziemlich niedergeschlagen und gestresst.

Der **ERGOTHERAPEUT** kennt Bernd und seine Sorgen schon gut, deshalb antwortet er: »Kann es sein, dass Sie gerade wieder den Katastrophen-Radiosender eingeschaltet haben? Sie malen sich wieder eine rabenschwarze Zukunft aus. Wie geht es Ihnen, wenn Sie diesen Sender längere Zeit hören?«

BERND »Ja, ich weiß, dann geht es mir immer schlechter.«

ERGOTHERAPEUT »Sie haben heute Morgen verschlafen, mehr ist nicht passiert, oder? Alles, was Sie mir dann noch geschildert haben, sind Gedanken und keine Fakten. Sie können ja mal versuchen, dass Sie diese Gedanken vorbeiziehen lassen wie Wolken oder wie Luftballons. Vielen Leuten hilft auch, wenn sie bei jedem sorgenvollen Gedanken bewusst hinzufügen: *Ich habe gerade den Katastrophengedanken,* dass ich nie eine Umschulung machen kann. Damit wird noch deutlicher, dass es nur Gedanken sind, die sie sich selbst gerade erzählen.«

BERND entgegnet: »Das habe ich schon probiert, aber ich glaube, dass meine Gedanken wahr sind und es so kommen wird.«

ERGOTHERAPEUT »Wenn Sie Ihren Katastrophengedanken glauben, dann geht es Ihnen schlecht. Aber woher wissen Sie, was in den nächsten Jahren passieren wird? Niemand kann in die Zukunft sehen, das ist alles nur Spekulation. Hilft es Ihnen denn, Ihr Ziel zu erreichen und wieder beruflich Fuß zu fassen, wenn Sie sich Ihre Zukunft negativ ausmalen?«

BERND räumt ein: »Nein, da haben Sie Recht, meine Katastrophengedanken helfen mir überhaupt nicht.«

ERGOTHERAPEUT »Deshalb ist es umso wichtiger, immer wieder zu bemerken, dass die Gedanken da sind, und auf Abstand zu gehen. Es sind nur vorbeiziehende Gedanken, die Ihnen in keiner Weise helfen, Ihre berufliche Zukunft zu gestalten. Je häufiger Sie diese Katastrophengedanken bemerken und dann aussteigen, desto besser gelingt es.«

Wie Defusion gefördert werden kann

Erinnern Sie sich noch an die Unterscheidung zwischen Fusion – der Verschmelzung mit Gedanken – und Defusion – dem Entschmelzen von Gedanken (siehe S. 184)? Über bestimmte Fragen kann die Defusion gefördert werden, was ebenfalls zu einer Distanzierung von den eigenen Gedanken führt (in Anlehnung an Harris 2023):

Fragen, die helfen, Gedanken bewusst wahrzunehmen Welche Gedanken gehen Ihnen gerade durch den Kopf? Was erzählt Ihnen gerade Ihr Geist?

Fragen, die deutlich machen, wie hilfreich oder funktional manche Gedanken sind Hilft Ihnen dieser Gedanke, mit der Situation gut umzugehen? Wenn Sie an diesem Gedanken festhalten, ist das für Sie hilfreich? Hilft der Gedanke Ihnen, das zu tun, was Ihnen wichtig ist?

Fragen, die die Verschmelzung mit Gedanken bewusst machen Wie sehr glauben Sie, dass das, was Sie gerade denken, wahr ist? Wie sehr glauben Sie, dass alles, was Sie sich gerade vorstellen, eintreffen wird? Wie stark nehmen diese Gedanken Sie gerade in Beschlag?

Aufmerksamkeit lenken und Achtsamkeit üben

»Wie konnte ich nur so dumm sein? Warum passieren immer mir solche Missgeschicke? Versager!« Solche Gedanken ziehen die Aufmerksamkeit an wie ein Magnet. Menschen, die zum Grübeln neigen, richten ihre Aufmerksamkeit verstärkt auf ihre Gefühle und Gedanken und bleiben daran haften. Für Sorgen gilt das Gleiche. Auch die Konzentrationsleistung kann vorübergehend deutlich beeinträchtigt sein. Wie bereits besprochen, ist es gar nicht so wichtig, welche Gedanken jemand hat, entscheidend ist, ob den Gedanken geglaubt und welche Bedeutung ihnen gegeben wird. Ein weiterer wichtiger Faktor ist, wie viel Aufmerksamkeit ihnen geschenkt wird. Betroffene erleben Grübelprozesse oft als hoch automatisiert, ihre Aufmerksamkeit wird zunehmend gebunden und sie bleiben immer wieder an den Grübelthemen hängen. Nicht selten nehmen der Kontakt zu den Mitmenschen und das Hier-und-jetzt-Erleben deutlich ab, Alltagsaufgaben bleiben liegen.

Die Grübelthemen werden zu einer Art Brille, durch die Betroffene die Welt sehen. »Du Versager, wie konntest du dich nur so blöd anstellen.« Das nicht aufgeräumte Zimmer, die berufliche Situation, die psychische Erkrankung, der verpasste Bus, der leere Kühlschrank – all diese Gedanken werden als Belege herangezogen, die immer wieder das eine bestätigen: »Du Versager.« Wahrnehmung und Aufmerksamkeit richten sich selektiv auf Fakten, die zu dieser Annahme passen. Die Wahrnehmung engt sich immer mehr ein, häufig geht es überwiegend um die Selbstbewertung. Gegenteilige Fakten werden ausgefiltert und nicht mehr wahrgenommen.

Doch Aufmerksamkeit lässt sich steuern. Je besser Menschen lernen, ihre Aufmerksamkeit bewusst zu steuern, desto eher gelingt es ihnen, aus den Grübelthemen auszusteigen. Aufmerksamkeit lässt sich vergleichen mit einem Lichtkegel, der mal dieses und mal jenes beleuchtet. Je bewusster Betroffene die Taschenlampe der Aufmerksamkeit kontrollieren lernen, desto mehr gelingt es ihnen, die Aufmerksamkeit und Konzentration für Dinge zu nutzen, die ihnen wirklich wichtig sind, wie Beziehungen, Hobbys, Arbeit etc.

Als Fachkräfte können wir Klienten auf unterschiedliche Weise dabei unterstützen, ihre Aufmerksamkeit besser zu kontrollieren und zu nutzen für die eigenen Ziele. Es können Konzentrationstrainings eingesetzt werden oder alltägliche Aufgaben wie Hausarbeit, Sport, berufliche Tätigkeiten bewusst genutzt werden, diese mit voller Aufmerksamkeit zu verrichten. In vielen Kliniken und anderen psychiatrischen Einrichtungen hat sich das Training von Achtsamkeit etabliert.

Was Achtsamkeit ausmacht

Unter Achtsamkeit versteht man eine besondere Form der Aufmerksamkeit, wobei die Aufmerksamkeit nach Kabat-Zinn (2019)

- auf das bewusste Erleben des aktuellen Augenblicks gerichtet ist,
- absichtsvoll und
- möglichst wenig bewertend ist.

Achtsamkeit ist hilfreich, um Gedanken oder innere Bilder mit Abstand wahrzunehmen, aus der Perspektive des inneren Beobachters. Achtsamkeit unterstützt Klientinnen und Klienten dabei, sich nicht in Gedanken und Gefühle zu verstricken, sondern klar zu sehen, dass es sich um Gedanken und nicht um Tatsachen handelt.

In der Metakognitiven Therapie nach Adrian Wells wird von losgelöster Achtsamkeit (Detached Mindfulness) gesprochen. Damit ist gemeint, dass man Gedanken wahrnehmen kann und gleichzeitig getrennt von diesen Gedanken ist. Losgelöst bedeutet auch, dass man Gedanken beobachten kann, ohne dass man sie bewertet, unterdrückt oder kontrolliert. Losgelöst heißt, Gedanken können beobachtet werden und man muss nichts mit ihnen tun. Kleine Übungen und Experimente machen dies deutlich und erfahrbar. Die folgenden beiden Übungen können Sie gemeinsam mit Ihren Klientinnen und Klienten ausprobieren.

ÜBUNG
Achtsam Gedanken wahrnehmen

Diese Übung kann hilfreich sein, um die eigenen Gedanken zu beobachten. Nehmen Sie eine gemütliche Position ein und erlauben Sie allen Gedanken, die gerade da sind, zu kommen und zu gehen. Der innerlich formulierte Satz hilft dabei, noch bewusster auf die Gedanken zu achten, die kommen und gehen: »Ich bin neugierig, was mein nächster Gedanke ist.« Beobachten Sie Ihren Geist und nehmen Sie wahr, welche Gedanken kommen und gehen. Dann formulieren Sie den Satz erneut: »Ich bin neugierig, was mein nächster Gedanke ist« und beobachten Sie weiter Ihren Gedankenfluss. Kehren Sie wieder und wieder zu dem Gedanken zurück: »Ich bin neugierig, was mein nächster Gedanke ist.« Und beobachten Sie, was auftaucht …

ÜBUNG
Die Katzen-Übung Teil 2

Eine weitere Übung besteht darin, sich mit geschlossenen Augen eine Katze vorzustellen. Die Katze muss nichts Bestimmtes tun, sie muss sich auch nicht bewegen. Beobachten Sie das innere Vorstellungsbild und das Verhalten der Katze. Was geschieht? Verhält die Katze sich ruhig oder bewegt sie sich? Ihre Aufgabe ist lediglich wahrzunehmen, was passiert. Vielleicht bemerken Sie, wie Ihr Geist ganz von selbst, ganz spontan Verhaltensweisen und Bewegungen der Katze produziert, ohne dass Sie darauf Einfluss nehmen. Sie können das Vorstellungsbild losgelöst innerlich beobachten.

Diese Form von losgelöster Achtsamkeit ist auch gemeint bei der Vorstellung, dass Gedanken am Himmel vorüberziehen wie bunte Luftballons oder Wolken (siehe S. 198). Darf es noch ein weiteres Vorstellungsbild sein? Man könnte diese Art, die eigenen Gedanken zu beobachten, auch mit der eines Erwachsenen vergleichen, der sein Kind in der Warteschlange am Supermarkt betrachtet. Das Kind steht vor den Süßigkeiten, es möchte unbedingt einen Schokoriegel. Es beginnt zu jammern, zu bitten und zu betteln. Der Erwachsene schenkt diesem Wunsch des Kindes wenig Aufmerksamkeit. Er sagt vielleicht Nein und lenkt seine Aufmerksamkeit wieder darauf, die Waren aus dem Einkaufswagen auf das Kassenband zu legen und zu bezahlen. Er nimmt das jammernde Kind weiterhin wahr, aber ohne auf das Kind weiter einzugehen oder sich in Diskussionen zu verstricken. Irgendwann merkt das Kind, dass es nicht viel Zweck hat, der Erwachsene reagiert gar nicht auf sein Quengeln. Der Erwachsene bleibt bewusst in der Beobachterrolle, nimmt wahr, was geschieht, ohne zu reagieren, und erledigt seinen Einkauf.

Achtsamkeitstraining hat sich als wirkungsvoll erwiesen, um Gedankenprozesse früh zu erkennen, zu unterbrechen und zu beruhigen. Durch Achtsamkeit werden systematisch die Konzentrationsfähigkeit und die Aufmerksamkeit trainiert, sodass deren willentliche Kontrolle deutlich verbessert wird.

Studien haben gezeigt (Hölzel u.a. 2011), dass durch Achtsamkeit der sogenannte anteriore cinguläre Cortex (ACC) trainiert wird. Dieser Part im Gehirn ist der zentrale Steuerungspunkt der willentlichen Aufmerksamkeit. Der ACC bestimmt die Verteilung der Aufmerksamkeit und entscheidet, wenn Konflikte oder zu viele Infos gleichzeitig auftreten. Durch bewusste Aufmerksamkeitslenkung können sich auch negative Gefühle, die von negativen Gedanken ausgelöst werden, wieder beruhigen.

Der Einstieg in Achtsamkeitsübungen sollte nicht überfordernd sein.

Darum wird inzwischen in vielen Kliniken und sozialpsychiatrischen Einrichtungen Achtsamkeit trainiert, sowohl im Einzelkontakt als auch in Gruppen. Beim Einüben von Achtsamkeit bei psychisch kranken Menschen ist besonders darauf zu achten, dass deren Aufmerksamkeitsspanne oft reduziert ist. Die Übungen sollten gerade am Anfang nicht überfordernd sein. Klassische Achtsamkeitsübungen, wie sie in Präventionskursen und Seminaren vermittelt werden, sind häufig mit langem Stillsitzen verbunden oder dauern zu lange, als dass Menschen mit psychischen Störungen davon profitieren könnten.

Es folgen einige weitere Anleitungen für niederschwellige Achtsamkeitsübungen (Hammer 2020). Alle Übungen können sowohl mit Einzelpersonen als auch in der Gruppe durchgeführt werden. Bei all diesen Übungen geht es darum, die Aufmerksamkeit bewusst auf ein Übungsobjekt zu lenken, z. B. auf ein Nahrungsmittel oder auf die Atembewegung. Damit dies möglich wird, zumindest für ein paar Minuten, ist nicht selten erforderlich, die Aufmerksamkeit immer wieder absichtsvoll zurück zu dem Übungsobjekt zu lenken. Unsere Aufmerksamkeit verlässt nämlich gerne das Hier und Jetzt, sobald es langweilig oder unangenehm wird, sobald Gedanken, Bewertungen oder innere Bilder auftauchen. Wir beginnen, in unseren Erinnerungen oder in unseren Zukunftsfantasien zu schwelgen. Unser Kopfkino ist dabei sehr einfallsreich, sodass das Gegenwartserleben verblasst und zur Randnotiz verkommt. Um diese absichtsvolle Aufmerksamkeitslenkung zu verdeutlichen, können Sie die sogenannte Achtsamkeitsschnecke (siehe Abb. 21) erläutern.

Die Achtsamkeitsschnecke

Das kennen fast alle: Wenn Sie Ihre Aufmerksamkeit auf eine bestimmte Sache lenken, wandert die Aufmerksamkeit nach einer gewissen Zeit ab. Sie denken an ganz viele andere Dinge. Wenn Sie dies bemerken, lenken Sie die Aufmerksamkeit wieder zurück. Bis zur nächsten Ablenkung. Wenn Sie diese bemerken, lenken Sie die Aufmerksamkeit erneut wieder zurück etc.

ABBILDUNG 21
Die Achtsamkeitsschnecke

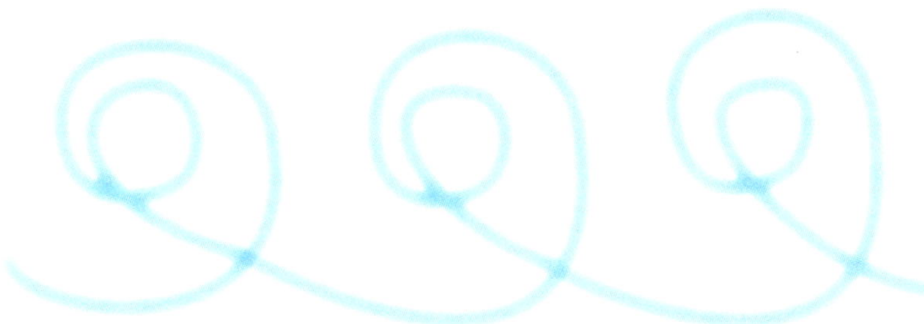

Auf diese Weise wird schnell der Unterschied deutlich, wann sind Sie aufmerksam bei der sinnlichen Wahrnehmung und wann beginnen Sie sich innerlich mit Gedanken oder Grübeleien zu beschäftigen.

Kurzübung mit Nahrungsmitteln

Bei der nächsten Übung steht der Geschmackssinn im Vordergrund, aber auch die anderen Sinne werden zum neugierigen Entdecken eingeladen. Zum Einsatz kommen Studentenfutter oder Früchte. Je nach Jahreszeit können andere Nahrungsmittel angeboten werden, z. B. Erdbeeren im Frühjahr oder Kirschen im Sommer. Alle Teilnehmenden suchen sich eine Nuss, Rosine oder Frucht aus und legen diese in ihre Hand. Die Übung wird durch die folgende Instruktion angeleitet:

ÜBUNG
mit Nahrungsmitteln

Spüren Sie, wie Sie sitzen, wie Ihre Füße den Boden berühren und wie die Frucht in Ihrer Hand liegt. Spüren Sie in Ihre Hand und Finger hinein.

Achten Sie auf die Nuss oder Rosine in Ihrer Hand, nehmen Sie sich Zeit, genau hinzusehen.

Pause

Was fällt Ihnen auf?

Was sehen Sie, wenn Sie genauer hinsehen?

Pause

Wie fühlt sich der Gegenstand in Ihrer Hand an?

Pause

Wie riecht der Gegenstand?

Pause

Sie können den Gegenstand in den Mund nehmen. Spüren Sie zunächst, wie er sich anfühlt in Ihrem Mund.

Pause

Sie können vorsichtig beginnen, auf dem Gegenstand herumzukauen, sodass Sie dem Geschmack nachspüren können. Ist er eher süß, salzig, bitter oder sauer?

Pause

Lassen Sie sich Zeit beim Zerkauen, sodass Sie spüren, wie der Geschmack stärker wird oder sich vielleicht verändert.

Pause

Zerkauen Sie den Gegenstand zu einem Brei.

Pause

Und lassen Sie sich Zeit, bis Sie den Gegenstand herunterschlucken.

Pause

Lassen Sie sich Zeit, nachzuspüren und aufmerksam das Geschmackserlebnis wahrzunehmen.

Pause

Wenn Sie nichts mehr im Mund haben, gibt es vielleicht noch einen Nachgeschmack?

Bereiten Sie sich nun langsam auf das Ende der Übung vor. Spüren Sie noch einmal nach, wie es Ihnen geht.

Lassen Sie den Teilnehmenden genügend Zeit zur Beendigung der Übung. Nach jeder Übung sollte ein kurzes Auswertungsgespräch über die Sinneseindrücke und Empfindungen der Teilnehmenden erfolgen, das gilt sowohl für die Durchführung im Einzelkontakt als auch für den Gruppenkontext.

ÜBUNG

5-4-3-2-1-Übung

Nehmen Sie eine Position ein, die für Sie angenehm ist, egal, ob Sie sitzen oder liegen. Lenken Sie langsam die Aufmerksamkeit nach innen. Spüren Sie, wie Ihre Füße den Boden berühren. Wo befinden sich gerade Ihre Hände? Nehmen Sie Ihre Körperposition wahr.

Pause

Wir beginnen nun mit der Achtsamkeitsübung.

Fünfmal: Was sehen Sie? (Diese Frage wird fünfmal wiederholt. Nach jeder Frage richtet der Klient die Aufmerksamkeit auf etwas, das er sieht.)
Fünfmal: Was hören Sie? (Diese Frage wird ebenfalls fünfmal wiederholt, der Klient richtet nach jeder Frage die Aufmerksamkeit auf etwas, das er hört. Es muss nicht immer ein anderes Geräusch sein.)
Fünfmal: Was spüren Sie? (Körperwahrnehmung) (Diese Frage wird auch fünfmal wiederholt und der Klient lenkt die Aufmerksamkeit auf eine spürbare Körperwahrnehmung.)

Viermal: Was sehen Sie? (Diese Frage wird viermal wiederholt usw.)
Viermal: Was hören Sie?
Viermal: Was spüren Sie? (Körperwahrnehmung)

Dreimal: Was sehen Sie?
Dreimal: Was hören Sie?
Dreimal: Was spüren Sie? (Körperwahrnehmung)

Zweimal: Was sehen Sie?
Zweimal: Was hören Sie?
Zweimal: Was spüren Sie? (Körperwahrnehmung)

Einmal: Was sehen Sie?
Einmal: Was hören Sie?
Einmal: Was spüren Sie? (Körperwahrnehmung)

Pause

Spüren Sie nach, wie Sie sich gerade fühlen. Bereiten Sie sich nun langsam vor, wieder zurück in die Gruppe zu kommen. Sie können sich rekeln und strecken in Ihrem eigenen Tempo.

Die Klientinnen und Klienten können sich in dieser Übung auch selbst instruieren, indem sie sich laut fragen: Was sehe ich? Was höre ich? Was spüre ich? Mit zunehmender Übung genügt ein gedankliches Wiederholen.

Achtsames Atmen

Die Atmung hat bei vielen übenden Verfahren, z. B. im Yoga oder beim autogenen Training, einen hohen Stellenwert. Das Besondere bei achtsamer Atmung ist, dass es nicht darum geht, in einer besonderen Weise zu atmen. Es geht einfach darum, die innere Aufmerksamkeit auf den Atem zu lenken, so wie er gerade fließt. Und bewusst den Atem zu spüren und wahrzunehmen, ohne dabei kontrollierend oder bewertend einzugreifen. Und auch hier gilt wieder: wenn die Aufmerksamkeit abwandert oder Gedanken auftauchen, die innere Achtsamkeit sanft zum Ein- und Ausatmen zurückzulenken.

Zum Einstieg, um die Bewegung des Atems wahrzunehmen, sollen die Teilnehmenden sich die rechte Hand auf die Brust und die linke Hand auf den Bauch legen. Begleiten Sie diese Übungen mit den folgenden Instruktionen:

ÜBUNG
Die Bewegung des Atems wahrnehmen

Lenken Sie nun die Aufmerksamkeit auf Ihre beiden Hände und spüren Sie, welche Hand sich bewegt. Vielleicht bewegen sich auch beide Hände durch das Ein- und Ausatmen.

Pause

Achten Sie dabei auch auf Ihren Atem. Spüren Sie, wie sich der Brustkorb oder die Bauchdecke hebt und senkt.

Sie können die Ausdehnung auch von innen erspüren.

Und Sie können die Bewegung in Ihren Handflächen von außen spüren. Achten Sie bewusst auf die Auf- und Abbewegung Ihrer Hand.

Nehmen Sie den Rhythmus Ihres Atems wahr, ohne ihn zu verändern. Bei dieser Übung gibt es kein Richtig und kein Falsch. Es geht nur darum, Ihren Atem, so wie er gerade ist, bewusst wahrzunehmen.

Nehmen Sie bewusst wahr, wie der Atem durch Mund oder Nase einfließt und wie der Atem wieder ausfließt.

Spüren Sie, wie der Atem fließt, und nehmen Sie nur wahr, ohne den Atem steuern oder kontrollieren zu wollen.

Wenn Sie gedanklich abwandern, ist das völlig in Ordnung. Lenken Sie Ihre Aufmerksamkeit sanft zurück zum Atem. Jedes Mal, wenn Sie gedanklich abschweifen, lenken Sie sanft und präzise die Aufmerksamkeit zurück.

Pause

Sie können nun langsam zum Ende kommen und noch einmal nachspüren, wie es Ihnen geht. Wo sind Sie gerade mit Ihrer Aufmerksamkeit?
Und wenn Sie die Augen geschlossen haben, öffnen Sie diese in Ihrem eigenen Tempo.

Nehmen Sie eine Position ein, die für Sie angenehm ist, egal, ob Sie sitzen oder liegen.

Lenken Sie langsam die Aufmerksamkeit nach innen. Spüren Sie, wie Ihre Füße den Boden berühren, wo sich gerade Ihre Hände befinden.

ÜBUNG
Atemzählen

Nehmen Sie von innen Ihre Körperposition wahr ...

Lenken Sie langsam die Aufmerksamkeit auf Ihren Atem, vielleicht spüren Sie, wie die Luft, die Sie einatmen, etwas kühler ist als die Luft, die Sie ausatmen.

Pause

Bleiben Sie bei der gefühlten Atembewegung.

Spüren Sie, wie der Atem durch Brust und Bauch fließt.

Verfolgen Sie innerlich die Bewegung Ihres Atems.

Und beginnen Sie nun damit, Ihren Atem zu zählen.

Zählen Sie in Gedanken still bei jedem Ausatmen Ihre Atemzüge von eins bis zehn. »Einatmen, ausatmen, eins; einatmen, ausatmen, zwei ...« Und wenn Sie beim zehnten Atemzug angelangt sind, beginnen Sie wieder von vorn bei eins.

Pause

Wenn Ihre Gedanken abwandern, führen Sie sie sanft wieder zurück zum Atmen und Zählen. Wenn Sie bei zehn angelangt sind, beginnen Sie erneut.

Pause

Bereiten Sie sich nun langsam vor, wieder die Augen zu öffnen. Spüren Sie noch einen Moment nach, wie es sich anfühlt. Sie können sich rekeln und strecken in Ihrem eigenen Tempo.

Atempausen im Alltag

Die letzten beiden Übungen können bewusst genutzt werden, um kleine Atempausen im Alltag einzulegen, beim U-Bahn-Fahren oder Warten in der Arztpraxis. In solchen Momenten muss nichts Weiteres getan werden, sie können als Gelegenheit betrachtet werden, die Hand auf den Bauch zu legen oder ein paar Atemzüge zu zählen, den Atem zu spüren und ihm zu folgen. Auf diese Weise kann Achtsamkeit auch in Alltagssituationen trainiert werden. Dies ist hilfreich, um aus Gedankenketten auszusteigen und die Aufmerksamkeit ganz bewusst auf das Erleben der Gegenwart zu lenken.

Achtsamkeit in der Natur und in Bewegung

ÜBUNG

Lücken-Übung (nach Huppertz & Schatanek 2021)

Wir betrachten oft Objekte und Gegenstände. Gehen Sie bei dieser Übung bewusst umher und schauen Sie bewusst nach Lücken und Zwischenräumen zwischen Objekten oder Teilobjekten. Diese Übung kann in geschlossenen Räumen durchgeführt werden, dabei werden Sie Zwischenräume zwischen Stühlen, Tischen, Fensterrahmen, Türrahmen etc. wahrnehmen. Die Übung kann aber auch in der Natur durchgeführt werden. Nehmen Sie die »leeren« Räume zwischen Zweigen, Blättern, Bäumen, Steinen, Grashalmen, Wolken wahr. Lenken Sie die Aufmerksamkeit immer wieder zwischen die Dinge. Spüren Sie, wie Sie sich dabei fühlen. Und kehren Sie immer wieder zurück zu den Zwischenräumen, die Sie wahrnehmen und entdecken.

Achtsames Gehen

Beim Gehen sind wir gedanklich meistens ganz woanders. Die Gehbewegung läuft hoch automatisiert ab. Achtsames Gehen bedeutet, dass wir unsere Aufmerksamkeit ganz bewusst auf die Gehbewegung lenken. Sehr deutlich spürt man dann, wie die Fußsohlen den Boden berühren, wie sie sich wieder lösen etc. Übungen zum achtsamen Gehen können in einem Gruppenraum oder auch draußen in der Natur durchgeführt werden. Mit den folgenden Instruktionen können Sie die Übung begleiten:

ÜBUNG

Achtsames Gehen

Gehen Sie in Ihrem eigenen Tempo und achten Sie darauf, wie Ihre Füße den Boden berühren. Bitte gehen Sie aufrecht und schauen Sie nicht auf Ihre Füße. Ihr Körper weiß, wie Gehen funktioniert.

Spüren Sie, wie erst die eine Fußsohle abrollt und dann die andere Fußsohle abrollt. Achten Sie auf die Körperempfindung in Ihren Füßen. Spüren Sie, wie Ihre Füße den Boden berühren.

Nehmen Sie wahr, wie Sie Ihre Füße heben und senken. Nehmen Sie bewusst jeden Schritt wahr.

Pause

Und wenn Sie mit Ihrer Aufmerksamkeit vom Gehen abweichen, dann lenken Sie sie sanft zurück auf die Gehbewegung. In diesem Moment geht es nur darum, diesen einen Schritt wahrzunehmen.

Pause

Wählen Sie eine Geschwindigkeit, die für Sie gerade richtig ist, sodass Sie mit Ihrer Aufmerksamkeit ganz bei der Gehbewegung sein können.

Was spüren Sie in Ihren Fußsohlen?

Was spüren Sie in Ihren Füßen und Beinen?

Pause

Wenn Ihre Aufmerksamkeit abwandert von der Gehbewegung, dann lenken Sie die Aufmerksamkeit sanft zurück in Ihre Füße und Beine.

Pause

Wir kommen nun langsam zum Ende der Übung. Sie können sich wieder ganz bewusst zu Ihrem Sitzplatz bewegen und sich setzen.

Abhängig von der Länge der Übung können die Instruktionen wiederholt werden. Ziel der Instruktionen ist, die Aufmerksamkeit der Teilnehmer immer wieder auf die einfache Gehbewegung zu lenken.

Im Anschluss an die Übung kann darüber reflektiert werden, wie achtsames Gehen im Alltag genutzt werden kann: beim Gang zur Bushaltestelle oder zum Supermarkt. Auch am Arbeitsplatz kann achtsames Gehen in der Pause über den Hof entspannend sein. Die Gedanken loszulassen und den Blick schweifen zu lassen und dabei die Bewegung der Füße und Beine zu spüren, kann sehr erholsam sein.

Übungen in den Alltag einfließen lassen

BEISPIEL **BENJAMIN** arbeitet als Sozialarbeiter im Betreuten Wohnen, sowohl mit Klientinnen und Klienten, die allein wohnen, als auch in einer WG. Er nutzt jede Gelegenheit, um mit den Klientinnen und Klienten kleine Wahrnehmungsexperimente und Achtsamkeitsübungen zu machen. Mit einer Klientin geht er regelmäßig auf den Wochenmarkt. Er lädt sie ein, beim Schlendern durch die Stände auf die Gerüche zu achten und auf die anderen sinnlichen Eindrücke. Oft benennt er das gar nicht als Achtsamkeit, aber er bringt seine Klientinnen und Klienten immer wieder dazu, in die Beobachterrolle zu wechseln. Auf einer Parkbank zu sitzen und mal die Augen zu schließen und nur zu lauschen, welche Geräusche kommen und gehen. Und sollten Gedanken auftauchen, wieder mit der Aufmerksamkeit zurück zur Wahrnehmung der Geräusche zu gehen. Wie eine Antenne alle Geräusche wahrzunehmen. Kein Geräusch wird abgelehnt oder bewertet.

Selbst beim Warten am Busbahnhof hat er schon mal einen Klienten dazu eingeladen, ganz bewusst zu beobachten, wie die Menschen kommen und gehen und in die Busse einsteigen, wie die Busse ankommen und wieder abfahren. Er nutzt auch die Spaziergänge durch die Natur mit seinen Klienten und Klientinnen, lenkt deren Aufmerksamkeit auf die jahreszeitlichen Veränderungen. Auf dem Weg zum Supermarkt kommt er mit einer Klientin oft an einem Kastanienbaum vorbei. Auf dem Rückweg vom Einkauf hat er mit ihr Kastanien gesammelt. Voller Staunen und mit kindlicher Neugierde haben sie die glänzenden braunen Früchte aus den stacheligen Schalen geschält.

Benjamin regt bei seinen Klienten auch kleine Experimente an, ermuntert sie zu Aktivitäten. Einer war z. B. schon lange nicht mehr in seiner Lieblingsjazzkneipe, weil er sich oft Gedanken darüber macht, was andere wohl über ihn und seine psychische Erkrankung denken mögen. Benjamin ermutigt ihn, mal wieder hinzugehen und vor allem auf die Geräusche und die Musik zu achten. Sollten dann ablenkende Gedanken auftauchen, so Benjamin, solle er diese als Gedanken und nicht als Tatsachen betrachten, um sich dann wieder der Jazzmusik zuzuwenden.

Für Menschen mit psychischer Erkrankung ist es oft einfacher, mit voller Aufmerksamkeit bei Dingen zu bleiben, die sie gerne tun. Aufmerksamkeitslenkung in Kombination mit positiven Aktivitäten ist besonders wirkungsvoll, um aus Grübelspiralen auszusteigen (siehe dieses Kapitel ab S. 213).

Kurzfristige Ablenkung

BEISPIELE

Wenn **KAI** bemerkt, dass seine Gedanken kreisen, dann zieht er seine Jacke an und geht eine Runde spazieren.

MIA hat auf ihrem Computer ein Spiel oder sie zückt den Sudokublock und konzentriert sich auf die Zahlen.

Wenn es gelingt, die Aufmerksamkeit auf etwas zu richten, was das sogenannte Arbeitsgedächtnis beschäftigt, dann ist schlicht keine Kapazität mehr fürs Grübeln. Die Gedankenketten werden unterbrochen,

Vielgrübler können sich eine Pause verschaffen, um sich zu beruhigen und Abstand zu gewinnen. Ablenkungen sollten Abwechslung bieten, möglichst viel Aufmerksamkeit binden, ansonsten ist die Gefahr, dass das Grübeln nebenher weitergeht.

BEISPIELE

KAI berichtet, dass das Grübeln beim Spaziergengehen nicht selten weitergeht. Fernsehen hilft ihm genauso wenig, lenkt ihn zu wenig ab.

MARIA surft oft im Internet, wenn ihre Gedanken kreisen, sie hat aber festgestellt, dass dies manchmal wenig hilft. Sie grübelt oft über Krankheiten. Häufig findet sie im Internet Inhalte zu ihrem Grübelthema, sodass die Grübelschleifen weiter befeuert oder durch Fehlinformationen sogar verstärkt werden.

Gefahr: Ablenkung hilft kurzfristig, ist aber langfristig schädlich.

Zudem kann Ablenkung zwar kurzfristig wirkungsvoll, aber langfristig schädlich sein.

BEISPIELE

LINA lenkt sich von ihren Grübeleien ab, indem sie Unmengen von Essen vertilgt.

ANNETTE unterdrückt ihre negativen Gedanken durch Shoppen im Internet.

THEO trinkt ein paar Bier, wenn abends seine Gedanken nicht zur Ruhe kommen. Die Gedanken sind dann zwar kurzfristig weg, seine Stimmung ist besser. Aber am nächsten Tag sind die negativen Gedanken und Gefühle wieder da, manchmal sogar noch stärker, weil das Katergefühl hinzukommt.

Ablenkungen können also sogar selbstschädigend sein und zu Suchtverhalten führen. Wichtig ist daher, dass Ablenkungen kurzfristig wirksam sind und langfristig keinen Schaden anrichten. Essen, shoppen oder Alkohol trinken mag zwar kurzfristig helfen, führt aber längerfristig in die Sucht oder die Strategien sind in anderer Weise selbstschädigend. Wenn Ihre Klientinnen und Klienten selbstschädigende Strategien anwenden, sollten Sie dies ansprechen, inklusive der langfristigen Konsequenzen. Häufig setzen Menschen mit psychischen Erkrankungen die gewohnten und gegebenenfalls selbstschädigenden Ablenkungsstrategien ein, bis sie eine bessere Alternative gefunden haben. Unterstützen Sie also Ihre Klientinnen und Klienten dabei, nach Alternativen zu suchen, die selbstfürsorglich *und* wirksam sind.

Aktiv werden

Aktivitäten reduzieren übermäßiges Grübeln deutlich (Morrow & Nolen-Hoeksema 1990). In nahezu jeder Depressionsbehandlung ist Aktivitätenaufbau daher ein zentraler Bestandteil der Behandlung, um das Grübeln zu unterbrechen und das Wohlbefinden zu steigern. Dabei ist nahezu jede Aktivität besser als einfach sitzen oder liegen zu bleiben und weiter zu grübeln. Bewegung scheint besonders wirkungsvoll zu sein. Und wenn eine Aktivität dann noch persönlich bedeutungsvoll oder wichtig ist, z. B. mit dem Hund spazieren zu gehen oder zu stricken, dann sollten diese Aktivitäten gezielt genutzt werden.

In unserem Arbeitsgedächtnis ist nur begrenzte Kapazität vorhanden. Aktivitäten wie Gartenarbeit, Backen, Fensterputzen, Sudokulösen, zehn Kniebeugen etc. fordern unsere Aufmerksamkeit und binden Kapazität in unserem Arbeitsgedächtnis. Je mehr Kapazität gebunden ist, desto weniger Raum bleibt für Grübelgedanken.

Liste positiver Aktivitäten

Klientinnen und Klienten, die zum Grübeln neigen, sollten sich am besten ein Repertoire verschiedener Aktivitäten anlegen bzw. vergegenwärtigen, die sie einsetzen können, wenn sie grübeln. Sie können dazu im ersten Schritt eine *Liste positiver Aktivitäten* nutzen, dort finden sich viele verschiedene zum Auswählen und Ankreuzen.

Losbude

Manchen Klienten und Klientinnen fällt vor allem das Anfangen schwer (siehe Kapitel zur Motivation, ab S. 222). Und manche bleiben in der Entscheidungsphase hängen, sie überlegen lange, ob sie nun einen Film ansehen oder das Geschirr spülen sollen. Um den Entscheidungsprozess abzukürzen, hat es sich als hilfreich erwiesen, die verschiedenen Aktivitäten auf Zettel zu schreiben und in einem Gefäß aufzubewahren. Auf jedem Zettel steht eine Miniaktivität, die man ohne viel Aufwand verrichten kann: Fenster putzen, einen Witz im Internet suchen, eine Runde um den Block laufen etc. Immer dann, wenn Grübeleien beginnen oder Leerlaufzeiten anstehen, kann ein Zettel gezogen werden, wie ein Los an der Losbude. Was auf dem Zettel steht, wird dann getan. Nach dem Motto, jegliche Handlung ist besser als weiter zu grübeln. Dies kann auch mit einem Wenn-dann-Plan verbunden werden.

Wenn-dann-Pläne

Um Vorsätze auch wirklich in die Tat umzusetzen, haben sich Wenn-dann-Pläne als sehr wirkungsvoll erwiesen. Der Motivationsforscher Peter Gollwitzer wies in vielen Studien nach, dass Vorhaben besser eingehalten werden, wenn Menschen Absichten formulieren und konkrete Vorsätze oder Pläne machen, wann, wo und wie die Absicht in die Tat umgesetzt wird (Oettingen 2017). Peter Gollwitzer erklärt die Wirkung dieser Technik damit, dass ein Mensch mit einem Wenn-dann-Plan im Kopf eine

Verbindung zwischen einem Auslöser, einer bestimmten Situation und einem konkreten gewünschten Verhalten herstellt. Sobald der Auslöser auftritt, kann er blitzschnell reagieren, er erkennt sofort die Gelegenheit und kann sein Verhalten in die Tat umsetzen. Er muss nicht mehr überlegen, was zu tun ist, sondern ist schon vorbereitet. Die Handlung wird mit der Zeit automatisiert und damit zur Gewohnheit.

In verschiedenen Studien wurden mit den Teilnehmenden Wenn-dann-Pläne erarbeitet: ein Wenn-dann-Plan für den Umgang mit Lampenfieber bei einem Tennismatch; konkrete Pläne für Personen, die unter Heißhungerattacken auf Fast Food litten; konkrete Umsetzungspläne mit drogenabhängigen Patienten, die einen Tagesbericht schreiben sollten; und Untersuchungen mit Menschen, die ihre sportlichen Aktivitäten durch konkrete Ausführungsabsichten erhöhen wollten. Es gibt auch Anwendungen von Wenn-dann-Plänen bei unterschiedlichen psychischen Störungen: ADHS, Angststörungen, Suchtstörungen. Selbst nach einer Hüft- oder Knieoperation konnten Menschen von Wenn-dann-Plänen profitieren. Jeweils zeigte sich in den Untersuchungen: Wenn die Teilnehmenden neben den Zielen auch noch eine konkrete Ausführungsabsicht formulieren, also einen Wenn-dann-Plan schmieden, dann erhöht sich deutlich die Umsetzungsquote. Es hat sich auch gezeigt, dass durch solche Wenn-dann-Pläne längerfristige Gewohnheiten etabliert werden können (Hammer 2019).

Wenn Sie mit Ihren Klienten und Klientinnen Wenn-dann-Pläne erarbeiten, machen Sie dies möglichst konkret und notieren Sie den auslösenden Moment (Wenn). Dies kann eine Tageszeit sein, ein bestimmtes Ereignis oder eine Verhaltensweise. Als Nächstes erarbeiten Sie möglichst konkret und realistisch, welches gewünschte Verhalten erfolgen sollte (dann). Am Ende steht ein einfacher Wenn-dann-Satz, wie z. B.:

- *Wenn* ich beginne zu grübeln, *dann* räume ich das Zimmer auf.
- *Wenn* ich es morgens nicht mehr schaffe, aus dem Bett zu kommen, *dann* frage ich meine Mitbewohnerin, ob sie mich weckt.
- *Wenn* ich mich nicht entscheiden kann, was ich tun soll, *dann* greife ich in die Lostrommel und wähle eine Miniaktivität aus.
- *Wenn* ich vor dem Kühlschrank stehe und Heißhunger habe, *dann* atme ich dreimal tief durch und greife zu den Reiswaffeln.
- *Wenn* die Arbeit endet, *dann* gehe ich noch eine Runde durch den nahe gelegenen Park.

Menschen, die viel grübeln, fällt es oft schwer, konkrete Handlungen auszuführen. Wenn-dann-Pläne sind eine große Hilfe, sich in schwierigen Situationen an das gewünschte Verhalten zu erinnern und es in die Tat umzusetzen.

Was ist mir wichtig im Leben?

Durch lange Grübelphasen und Passivität verlieren viele Menschen mit psychischen Erkrankungen den Kontakt zu den Dingen, die ihnen eigentlich wichtig sind im Leben. Sinnlosigkeit, Ziellosigkeit und unstrukturierte Zeit sind ein weiterer Nährboden für Grübeleien. Deshalb ist es wichtig, kontinuierlich mit Klientinnen und Klienten, die zu Grübeleien neigen, darüber zu sprechen, was ihnen wertvoll und wichtig ist und welche Ziele sie im Leben verfolgen wollen. Werte und Ziele geben Orientierung für konkretes Handeln in der Gegenwart. Grübeln und Sorgen sind dagegen meistens eher abgehoben, sie halten ab von konkretem Handeln. Werte und Ziele lenken die Aufmerksamkeit auf die nächsten Schritte, die zu tun sind, um den Werten gerecht zu werden und die Ziele zu erreichen.

Für manche Menschen ist die Frage nach Werten und Zielen ungewohnt oder sogar neu. Ihnen fällt dazu wenig ein. Das kann verschiedene Gründe haben: dass sie sich die Frage nie erlaubt haben oder dass ihre Lebenssituation davon geprägt war, irgendwie durchzukommen und zu überleben. Manchmal ist es wie in einem Garten, in dem jahrelang auf dem Boden eine große Steinplatte lag. Wenn die Steinplatte angehoben wird, dann bewegen sich darunter ein paar Asseln und Würmer. Sonst ist dort nichts gewachsen, da ist einfach nur braune Erde. Wenn man die Platte entfernt, tut sich erst nach einer gewissen Zeit etwas. Langsam zeigen sich kleine Pflänzchen und nach und nach ist die braune Erdfläche bedeckt von Gras, Löwenzahn und anderen Pflanzen (siehe auch »Ziele finden«, ab S. 262). Es benötigt also mitunter viel Geduld, bis Menschen, die dies wenig gewohnt sind, eigene Ziele formulieren können. Gleichzeitig orientiert sich die Zusammenarbeit in psychiatrischen Einrichtungen in aller Regel an den Zielen des Klienten oder der Patientin. Im Folgenden finden Sie einige Anregungen, wie Sie Ihre Klientinnen und Klienten in Kontakt mit ihren Werten und Zielen bringen können.

Visionen entwickeln

Wie könnte Ihr Leben in zwei oder fünf Jahren aussehen? Mit dieser Frage lenken Sie die Aufmerksamkeit Ihres Gegenübers auf die Zukunft. Der Zeitraum kann dabei beliebig gewählt werden, z. B. können Sie den Zeitrahmen je nach Dauer einer Maßnahme wählen, wenn Sie in einer Rehabilitationseinrichtung oder -klinik arbeiten. *Stellen Sie sich vor, die Probleme, die Sie gerade haben, wären nicht mehr da. Was würden Sie dann tun? Was würden Sie arbeiten? Wie würden Sie leben? Wie würden Sie Ihre Freizeit verbringen?*

Die Zukunft visualisieren

Es gibt auch verschiedene Möglichkeiten, die Zukunft zu visualisieren und sie dadurch greifbarer zu machen. Sie können beispielsweise ein Seil auf den Boden legen. Das Seil stellt die Zeitachse in die Zukunft dar. Neben dem Seil können Kärtchen platziert werden, auf denen Werte und Ziele stehen. Auch Schwierigkeiten können dort visualisiert werden, z. B. in Form von Steinen oder über andersfarbige Kärtchen. Der Klient oder die Klientin kann sich im Raum bewegen und sich dann an einem bestimmten Punkt in der Zukunft aufstellen (z. B. in fünf Jahren) und sich konkret vorstellen, wie sein Leben zu der Zeit aussieht. Die Person kann sich danach mit den Schritten beschäftigen, die notwendig sind, um das Ziel zu erreichen, bzw. damit, welche Schwierigkeiten auftreten können.

Imaginationsübung: Bildergalerie an der Wand

Imaginationsübungen zur eigenen Zukunft sind eine weitere Möglichkeit. Zunächst sollte ein Lebensbereich gewählt werden, für den Symbole und Bilder assoziiert werden, z. B. Hobbys, Arbeit, Beziehung. Mit den folgenden Worten können Sie die Imaginationsübung anleiten:

ÜBUNG

Stellen Sie sich eine weiße Wand vor. Auf dieser Wand können Sie nun Bilder aufhängen, auf denen abgebildet ist, was Ihnen wichtig ist, was Sie gerne tun, was Ihnen guttut und womit Sie sich gerne in Ihrer Freizeit beschäftigen.

BEISPIEL

MICHAEL sieht ein großes Bild mit einem Wald. Auf dem Bild ist er selbst zu sehen, wie er im Wald spazieren geht. Ein weiteres Bild zeigt seine Katze. Und er stellt sich noch eines von der Kneipe vor, in der er regelmäßig seine Freunde trifft. Auf einem Bild ist eine Sauna, in der er schon lange nicht mehr war. Michael erinnert sich auch daran, dass er früher, bevor er krank geworden ist, gerne Fußball gespielt hat. In seiner Vorstellung hängt ein Bild von ihm auf dem Fußballplatz an der Wand.

Nach und nach können immer mehr Bilder visualisiert werden und es können auch welche dabei sein, die in der Vergangenheit wichtig waren. Was früher wichtig war, kann heute als Ressource oder Anregung genutzt werden. Die visualisierte Bildergalerie kann anschließend verbunden und konkretisiert werden mit positiven Aktivitäten. Darf es noch mehr Imagination sein?

ÜBUNG

Imaginationsübung: Der achtzigste Geburtstag

Stellen Sie sich vor, Sie würden heute Ihren achtzigsten Geburtstag feiern. Worauf würden Sie gerne zurückblicken? Was in Ihrem Leben wäre Ihnen wichtig? Was hätten Sie gerne getan? Wie hätten Sie gerne bis dahin gelebt? Mit wem hätten Sie gerne die Zeit verbracht? Welche Arbeit, welche Tätigkeiten hätten Sie gerne verrichtet? Sie können sich auch vorstellen, dass Gäste an dem Geburtstag eine Rede halten. Was sagen die Gäste über Sie, was würden Sie gerne hören? Was wäre Ihnen wichtig?

Doch nicht nur Imagination kann helfen, den eigenen Werten und Zielen näherzukommen. Für manche ist es wirkungsvoll, wichtige Werte und Ziele aufzuschreiben. Dies macht die Ziele oft noch klarer und verbindlicher. In unserer Arbeit haben wir es als hilfreich erlebt, zwischen längerfristigen Werten und Zielen zu unterscheiden. Diese können zum Teil abstrakt sein und müssen auch nicht immer realistisch sein. Langfristige Werte und Ziele können dann auf einen mittelfristigen Zeitraum heruntergebrochen werden, z. B. in sechs Monaten oder einem Jahr. Die mittelfristigen Ziele sollten deutlich realistischer werden und es sollten konkrete Schritte abgeleitet werden, die in den nächsten Tagen und Wochen aktiv angegangen werden können.

Ziele und Werte aufschreiben

Das Aufschreiben kann sich beziehen auf:

- langfristige Werte und Ziele;
- mittelfristige Ziele in sechs Monaten oder in einem Jahr;
- konkrete Schritte, die in den nächsten Wochen unternommen werden können.

Grübelthemen verarbeiten

BEISPIEL

ANDREAS hat schon so oft darüber gegrübelt, warum es ihm nie gelungen ist, einen gut bezahlten Job auf dem allgemeinen Arbeitsmarkt längerfristig zu behalten. Er hat es trotz seiner schweren psychischen Erkrankung Jahr um Jahr versucht, hat mehrmals Reha-Maßnahmen begonnen und abgebrochen. »Warum habe ich es nicht geschafft? Warum bin ich so ein Versager?« Nach all den Jahren des Scheiterns hat er dieses Ziel mittlerweile aufgegeben und arbeitet seit Kurzem in einer WfbM. Seine Gedanken kreisen nicht mehr um sein Versagen und das Ziel, das er nicht erreicht hat. Er wundert sich, dass er das Leben jetzt sogar ein bisschen genießen kann.

Das Loslassen von überhöhten Ansprüchen oder unerreichbaren Zielen kann notwendig sein, damit bestimmte Themen zur Ruhe kommen. Dies ist oft verbunden mit einem Trauer- und Verabschiedungsprozess von bestimmten Vorstellungen von sich selbst und wie man sich das Leben gewünscht hat.

BEISPIEL

Seit zwei Jahren beschäftigt **ADRIAN** die Trennung von seiner Freundin. Vor allem nachts tauchen die Gedanken auf und hindern ihn am Einschlafen: »Warum hat sie mit mir Schluss gemacht? Was habe ich falsch gemacht?« In Gedanken geht er immer wieder Konfliktsituationen durch und fragt sich: »Hätte ich mich anders verhalten sollen?« Wieder und wieder wälzt er diese Gedanken und kommt aus der Spirale nicht heraus. All seine Versuche, seine Freundin davon zu überzeugen, die Beziehung fortzusetzen, sind fehlgeschlagen. Es ist Zeit für ihn, Abschied zu nehmen und die bittere Realität zu akzeptieren, dass seine Freundin keine Beziehung mehr mit ihm möchte. Für Adrian geht es also nicht darum, über die Grübeleien an der alten Beziehung festzuhalten, sondern endlich den Trauerprozess abzuschließen, sodass ein Neubeginn möglich ist.

Oft geht es darum, sich Fehler in der Vergangenheit zu verzeihen, die nicht wiedergutzumachen sind. Manchmal handelt es sich auch nur um eine gefühlte Schuld dafür, dass das Leben eine ganz andere Wendung genommen hat.

BEISPIEL

JASMIN hat ein behindertes Kind zur Welt gebracht und fühlt sich unendlich schuldig. Sie weiß, dass sie nichts dafür kann, und trotzdem grübelt sie dauernd, warum ihr das passiert ist.

Grübeln beeinträchtigt oft die Verarbeitung solcher Themen, es lenkt ab von den darunterliegenden Gefühlen wie Trauer, Schuld, Scham oder Kränkungen. Oft ist es wichtig, diese Gefühle zu verarbeiten, um dann vom Grübeln lassen zu können.

Grübeln hat also mitunter die Funktion, unangenehmes Erleben zu unterdrücken, quasi emotionales Erleben »herunterzudimmen«. Während des Grübelns nämlich können Gefühle, die da sind, häufig nicht so intensiv erlebt werden. Das allerdings zu einem hohen Preis. Durch das Grübeln lenken wir ab von der eigentlichen Trauer, vom eigentlichen Erleben und produzieren zusätzlich anhaltende negative Empfindungen.

Um Themen zum Abschluss zu bringen, geht es oftmals darum, erlebnisbereit zu sein für die Trauer, die Kränkung (siehe auch das Kapitel zu Emotionen, ab S. 94). Es geht darum, sich die eigene Verantwortung und gegebenenfalls eine Schuld einzugestehen und vor allem sich zu verzeihen. Es geht darum, den Konsequenzen des Lebens ins Auge zu sehen und manchmal sich von Wunschdenken zu verabschieden. Das ist leichter gesagt als getan und kann mit Trauerarbeit verbunden sein. Beim Grübeln bleiben wir im Wunschdenken hängen und machen uns Vorwürfe oder stellen uns immer wieder dieselben Warum-Fragen. Die Annahme der Enttäuschung oder Kränkung, die passiert ist, gelingt auf diese Weise meist nicht.

Wenn Ihre Klientinnen und Klienten Verluste erlebt oder falsche Entscheidungen getroffen haben und dann die Konsequenzen tragen müssen, ist es ein Teil »gesunder« Verarbeitungsprozesse, über das Geschehene intensiv und immer wieder nachzudenken.

Geben Sie Ihren Klientinnen und Klienten Zeit zur Verarbeitung, beispielsweise, wenn ein lieb gewordener Mensch gestorben ist. Oft kreisen die Gedanken wieder und wieder um die Vergangenheit, Trauergefühle tauchen auf, vielleicht kommen Tränen. Und es braucht eine gewisse Zeit, bis Trauer verarbeitet ist, dasselbe gilt, wenn eine Beziehung zu Ende geht. Das kann besonders kränkend und verletzend sein, das Selbstwertgefühl ist angeknackst und auch hier handelt es sich um einen Verlust. Dann ist wichtig, die Gefühle und Gedanken auszudrücken, auszusprechen, um Schritt für Schritt das zu verarbeiten, was geschehen ist (siehe das Kapitel zu Emotionen, ab S. 94). Wenn die Verluste verarbeitet oder die Fehlentscheidungen verziehen sind, dann klingt auch nach und nach die gedankliche und emotionale Beschäftigung mit diesen Themen ab. Als Fachkräfte sind wir in solchen Situationen häufig gefragt, die Verarbeitungsprozesse zu unterstützen. Verständnisvolles Zuhören und Dabeisein ist oft das Wichtigste, sodass die betroffenen Personen sich in ihrem Erleben akzeptiert und verstanden fühlen (siehe das Kapitel zur Kommunikation, ab S. 16).

Verbundenheit und Freundlichkeit

In Grübelphasen fühlen sich Menschen gestresst, viele isolieren sich und ziehen sich zurück von der Welt, was den Stress und das Grübeln noch weiter verstärkt. Sie kritisieren sich hart für ihr Unvermögen oder die eigenen Unzulänglichkeiten. Nicht wenige sind in solchen Zeiten kaum in der Lage, gut für sich zu sorgen. Aber sie äußern oft den Wunsch, trotz ihrer negativen Gedanken und schwierigen Gefühle angenommen zu werden. In diesen Zeiten ist es besonders wichtig, Verständnis zu zeigen und die Beziehung aktiv aufrechtzuerhalten. Als Fachkraft sollten Sie also Verständnis für das Leiden, das Grübeln verursacht, zeigen, ohne die Inhalte der Grübeleien zu bestätigen. Das gelingt z. B. über Sätze wie diese:

- »Sie sind gerade sehr in Not, wenn Ihnen all die schwierigen Gedanken durch den Kopf gehen.«
- »Wie kann ich Sie jetzt am besten unterstützen, wenn Sie so viel über all die schwierigen Themen nachdenken?«

Wenn dies zutrifft, können wir Klientinnen und Klienten daran erinnern, dass Grübelphasen auch in der Vergangenheit aufgetreten sind und wieder vorbeigingen:

- »In der Vergangenheit hatten Sie auch öfter Phasen, in denen Sie viel gegrübelt haben. Können Sie sich noch erinnern, wie lange das gedauert hat und wann die negativen Gedanken wieder abgeklungen sind?«

Manchen hilft es einfach, wenn sie jemanden haben, der zuhört, dem sie ihre Klagen und belastenden Gedanken mitteilen können. Allein das wirkt oft entlastend. Das Bindungssystem (siehe S. 11 ff.) wird aktiviert.

Wir können also Angebote machen, verschiedene Strategien vorschlagen oder gemeinsame Aktivitäten mit Klientinnen und Klienten unternehmen, um sie im Umgang mit ihren negativen Gedanken zu unterstützen. Bei aller Verbundenheit und Freundlichkeit haben wir aber keinen direkten Einfluss auf die Gedanken oder die Weltsicht unserer Klientinnen und Klienten. Auch das sollte uns immer bewusst sein.

Grenzen setzen

Der Kontakt mit Menschen, die anhaltend grüblerisch oder pessimistisch sind, die sorgenvoll über sich und die Welt denken, kann zur Belastung werden: ständige Klagen, das Positive zählt nicht, die Ressourcen werden nicht gesehen. Wenn etwas gelingt, wird es abgetan: »Das ist doch selbstverständlich, andere können es besser als ich.« Das Glas ist nie halb voll, sondern immer halb leer. Wichtig ist, dass Sie sich als Fachkraft immer wieder in Erinnerung rufen, dass es nur Gedanken und Bewertungen sind und eben nicht die Fakten.

Wir haben – bei aller Verbundenheit – nur wenig Einfluss auf die Weltsicht unserer Klientinnen und Klienten, wir tragen dafür auch keine Verantwortung. Dies sollten wir uns immer wieder vor Augen führen. Wenn wir härter an den negativen Gedanken und Grübeleien unserer Klientinnen und Klienten arbeiten als diese selbst, dann stimmt etwas nicht (siehe »Die Rikscha-Falle«, S. 246 f.). Betrachten Sie die Strategien in diesem Kapitel als Angebote für einen anderen Umgang mit Gedanken. Die entscheidenden Schritte müssen die Klientinnen und Klienten selbst tun.

Es kann vorkommen, dass Sie es in Ihrer Arbeit auch mit zynischen oder sarkastischen Bemerkungen ihrer Klientinnen und Klienten zu tun bekommen. Dies ist oft ein Zeichen, dass es jemandem besonders schlecht geht, und meistens kein Zeichen für gute Laune oder einen besonderen Humor, sondern dafür, dass gerade vieles als aussichtslos empfunden wird. Dann ist es eher hilfreich, sich nicht mit den Inhalten der zynischen Bemerkung auseinanderzusetzen, sondern eher die Stimmung anzusprechen, z. B. so: »Kann es sein, dass es Ihnen heute nicht so gut geht?«

Seien Sie sich über Ihre eigenen Grenzen im Klaren, Sie sind weder für das Wohlbefinden Ihrer Klienten verantwortlich noch für deren Handeln. Sie müssen sie auch nicht retten aus ihren negativen Sichtweisen. Hier besteht eine Gefahr des Überengagements, das zu Enttäuschungen aufseiten von Mitarbeitenden führen kann.

Hilfreich ist auch, sich die eigenen Grenzen nicht nur immer wieder bewusst zu machen, sondern sie auch aktiv anzusprechen. Wenn Ihr Klient sich vornimmt, diese oder jene positive Aktivität zu unternehmen, und beim nächsten Gespräch stellt sich heraus, dass nichts davon umgesetzt wurde, ist es sinnvoll, die Schwierigkeiten zu reflektieren und zu überlegen, wie es beim nächsten Mal eher gelingen kann. Es ist aber auch wichtig, dass Sie deutlich machen, dass es in der Verantwortung des Klienten liegt und nicht in Ihrer. Das gelingt z. B. über diese Formulierung: »Was werden Sie das nächste Mal anders machen, um umzusetzen, was Sie sich vorgenommen haben?«

Neue Denkgewohnheiten entwickeln sich meist über mehrere Ebenen.

Grübeln und sorgenvolles Denken kann man auch als gedankliche Gewohnheiten bezeichnen. Gewohnheiten, die oft über Jahre oder Jahrzehnte eingeübt wurden und vollkommen automatisiert ablaufen. Das Verändern von Gewohnheiten benötigt oft Geduld und viel Wiederholung, das kennen die meisten aus eigener Erfahrung. Im Falle von gedanklichen Gewohnheiten ist es erforderlich, auf mehreren Ebenen aktiv zu werden, um sie zu verändern:

- Grübeln frühzeitig bemerken
- Grübeln unterbrechen oder aufschieben
- Aufmerksamkeitslenkung trainieren
- Achtsamkeit
- Sich lösen von Gedanken durch Defusion
- Entwicklung hilfreicher Metakognitionen im Umgang mit Gedanken
- Gedanken sind Gedanken und keine Fakten
- Positive Aktivitäten und Ablenkung nutzen
- Wenn-dann-Pläne im Umgang mit Grübeln
- Sinnhafte Beschäftigung im Alltag
- Klärung von Werten und Lebenszielen

Wenn wir das Vielgrübeln als Gewohnheit sehen, dann kann auf all diesen Ebenen geübt werden; Klientinnen und Klienten können immer wieder daran erinnert werden, dass Gedanken, auch wenn sie noch so oft auftauchen, keine Fakten sind.

Zur Vertiefung

Irre verstsändlich-Methodenschätze Seminar »Umgang mit Gedanken« — Informationen hierzu finden Sie unter www.irreverstaendlich.de/fortbildungen/methodenschaetze/

Motivation

»Verschiebe nicht auf morgen, was genauso gut auf übermorgen verschoben werden kann.« MARK TWAIN

Wenn wir motiviert sind, streben wir nach etwas, selbst wenn eine Belohnung noch auf sich warten lässt. Das Ziel vor Augen bringen wir beständig Einsatz, um es zu erreichen. Man kann sich selbst motivieren oder von anderen motiviert werden. Anreize motivieren Menschen. Motivation gilt allgemein als etwas Gutes, man sollte für irgendetwas motiviert sein. Motivation ist auch ein anderes Wort für Wollen.

Bei psychischen Erkrankungen spielt Motivation eine große Rolle. Es gibt einen direkten Zusammenhang zwischen Störungen des

Antriebssystems (siehe S. 10 f.) und psychiatrischen Krankheitsbildern. In der Depression fehlt der Antrieb oftmals ganz, Betroffene können nicht mehr wollen, es fehlt ihnen an Energie und Motivation und auch an der Zuversicht, Ziele überhaupt erreichen zu können, weshalb sie es lieber ganz bleiben lassen. In der Manie ist der Antrieb dagegen übersteigert, das Antriebssystem ist überaktiv, die Motivation scheint übergroß zu sein, auch wenn es den Betroffenen selten gelingt, etwas zu Ende zu bringen. Diese Wechselhaftigkeit und Störbarkeit des Willens und der Motivation ist kennzeichnend für viele Krankheitsbilder. In der Psychose treten in der akuten Phase häufig sogenannte Plussymptome auf, Antrieb und Motivation sind übersteigert. Nach der akuten Phase stehen dagegen oft die Minussymptome im Vordergrund, Antrieb und Motivation scheinen vollkommen zu fehlen. Es fehlt an Energie, um Ziele zu erreichen, und es fällt schwer, überhaupt welche zu formulieren.

Vielfach steht bei Menschen mit psychischer Erkrankung nicht die Motivation, ein Ziel zu erreichen, im Vordergrund, sondern die Motivation, Dinge zu vermeiden. Unangenehme Gefühle wie Angst, Scham oder Enttäuschung sollen vermieden werden, Suchtkranke wollen Entzugserscheinungen vermeiden. Vermeidungsmotivation ist eines der häufigsten Themen in der Psychiatrie.

Motivation ist ein komplexes Thema: Man muss etwas wollen, etwas können und man muss es sich auch zutrauen und davon ausgehen, dass man etwas erreichen kann. Motivation ist keine Persönlichkeitseigenschaft: Man ist nicht einmal motiviert und bleibt es dann für immer. Motivation kann verloren gehen und wiedergefunden werden. Es gibt niemanden, der grundsätzlich immer und bei jedem Thema motiviert ist. Wir können Motivation nicht einfach erwarten oder voraussetzen bei unseren Klientinnen und Klienten. Es ist unsere Aufgabe, sie bei der Entwicklung und Aufrechterhaltung von Motivation zu unterstützen. Klienten in Richtung ihres Ziels zu schieben, ist nicht der richtige Weg. Wie Motivation aufgebaut und erhalten werden kann, davon handelt dieses Kapitel.

Die Perspektive von Klientinnen und Klienten

BEISPIEL

SARAH kommt jeden Tag pünktlich an ihren Arbeitsplatz in der Werkstatt und erledigt einfache Arbeiten auch selbstständig. Aber sie vermeidet jeglichen Blickkontakt, nimmt überhaupt keinen Kontakt auf, meldet sich nicht, wenn sie mit der Arbeit fertig ist oder wenn sie eine Frage hat.

Anspruchsvollere Arbeiten können ihr nicht übertragen werden, da sie auf Arbeitsanweisungen nicht reagiert.

Sarah leidet unter starken sozialen Ängsten. Sie scheint nichts zu wollen. Sie gilt als wenig motiviert. Es kostet sie viel Kraft, jeden Tag zur Arbeit zu kommen. Andere anzusprechen würde noch mehr Kraft kosten, die Sarah im Moment nicht aufbringen kann.

BEISPIEL

FRIEDER möchte, dass alles immer so bleibt, wie es ist. Auf die Frage nach seinem Ziel sagt er, er habe große Probleme seelischer Art, die nicht zu lösen seien. Manchmal räumt er ein, diese Probleme seien vielleicht doch zu lösen, nur habe er es noch nie versucht, weil dies zu risikoreich für ihn sei.

Auch Frieder zeigt keinerlei Motivation. Veränderungen lehnt er ab, er hat nie positive Erfahrungen damit gemacht. Vor der Aufnahme in die Wohneinrichtung hat Frieder seine Tage ausschließlich zu Hause mit den Eltern verbracht. Er hat das Elternhaus kaum verlassen und sich zu Hause beschäftigt. In die betreute Wohneinrichtung kam er gegen seinen Willen.

BEISPIEL

SABINE will abnehmen. Sie ist sehr motiviert und will in den nächsten zwei Wochen eine Nulldiät machen und nur Wasser trinken. Ihre Ärztin und ihre Betreuerin warnen sie eindringlich davor, weil das nicht gesund sei. Sabine ignoriert diese Hinweise, sie will es schaffen.

Sabine hat durchaus ein Ziel, das sie motiviert. Sie fragt sich nicht, ob sie den richtigen Weg auf dieses Ziel hin gewählt hat. Hinweise, dass ihr Weg eine Sackgasse sein könnte, empfindet sie als demotivierend.

BEISPIEL

MARIO vernachlässigt seine Körperhygiene, insbesondere den Einsatz eines Deodorants hält er für überbewertet. Kritische Rückmeldungen seiner Mitbewohner, seiner Kollegen in der Werkstatt sowie des zuständigen Jobcoachs bleiben ohne Wirkung. Nach Jahren macht er ein Praktikum in einer Firma im Verwaltungsbereich. Es läuft gut und es entwickelt sich ein ausgelagerter Arbeitsplatz der Werkstatt. Mario ist zufrieden mit der Arbeit und findet seine Kolleginnen dort sehr nett. Als diese ihn bitten, doch ein Deodorant zu verwenden, macht er das sofort.

Mario fehlte in der Werkstatt die Motivation und vor allem fehlte ihm ein Anreiz, sein Verhalten zu verändern. Die netten neuen Kolleginnen waren Anreiz genug: Ihnen zuliebe konnte Sven sich problemlos motivieren.

BEISPIEL

MECHTHILD tut nichts für sich. Sie erledigt ihre Pflichten, geht arbeiten, hält die Wohnung sauber und bringt den Müll runter. Aber ihre Betreuerin kann sie nicht motivieren, etwas für ihre Gesundheit zu tun.

Mechthild geht nicht zum Arzt, bewegt sich zu wenig und achtet nicht auf ihre Ernährung.

Mechthild ist depressiv. Etwas nur für sich zu tun, gelingt ihr nicht. Ihrer Wohnbetreuerin gegenüber erzählt sie einmal, sie habe den Eindruck, dass Glück ein Gefühl ist, das ihr nicht mehr zusteht.

BEISPIEL

IGOR ist sehr einsichtig. Wenn der Sozialpädagoge mit ihm über sein Fehlverhalten spricht und darüber, dass sich das ändern muss, sieht er das vollkommen ein und verspricht, sich ab sofort zu ändern. Tatsächlich ändert sich aber gar nichts.

Igor möchte eigentlich nur in Ruhe gelassen werden, er erwartet im Moment keine Unterstützung von seinem Betreuer und verfolgt kein Ziel, darum beschwichtigt er diesen. Weil er davon ausgeht, dass er in der Einrichtung nicht bleiben könnte, wenn er das offen sagen würde, gibt er sich vordergründig motiviert.

Manchmal fordert die Bewältigung der psychischen Erkrankung alle Ressourcen, über die Klientinnen oder Klienten verfügen. Dann auch noch motiviert ein Ziel zu verfolgen, dazu reichen die Kraft und die Zuversicht nicht mehr. Misserfolge und Erfahrungen des Scheiterns führen dazu, dass sich Menschen mit psychischen Erkrankungen oftmals lieber nichts mehr vornehmen. Wer sich nichts vornimmt, kann nicht scheitern. Manche haben auch keine Vorstellung mehr davon, was ihnen Spaß machen oder sie motivieren würde. Der Fachbegriff dafür heißt *Alienation* (SACHSE u.a. 2018) und bedeutet Entfremdung. Alienation umfasst mehr als Anhedonie, also das Fehlen angenehmer Emotionen. Manche Klientinnen oder Klienten haben keinen Bezug mehr zu ihren Bedürfnissen, ihrem Selbstbild oder dazu, was ihnen guttun würde. Sie müssen erst wieder lernen, ihr Bauchgefühl überhaupt wahrzunehmen und auf diese Weise herauszufinden, was sie wirklich wollen, was ihre Bedürfnisse sind (siehe »Ziele finden«, S. 262 ff.).

Außenstehenden fällt es oft schwer, nachzuvollziehen, was psychisch erkrankte Menschen behindert, vor welchen Barrieren sie stehen. Bei jemandem mit einer Körperbehinderung oder Sinnesbehinderung ist viel offensichtlicher, worin die Einschränkungen und Barrieren bestehen. Aber bei Menschen mit psychischer Erkrankung scheint es oft so, als könnten sie doch, wenn sie nur wollten. Und manchmal verändert sich etwas, plötzlich gibt es einen Anreiz, der Antrieb ist da und die Zuversicht entwickelt sich. Scheinbar unmotivierte Klienten sind plötzlich ganz motiviert. Manche halten durch, andere geraten wieder ins Schwanken und stellen alles infrage. Und einige überlegen lange, wie der richtige erste Schritt aussehen könnte, ohne ihn je zu gehen. Immer wieder verlässt sie der Mut.

Klientinnen und Klienten dabei zu unterstützen, herauszufinden, was sie wirklich wollen, und ihren Weg der Umsetzung dann zu begleiten, ist eine unserer wichtigsten Aufgaben als Fachkräfte. Dazu gehört, Klienten zu ermuntern, ohne sie unter Druck zu setzen. Und ebenso zu respektieren, dass es gute Gründe gibt, sich nicht zu verändern, ohne jemanden aufzugeben oder als unmotiviert abzuschreiben. Um motiviert zu sein, brauchen Klienten Mut und Vertrauen in die eigenen Stärken sowie Hoffnung auf positive Veränderung. Und Fachkräfte, die sie dabei unterstützen, all dies wieder in sich zu entdecken.

Was wir alle kennen

Wir alle kennen Ziele, die wir motiviert verfolgen und für die wir bereit sind, einen hohen Einsatz zu bringen. Und wir kennen auch alle Themen, bei denen wir uns immer wieder vornehmen, etwas zu ändern: mehr Sport machen, sich gesünder ernähren, mit dem Rauchen aufhören oder Ähnliches. Und fast alle kennen das Gefühl, den festen Vorsatz immer wieder aufzuschieben und ihn schließlich ganz zu vergessen, um ihn dann vielleicht zu Beginn des nächsten Jahres als Neujahrsvorsatz wieder auszugraben.

BEISPIEL

URSULA will es im neuen Jahr wirklich angehen. Mindestens dreimal pro Woche Joggen und keine Schokolade mehr essen. Eine Woche lang läuft es richtig gut. Dann isst sie einen Schokoriegel. »Wenn ich das mit der Schokolade schon nicht schaffe, kann ich ja das mit dem Joggen auch gleich aufgeben«, denkt Ursula.

Wir setzen uns manchmal zu hohe Ziele, die wir nicht sofort erreichen können. Wenn wir dann scheitern, verlässt uns die Anfangseuphorie und wir geben lieber ganz auf, statt uns kleinere Ziele zu setzen. Um uns vor Enttäuschung zu bewahren, gehen wir lieber gleich davon aus, dass es sowieso nicht klappen wird. Dann ist die Blamage nicht so groß, wenn etwas tatsächlich misslingt, denn wir haben es ja gleich gesagt. In anderen Fällen können wir uns aber doch ganz plötzlich motivieren, weil es einen neuen, guten Grund dafür gibt.

BEISPIEL

Jahrelang versucht **RONALD**, mit dem Rauchen aufzuhören. Er besucht mehrere Kurse dazu, manchmal klappt es für kurze Zeit, dann fängt er aber jedes Mal wieder an. Eines Tages wird bei einer Routineuntersuchung ein leichter Herzinfarkt festgestellt. Ronald hört sofort auf zu rauchen und fängt nie wieder damit an.

Die meisten Menschen haben schon die Erfahrung gemacht, dass es hilft, sich einer Gruppe anzuschließen und nicht allein zu sein mit dem, was man sich vorgenommen hat. Wenn man Sport in einer Gruppe macht und weiß, dass die anderen nachfragen, warum man denn nicht gekommen ist, dann fällt es nicht ganz so leicht, auf dem Sofa liegen zu bleiben. Verhalten kann ansteckend sein. Wenn andere motiviert sind, wird man selbst mitgezogen. Gemeinsam geht es besser. Man nennt das auch »die Herde mobilisieren« (Heath & Heath 2011). Denn es reicht oft nicht, einen Entschluss zu fassen und sich die Verhaltensänderung wirklich ganz fest vorzunehmen. Es ist auch wichtig, die notwendige Energie zu mobilisieren. Emotionen müssen ins Spiel kommen, beispielsweise Freude, Angst oder Zuneigung.

Grundlagen der Motivation

Wenn Menschen motiviert sind, ist das Antriebssystem (Gilbert 2013, siehe S. 10 f.) aktiviert, in dem Menschen nach Anreizen und Belohnung suchen und neugierig sind. Zugleich darf das Alarmsystem nicht aktiviert sein. Denn rein biologisch ist es für unseren Organismus allemal wichtiger, Bedrohungen abzuwehren, als Belohnungen zu bekommen. Unser Gehirn weist dem Umgang mit Gefahr eine höhere Priorität zu als dem Umgang mit angenehmen Dingen. Menschen, die sich nicht sicher fühlen, können sich daher nur schwer motivieren, Neues auszuprobieren. Um das Antriebssystem aktivieren zu können, müssen Menschen sich sicher und zugehörig fühlen, das Bindungssystem muss aber auch wieder verlassen werden können. Menschen brauchen zunächst eine sichere Bindung. Auf dieser Basis brauchen sie dann Anreize, den ruhigen, sicheren Rahmen auch wieder zu verlassen. So entwickeln Menschen Neugier und den Antrieb, Neues zu probieren.

Die Funktion des Antriebssystems ist es, uns angenehme Gefühle zu vermitteln durch Aktivierung des Belohnungszentrums in Vorderhirn. Es ist hauptsächlich aktivierend und tatkräftig und nutzt den Neurotransmitter Dopamin. Das Antriebssystem ist für die Anreizmotivation zuständig, dafür, dass wir uns engagieren und reinhängen, auch wenn die Belohnung noch etwas auf sich warten lässt. Dopamin wird auch als das Molekül des Wollens bezeichnet, es verhilft uns zu Motivation, Antrieb, Begeisterung und Tatkraft. Medikamente, die direkt auf das dopaminerge

System wirken (z. B. Neuroleptika bei Psychosen), beeinflussen oftmals auch den Antrieb und die Fähigkeit, sich zu motivieren.

Das Antriebssystem dient dazu, uns angenehme Gefühle zu verschaffen, kann aber auch dazu dienen, unangenehme Emotionen zu vermeiden. Doch während unangenehme Gefühle ganz von selbst auftreten, wenn wir längere Zeit gar nichts tun, müssen wir für angenehme Gefühle etwas tun, wir müssen aktiv werden. Das ist die Aufgabe des Antriebssystems.

Der Begriff Motivation geht zurück auf das lateinische »motivum« und bedeutet »Beweggrund«. Motivation braucht also einen starken Grund, der dazu führt, sich in Bewegung zu setzen und die Komfortzone zu verlassen (Stritzelberger 2015). Motivation lässt sich nach Sachse u.a. (2018) als eine innere Gerichtetheit auf einen Zielzustand beschreiben, als eine Kraft, die eine Person zu einem erhofften Zustand hinzieht (Aufsuchenmotivation) oder von einem befürchteten Zustand wegdrängt (Meidenmotivation). Die Vermeidungsmotivation steht beispielsweise bei Menschen mit einer Angststörung im Vordergrund. Sie wollen vermeiden, in angstauslösende Situationen zu geraten, und manche verlassen schließlich gar nicht mehr das Haus. Auch das Vermeiden von Enttäuschungen (»Es geht ja sowieso immer alles schief!«) oder Misserfolgen (»Ich schaffe das eh nicht!«) ist eine häufige Form der Vermeidungsmotivation. Diese Vermeidungsmotivation entsteht in der Alarmzentrale des Gehirns, u.a. in der Amygdala im limbischen System. Die Alarmzentrale warnt uns vor Gefahren und veranlasst uns, diese zu vermeiden. Gerade in der sozialpsychiatrischen Arbeit haben wir es häufig mit der Vermeidungsmotivation unserer Klientinnen und Klienten zu tun, auch wenn wir uns in unserer Arbeit oftmals lieber auf die Veränderungsmotivation konzentrieren, also auf die Bereitschaft von Menschen, an sich zu arbeiten.

Intrinsische und extrinsische Motivation

Motivation ist nicht nur eine Frage des Ziels, also *wofür* jemand motiviert ist. Um motiviert zu sein, muss man das Ziel auch erreichen *wollen* (siehe »Ziele finden«, S. 262 ff.). Manchmal ist Motivationslosigkeit mit Ziellosigkeit gleichzusetzen. Häufig wird zwischen *intrinsischer* und *extrinsischer* Motivation unterschieden. Wenn jemand intrinsisch motiviert ist, bedeutet das, dass die Person aus sich selbst heraus motiviert ist, aus inneren Beweggründen (siehe »Intrinsisch motivieren«, ab S. 240). Bei intrinsischer Motivation kommen Wunsch und Antrieb zur Veränderung vom Klienten oder der Klientin selbst, es ist kein Anstoß von außen nötig. Bei der extrinsischen Motivation kommt der Beweggrund dagegen eher von außen: das Einhalten von Auflagen, die Vermeidung von Strafe oder Ähnliches. Extrinsische Motivation kann aber auch Eigenmotivation sein, nämlich dann, wenn jemand an einem Thema arbeitet, um etwas anderes zu bekommen.

Aber wie kann man jemanden motivieren? Geht das überhaupt? Grundsätzlich können wir davon ausgehen, dass sich alle Menschen für etwas motivieren können, nur nicht zwangsläufig für die Veränderungsziele, die andere von ihnen erwarten. Unsere Aufgabe ist es nicht, völlig unmotivierte Klientinnen und Klienten erst mal zu motivieren. Wir können auch nicht erwarten, dass sie zwangsläufig motiviert sind. Wir sollten stattdessen wissen, wie wir Motivation fördern können. Klienten bringen Motivation mit, diese ist ihnen aber nicht immer bewusst oder emotional zugänglich. Unsere Aufgabe ist es, die Motivation wachzurufen oder wieder zugänglich zu machen.

Bedeutsamkeit: der Glaube an die eigene Wichtigkeit

Motivation ist nicht nur eine Frage des Wollens. Notwendig ist auch die Zuversicht, das Ziel zu erreichen und alles dafür Notwendige auch zu *können*. Um motiviert zu sein, ist also auch der Glaube an die eigene Selbstwirksamkeit erforderlich (siehe »Selbstwirksamkeit fördern«, ab S. 274). Um sich überhaupt motivieren zu können, ist es schließlich erforderlich, eine Vorstellung von *Bedeutsamkeit* in unserem Leben zu haben. Wichtig ist, dass wir uns zumindest in einigen Bereichen unseres Alltags als bedeutsam erleben und dass es nicht egal ist, ob wir selbst uns um eine Angelegenheit kümmern oder irgendjemand anderes. Wer sich bei einer Aufgabe für unbedeutend und austauschbar hält, wird sich schwerlich dafür motivieren können. »Wenn ich es nicht mache, dann macht es halt ein anderer« ist ein dazu passender, häufiger Gedanke. Wir engagieren uns aber, wenn wir den Eindruck haben, dass eine Angelegenheit wichtig ist und es tatsächlich auf uns und unseren Beitrag dazu ankommt, wir also wichtig sind. Der Soziologe Aaron Antonovsky (1923–1994) erforschte das Wunder des Gesundbleibens – die sogenannte Salutogenese – und untersuchte u.a., was dazu führt, dass Menschen das Vertrauen in sich haben, auch mit schwierigen Herausforderungen des Lebens zurechtzukommen und nicht daran zu zerbrechen. Diese Überzeugung nennt Antonovsky das Kohärenzgefühl und die Bedeutsamkeit bezeichnet er als den wichtigsten motivationalen Teil des Kohärenzgefühls. Entscheidend ist, dass Menschen zumindest in einigen Bereichen ihres Lebens den Eindruck haben, dass es auf sie ankommt und dass sie bedeutungsvoll sind. Und natürlich ist es hilfreich, wenn es Lebensbereiche gibt, die den Menschen wichtig sind und für die sie sich engagieren möchten. Unterstützen Sie Ihre Klientinnen und Klienten dabei, jene Lebensbereiche zu entdecken, die ihnen wichtig sind, für die sie sich engagieren wollen und in denen sie bedeutungsvoll sind. Und hinterfragen Sie sozialpsychiatrische Hilfesysteme daraufhin, ob diese Klienten dabei unterstützen, sich als bedeutungsvoll zu erleben und nicht als einer oder eine von vielen.

Auftragsklärung und Kontextklärung

Motivation kann nicht einfach vorausgesetzt werden. Nicht alle Klienten, die in einem Wohnheim wohnen, möchten dabei unterstützt werden, das Wohnheim wieder zu verlassen und selbstständig zu wohnen. Nicht alle Klientinnen, die in einer geschützten Werkstatt arbeiten, sind motiviert, wieder auf den allgemeinen Arbeitsmarkt zu wechseln. Es ist daher wichtig, Klientinnen und Klienten keine zum institutionellen Kontext passende Motivation zu unterstellen, sondern diese abzuklären. Hilfreich ist dabei das Klärungskarussell aus »Irre verständlich« (Hammer & Plößl 2023) und in diesem Zusammenhang besonders die *Auftragsklärung* und die *Kontextklärung*.

ABBILDUNG 22
Auftragsklärung

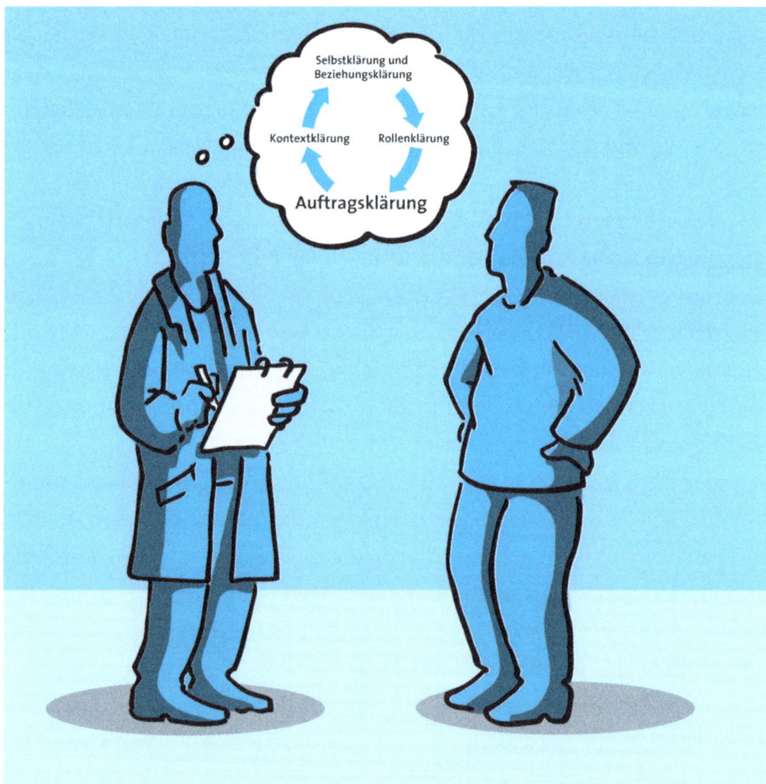

Zunächst geht es darum, den Auftrag zu klären, den Ihnen ein Klient erteilt. Sehr präsent sind für uns meistens die Fremdaufträge, die von anderer Seite erteilt werden. Wir sind uns darüber im Klaren, was der Leistungsträger erwartet, welchen Auftrag die Einrichtung gibt oder was beispielsweise die Angehörigen des Klienten erwarten. Auch der

Eigenauftrag, den man sich selbst erteilt, gewissermaßen der Anspruch, den man an sich stellt, ist einem sehr bewusst. Etwas in den Hintergrund kann aber treten, welchen Auftrag eigentlich der Klient erteilt. Was ist sein Ziel, was möchte er erreichen? Der Auftrag des Klienten hängt vor allem davon ab, in welcher Phase des Veränderungsprozesses er sich befindet (siehe »Phasen der Veränderungsmotivation«, S. 233 ff.). Der phasenhafte Verlauf der Änderungsmotivation macht auch deutlich, dass die Aufträge, die Klientinnen und Klienten den Fachkräften erteilen, sich durchaus verändern können. Eine Auftragsklärung muss deshalb nicht nur zu Beginn der Zusammenarbeit erfolgen, sondern immer wieder erneuert werden (siehe »Anliegen und Ziele formulieren«, S. 63 ff.).

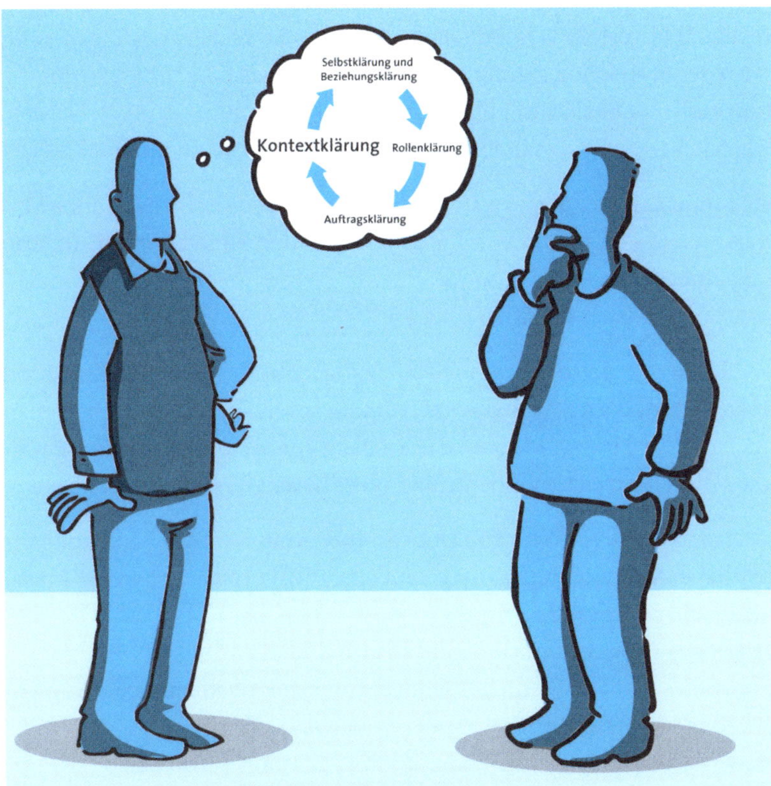

ABBILDUNG 23
Kontextklärung

Auch die Kontextklärung ist wichtig. Wir bewegen uns mit unseren Klientinnen und Klienten gerne im Beratungs- und Problemlösekontext. Hier haben wir die Rolle der Helfenden und Unterstützenden, gehen davon aus, dass Klientinnen und Klienten motiviert sind und sich Beratung und Begleitung wünschen. Oftmals befinden sich unsere Klientinnen und Klienten aber im Krankheitskontext und in einer Patientenrolle, in der sie Behandlung und Hilfe von anderen erwarten, jedoch nicht selbst für eine Veränderung motiviert sind. Der Krankheitskontext besteht natürlich, insbesondere im Rahmen einer klinischen Behandlung, kann aber auch darüber hinaus in sozialpsychiatrischen Umfeldern bestehen, die ein Verharren in der Patientenrolle attraktiv erscheinen lassen. Wichtig ist es daher, zu klären, in welchem Kontext der Klient oder die Klientin sich bewegt, und ihn auch in diesem Kontext anzusprechen. Sonst erleben Fachkräfte, die beispielsweise selbst im Problemlösekontext sind, ihre Klienten als unmotiviert, weil diese sich im Krankheitskontext bewegen und keine Beratung erwarten, sondern sich eher Ruhe wünschen und Mitarbeitende, die stellvertretend für sie handeln.

Eine gute Methode zur Klärung der Motivation im Verlauf der gemeinsamen Arbeit sind Skalierungsfragen, die zu Beginn eines Gesprächs regelmäßig gestellt werden (siehe S. 47 f.). Mit Skalierungsfragen kann nach der Motivation gefragt werden, beispielsweise wie stark die Motivation auf einer Skala von 1 bis 10 ist. Dabei kann schnell deutlich werden, wie wichtig es für jemanden ist, an einem Thema zu arbeiten:

BEISPIEL

»Sie möchten mit dem Rauchen aufhören. Wie groß ist denn Ihre Motivation auf einer Skala von 1, also sehr geringe Motivation, bis 10, also sehr hohe Motivation?«
»Na ja, ich würde sagen, so 3 bis 4.«

In diesem Beispiel erscheint es fraglich, ob die genannte Motivation ausreicht, das Suchtverhalten zu verändern. Skalierungsfragen dienen auch der Abklärung, wie groß das Problem aus Sicht der Klientin ist, welches Ziel sie erreichen möchte und ob es bereits Veränderungen gab.

BEISPIEL

ERGOTHERAPEUTIN »Wie groß ist denn Ihre Angst vor der Benutzung öffentlicher Verkehrsmittel zurzeit auf einer Skala von 1, also keine Angst, bis 10, also sehr große Angst?«
KLIENTIN »Also, ich würde sagen, so zwischen 8 und 9.«
ERGOTHERAPEUTIN »Wenn wir gemeinsam erfolgreich an Ihren Ängsten arbeiten, was wäre Ihr Ziel auf der Skala von 1 bis 10?«
KLIENTIN »Ich glaube, mit 3 oder 4 wäre ich schon zufrieden.«

Auf diese Weise wird deutlich, wie die Klienten und Klientinnen ihre Situation einschätzen und wie groß die Schritte sind, die sie gehen möchten. Auch Veränderungen im Laufe der gemeinsamen Arbeit können immer wieder deutlich werden, wenn regelmäßig gefragt wird, wie der Klient das Ausmaß seines Problems auf einer Skala einschätzt. So kann deutlich werden, ob es bereits erste Erfolge gibt oder das Problem sogar noch größer geworden ist.

Phasen der Veränderungsmotivation

Motivation ist nicht entweder vorhanden oder nicht vorhanden. Sie entwickelt sich weiter im Laufe der Zeit und kann sich verändern, kann z. B. wachsen oder verloren gehen. Man kann verschiedene Phasen der Veränderungsmotivation unterscheiden anhand des Transtheoretischen Modells der Veränderung von PROCHASKA & DICLEMENTE (1983). Analog zu diesem Modell können Klientinnen und Klienten sich in fünf verschiedenen Phasen der Veränderungsmotivation befinden:

1. Phase der Absichtslosigkeit
2. Phase der Absichtsbildung
3. Phase der Vorbereitung
4. Phase der Handlung
5. Phase der Aufrechterhaltung

Je nach Phase sind unterschiedliche Unterstützungsangebote, Strategien und Methoden der Fachkräfte erforderlich. Die Phasen können nicht nur einmal in eine Richtung durchlaufen werden. Klientinnen und Klienten können immer wieder einen Schritt zurück in eine frühere Phase tun oder eine Phase überspringen. Bei unterschiedlichen Themen kann dieselbe Person in verschiedenen Phasen der Veränderungsmotivation sein. Dabei sind wichtige und oft lange Phasen des Veränderungsprozesses unsichtbar, die entscheidende Vorbereitung ist ein rein innerlicher Prozess und Motivation findet erst ab der vierten von fünf Phasen auch nach außen erkennbar statt. Man sollte daher nicht fehlende Motivation unterstellen, wenn sich bei jemandem zunächst für längere Zeit scheinbar gar nichts verändert.

Phase der Absichtslosigkeit

In der auch als Präkontemplation bezeichneten **Phase der Absichtslosigkeit** haben Klientinnen und Klienten kein Interesse, in nächster Zeit etwas zu verändern. Es fehlt ihnen an Problembewusstsein, sie möchten nicht darüber nachdenken, dass überhaupt eine Veränderung erforderlich sein könnte, und sehen keine Nachteile ihres Verhaltens oder ihrer momentanen Situation.

BEISPIEL

ANNA wohnt bei ihren Eltern. Sie ist vierzig Jahre alt, an einer Psychose erkrankt und leicht körperlich behindert. Anna besucht zweimal pro Woche ein Zuverdienstprojekt des Sozialpsychiatrischen Dienstes. Alle hauswirtschaftlichen Aufgaben übernimmt ihre Mutter für sie. Annas Vater ist pflegebedürftig und wird von einem Pflegedienst versorgt. Ihre Mutter macht sich große Sorgen, wie es weitergehen soll, wenn auch sie sich eines Tages nicht mehr um Anna kümmern kann. Anna möchte darüber nicht nachdenken. Sie möchte, dass alles so bleibt, wie es ist.

In der Phase der Absichtslosigkeit sollten Sie Kontakt halten zu Klientinnen und Klienten und immer wieder unverbindlich Informationen und Möglichkeiten darstellen und anbieten, ohne jedoch eine Veränderungsmotivation zu erwarten oder die Klienten zu drängen.

BEISPIEL

FRAU MÜLLER vom Sozialpsychiatrischen Dienst bietet **ANNA** einmal im Monat ein Gespräch an. Sie erwähnt jedes Mal, dass sie Anna gerne unverbindlich über die Möglichkeiten des Betreuten Wohnens informieren kann. Anna lehnt jedes Mal ab, das interessiere sie nicht.

In der Phase der Absichtslosigkeit müssen wir aufpassen, dass wir Klientinnen und Klienten nicht unter Druck setzen, sich doch zu verändern und ihr Problem endlich als solches anzuerkennen. Stattdessen können wir sie immer wieder auf Veränderungsmöglichkeiten hinweisen und in kleinen Schritten verdeutlichen, welche Nachteile es mit sich bringt, sich nicht zu verändern (siehe »Diskrepanzen entwickeln«, S. 241). Da die Phase der Absichtslosigkeit durchaus lange dauern kann, sollten Sie über große Beharrlichkeit verfügen, nach dem Motto: Steter Tropfen höhlt den Stein. Nicht selten erweist sich eine konstruktive, freundlich-zugewandte Hartnäckigkeit als äußerst erfolgreich.

Phase der Absichtsbildung

In der auch als Kontemplation bezeichneten **Phase der Absichtsbildung** entwickelt sich bei Klientinnen und Klienten langsam ein Bewusstsein dafür, dass eine Veränderung zumindest denkbar wäre. Sie haben sich aber noch nicht entschieden, eine Veränderung wirklich anzugehen, noch überwiegen die Vorteile der aktuellen Situation.

BEISPIEL

ANNA grübelt zunehmend darüber, wie es weitergehen soll, falls ihre Eltern beide pflegebedürftig sein sollten. Sie weiß, dass ihre Mutter sich Sorgen macht, und möchte sie gerne entlasten, hat aber keine Vorstellung davon, wie das gehen soll. In den Gesprächen mit **FRAU MÜLLER** weint Anna viel.

In der Phase der Absichtsbildung sollten Sie Klienten und Klientinnen dabei unterstützen, sich auszumalen, wie ihr Leben sich mittelfristig entwickelt, wenn sie nichts verändern bzw. wenn sie etwas verändern. Im Gespräch können die Vor- und Nachteile einer Veränderung gegeneinander abgewogen werden, ohne sich bereits entscheiden zu müssen (siehe »Entscheidungswaage«, S. 258). Besonders wichtig ist, dass Sie die Klientinnen und Klienten in dieser Phase nicht zu einer Entscheidung drängen.

BEISPIEL

FRAU MÜLLER unterstützt **ANNA** dabei, sich auszumalen, wie ihr Leben in ein paar Jahren aussehen würde, wenn sie zu Hause wohnen bleibt. Manchmal ist Anna auch bereit, sich auszumalen, wie sie leben würde, wenn sie in einem Wohnheim und nicht mehr zu Hause wohnen würde. Frau Müller achtet darauf, dass Anna bei beiden Möglichkeiten die Vor- und Nachteile sieht.

In der Phase der Absichtsbildung wirken Klientinnen und Klienten oft unmotiviert und unentschlossen. Sie sprechen zwar gelegentlich über Veränderungen, unternehmen aber keinen einzigen konkreten Schritt. Die Auseinandersetzung mit dem Thema Veränderung und die Vorbereitung darauf laufen für andere unsichtbar als innere Prozesse ab. Sie sollten Klientinnen und Klienten bei diesem wichtigen und mitunter lange dauernden Prozess unterstützen, ohne sie als unmotiviert zu bezeichnen. Der Umgang mit inneren Widerständen und Ambivalenz ist eine entscheidende Kompetenz von Fachkräften, um Menschen in der Phase der Absichtsbildung zu motivieren (siehe »Umgang mit Ambivalenz«, S. 244 ff., und »Umgang mit Widerstand«, S. 248 ff.).

Phase der Vorbereitung

In der **Phase der Vorbereitung** ist die Entscheidung zur Veränderung getroffen, jedoch wurde noch nicht konkret damit begonnen. Den Klientinnen und Klienten ist klar, dass ihr bisheriges Verhalten mehr Nachteile als Vorteile mit sich bringt. Einen konkreten Plan zur Veränderung haben sie aber noch nicht.

BEISPIEL

Immer häufiger sucht **ANNA** das Gespräch mit **FRAU MÜLLER**. »So kann es nicht weitergehen, ich muss was ändern und zu Hause ausziehen«, eröffnet sie oft das Gespräch. Anna betont immer wieder, dass sie ihrer Mutter nicht zur Last fallen möchte. Sie stellt Frau Müller zunehmend Fragen, wie bestimmte Dinge in einem Wohnheim geregelt seien. Ob sie beispielsweise ihr Meerschweinchen mitnehmen könne, ob sie ein eigenes Badezimmer haben werde, ob man selbst sein Essen kochen und seine Wäsche waschen müsse und vieles mehr.

Unsere Aufgabe in dieser Phase ist es, beim Sammeln von Informationen zu unterstützen. Sie können auch versuchen, die Klientinnen und Klienten einzuladen, alternative Verhaltensweisen zu üben und Veränderungen probeweise umzusetzen.

BEISPIEL

FRAU MÜLLER versorgt **ANNA** mit allen Informationen, die sie haben möchte. Sie zeigt ihr Prospekte und Fotos möglicher Wohnheime und arrangiert, dass Anna mit einer Frau sprechen kann, die bereits in einem dieser Wohnheime wohnt. Als sich die Möglichkeit ergibt, dass Anna zwei Nächte in einem vorübergehend freien Zimmer eines Wohnheims übernachtet, möchte Anna dies allerdings nicht nutzen. Sie besichtigt das Zimmer lieber tagsüber.

Phase der Handlung

In der **Phase der Handlung** setzen Klientinnen und Klienten ihren Entschluss in die Tat um und verfolgen einen konkreten Plan, den sie sich vorher erarbeitet haben. Wir halten in dieser Phase den Kontakt und unterstützen die Klienten bei der Umsetzung ihrer Veränderungswünsche.

BEISPIEL

ANNA zieht in ein Wohnheim in derselben Stadt. In den ersten Monaten verbringt sie alle Wochenenden zu Hause bei den Eltern. Das Zuverdienstprojekt besucht Anna weiterhin. FRAU MÜLLER bietet ihr einmal im Monat ein Gespräch an und Anna erzählt, wie es ihr mit der Veränderung geht.

Phase der Aufrechterhaltung

Durch die erfolgreiche Veränderung steigt im besten Fall die Lebensqualität der Klientinnen und Klienten. Fachkräfte sollten in der **Phase der Aufrechterhaltung** immer wieder gemeinsam mit den Klienten den Blick darauf richten, ob die Lebensqualität besser ist und ob dies so bleibt.

BEISPIEL

ANNA weint nicht mehr in den Gesprächen mit FRAU MÜLLER. Überhaupt macht sie sich weniger Sorgen. Den gemeinsamen Ausflug mit den Mitbewohnerinnen neulich fand sie toll. Der Aspekt Wohnen ist insgesamt viel weniger Thema. Stattdessen sprechen beide darüber, welche Möglichkeiten es im Bereich der Arbeit für Anna gibt.

In allen Phasen kann es zu Krisen oder Rückfällen kommen, sodass Klientinnen und Klienten wieder auf eine frühere Phase der Veränderungsmotivation zurückfallen. Wir müssen unsere Methoden und Unterstützungsangebote dann auch wieder dieser neuen Phase anpassen.

Haltung in der motivierenden Gesprächsführung

Wenn wir jemanden motivieren möchten, so findet dies in der Regel im Gespräch statt. Worauf man achten muss, damit es tatsächlich gelingt, Klienten durch Gespräche zu motivieren, wissen wir von Miller & Rollnick (2015), den Begründern der motivierenden Gesprächsführung.

Hoffnung vermitteln: unerschütterlicher Glaube daran, dass eine Veränderung möglich ist

Auch bei der motivierenden Gesprächsführung ist zunächst die Haltung der Fachkraft entscheidend. Von zentraler Bedeutung ist der Glaube daran, dass Wachstum und Veränderung grundsätzlich möglich sind. Die meisten psychisch erkrankten Menschen erleben Phasen, in denen es ihnen schwerfällt, daran zu glauben, dass es ihnen auch wieder besser gehen wird und sie selbst etwas dazu beitragen können. In diesen Phasen ist es entscheidend, dass ein Gegenüber unerschütterlich an die Veränderungsmöglichkeiten glaubt und diese Hoffnung empathisch ausstrahlt. Denn wie sollen Klientinnen und Klienten sich die Möglichkeit und die Notwendigkeit von Veränderungen klarmachen, wenn sie nicht daran glauben, diese bewältigen zu können, und wenn niemand ihnen Hoffnung macht, dass sie es schaffen können? Die zuversichtliche, hoffnungsvolle Haltung und der Glaube an die Entwicklungsmöglichkeiten von Menschen sind daher eine wesentliche fachliche Grundhaltung von Fachkräften und Teams. Besonders wichtig ist dies in Phasen, in denen Klientinnen und Klienten selbst keine Hoffnung und Zuversicht empfinden können. In diesen Phasen hilft es sehr, wenn Bezugspersonen stellvertretend Hoffnung und Zuversicht ausstrahlen. Nicht im Sinne eines »Alles wird gut«-Optimismus, sondern im Sinne eines Glaubens an Wachstum und Entwicklung. So berichten gerade Menschen, die sich von schweren psychischen Erkrankungen erholt haben, wie wichtig diese stellvertretende Hoffnung im Genesungsprozess ist (Amering & Schmolke 2012).

Grundsätzlich sollten wir Klientinnen und Klienten nicht drängen, sich unbedingt ändern zu müssen, sondern ihnen zunächst ein Gefühl der Sicherheit, Zugehörigkeit und der Akzeptanz vermitteln. Auf diese Weise wird das Alarmsystem deaktiviert und das Antriebssystem ist aktiv. Erst dann ist Motivation möglich und der Antrieb für Veränderungen kann entwickelt werden. Wenn ein Sicherheitsgefühl, Unterstützung und ein Gefühl von Verbundenheit gegeben sind, können Menschen sich generell am besten weiterentwickeln.

Klienten sind die Experten für die eigenen Probleme und deren Lösung.

Die Haltung der Fachkräfte in der motivierenden Gesprächsführung zeichnet sich nach Miller & Rollnick (2015) auch durch die Überzeugung aus, dass Klienten selbst die Experten für ihre Probleme und deren Lösung sind. Wir sollten unsere eigene Rolle mit Bescheidenheit sehen. Ob jemand Veränderungen motiviert und zuversichtlich angeht, können wir nur beeinflussen, aber nicht komplett steuern. Wir können einen Erfahrungsrahmen schaffen, in dem Klientinnen und Klienten ihre Ressourcen aktivieren können und Veränderung gelingen kann. Es ist nicht einfach, an sich zu arbeiten und sich zu verändern. Klienten müssen sich dazu mit teilweise unangenehmen Emotionen konfrontieren und neue Erfahrungen zulassen, die sie bisher vermieden haben. Dies gelingt nur, wenn Fachkräfte die Klienten ermutigen, inspirieren und zu neuen Erfahrungen einladen.

Neutralität in der Sache bewahren

In der Gesprächsführung sollten wir eine Haltung einnehmen, die Miller & Rollnick (2015) mit Neutralität in der Sache beschreiben. Das bedeutet, dass wir nicht als moralische Instanz auftreten:

BEISPIEL

BETREUER als moralische Instanz: »Sie müssen das unbedingt ändern, das kann so nicht weitergehen.«

Mit Neutralität in der Sache fungieren wir als Klärungshelfer, der den Klienten und Klientinnen ihre Spielräume und die Konsequenzen ihrer jeweiligen Optionen immer wieder deutlich macht, die Entscheidung zur Veränderung aber ihnen überlässt und darauf achtet, dass ihre Autonomie stets gewahrt bleibt. Die Konsequenzen der Entscheidung muss dann der Klient tragen und nicht die Fachkraft.

BEISPIEL

BETREUER, neutral in der Sache: »Ich habe folgenden Vorschlag: Wir nutzen die nächsten zwei Wochen, um zu einer Entscheidung zu finden, ob Sie … wollen oder nicht. Was denken Sie darüber?«

Bagatellisierung und die Expertenfalle vermeiden

Wenn Sie Ihre Klientinnen ermutigen, trösten oder beraten wollen, sollten Sie darauf achten, dass Sie aus Ihrer fachlichen Sicht heraus die Probleme nicht als weniger schwer einschätzen, als die Klientinnen selbst dies erleben. Entsprechende Äußerungen können sonst wie eine *Bagatellisierung* des Problems ankommen.

BEISPIEL

BETREUERIN, bagatellisierend: »Das ist doch ganz einfach … Ist doch gar nicht so schlimm … Sie müssen doch nur …«

Wenn Klienten noch unentschlossen sind oder versuchen, Verantwortung abzugeben, sollten Fachkräfte zurückhaltend und geduldig sein und Klienten weiter ermuntern, eigene Lösungen zu finden. Bei ambivalenten, abwartenden und unentschlossenen Klienten sollten wir keinesfalls zu schnell mit einem Rat aufwarten. Sonst ist die Gefahr groß, in die *Expertenfalle* (Miller & Rollnick (2015) zu geraten: Sie machen einen großartigen Plan, wie der Klient sich verändern kann, und organisieren alles, sind dann aber enttäuscht und verärgert, wenn der Klient gar nicht mitmacht. Sie sind zwar durchaus Experte und sollten diese Rolle im Veränderungsprozess auch einnehmen, aber nur, wenn der Klient dies ausdrücklich möchte. Besserwisserei sollten Fachkräfte unbedingt vermeiden.

Als Faustregel kann gelten: Bei Klientinnen und Klienten, die für ein bestimmtes Ziel klar motiviert sind und sich verändern wollen, können Sie gut und gerne die Expertenrolle einnehmen. Solche Klienten wünschen sich fachlichen Rat und Tipps im Veränderungsprozess. Bei noch unentschlossenen, abwartenden Klientinnen sollten Sie dagegen zunächst im Prozess der Entscheidungsfindung beraten und die Klientinnen nicht mit Ihrer fachlichen Expertise unter Druck setzen.

BEISPIEL

KLIENT »Ich weiß nicht, ob ich das will. Was meinen Sie denn?«

ERGOTHERAPEUTIN in der Expertenfalle: »Sie werden sehen, das funktioniert, das hat schon bei vielen meiner Klienten geklappt, ich erkläre es Ihnen gern noch mal und Sie probieren es dann.«

ERGOTHERAPEUTIN, beratend: »Ich könnte Ihnen einige Strategien nennen, die bei anderen Menschen mit einem ähnlichen Problem hilfreich waren. Wären Sie daran interessiert, etwas darüber zu erfahren?«

Unentschlossene Klientinnen und Klienten sollten wir im Klärungsprozess geduldig und ausdauernd unterstützen. Hier bringen wir auch unser Fachwissen ein, ohne das Gegenüber aber mit ungebetenen Ratschlägen zu überschütten. Ratschläge und Expertenwissen sind erst gefragt, wenn jemand bei einem Thema motiviert ist für eine Veränderung, aber noch nicht weiß, wie er oder sie es angehen soll.

Die Rolle eines Bergführers einnehmen

Eine Metapher, die auf Marsha Linehan zurückgeht, ist hilfreich, um die Rolle und Haltung der Fachkraft bei der Begleitung von Veränderungsprozessen zu beschreiben (Bohus 2019). Wir sollten die Rolle eines Coaches oder Bergführers einnehmen. In dieser Rolle entscheiden Sie nicht darüber, wann oder wohin jemand geht. Wenn Klienten dies noch nicht wissen, beraten Sie bei der Zielauswahl, entscheiden aber nicht stellvertretend, wohin die Reise geht. Wenn Klientinnen entschieden haben, wohin sie gehen möchten, tragen Sie sie nicht zu ihrem Ziel. Sie helfen ihnen stattdessen, dorthin zu gelangen, wohin sie gehen wollen, beraten bei der Routenplanung, geben Tipps für Proviant und Ausrüstung und unterstützen bei Bedarf beim Training körperlicher Fitness. Die notwendigen Schritte müssen die Klienten und Klientinnen aber selbst gehen.

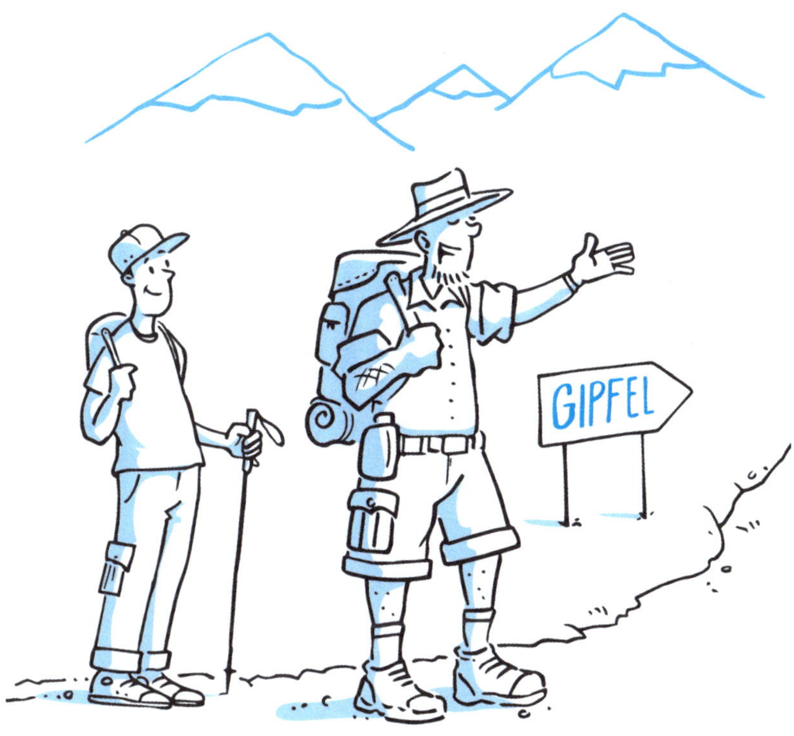

ABBILDUNG 24
Bergführer

Intrinsisch motivieren

BEISPIEL

EIN KOLLEGE erzählte mir ganz begeistert, dass in der Gruppe, die er zurzeit anbiete, immer alle Klientinnen und Klienten pünktlich und zuverlässig teilnehmen würden. So etwas habe er in seiner ganzen Laufbahn noch nie erlebt. Er habe der Gruppe in der letzten Sitzung ein großes Lob dafür ausgesprochen, dass alle immer so pünktlich und zuverlässig da seien. Ein paar Wochen später berichtete er mir, dass die Teilnehmenden mittlerweile doch angefangen hätten, zu spät zu kommen oder ganz zu fehlen.

Korrumpierungseffekt

Was war passiert? Immer wieder zeigt sich, dass Menschen, die sich aus freien Stücken so oder so verhalten, dieses Verhalten eher einstellen oder seltener zeigen, wenn sie dafür gelobt werden. Dieses Phänomen wird als Korrumpierungseffekt bezeichnet: Wer für sein Tun einen äußeren (extrinsischen) Anreiz oder eine Belohnung bekommt, verliert oft und relativ schnell seine innere (intrinsische) Motivation (Weinmann 2019). Die Klientinnen und Klienten aus der Gruppe meines Kollegen waren eigentlich intrinsisch motiviert, pünktlich und zuverlässig am Training sozialer Kompetenzen teilzunehmen. Als sie dafür gelobt wurden, entstand bei ihnen der Eindruck, sie würden das nur machen, um dem Gruppenanleiter zu gefallen, seien also eigentlich extrinsisch motiviert. Prompt ließ ihre Motivation nach.

Um den Korrumpierungseffekt zu umgehen, muss man keinesfalls darauf verzichten, Klienten und Klientinnen zu loben. Im Gegenteil ist es sogar hilfreich, die eigene Freude über das Verhalten der Klienten zu äußern, z. B. über deren Zuverlässigkeit und Pünktlichkeit. Man sollte jedoch nicht primär das Ergebnis loben, sondern die Anstrengung, die zum Ergebnis geführt hat.

BEISPIEL

SOZIALARBEITER »Ich freue mich, dass Sie immer so pünktlich kommen. Mir ist klar, dass das nicht leicht für Sie ist, und ich finde es großartig, dass Sie das trotzdem geschafft haben. Ich weiß Ihre Anstrengung sehr zu schätzen.«

Wichtig ist, dass das Engagement der Klientinnen und Klienten gesehen und ihre Anstrengung gewürdigt wird. Dann steht auch bei externem Lob die intrinsische Motivation im Vordergrund.

Ziel unserer Arbeit muss daher immer sein, die intrinsische Motivation gegenüber Veränderungen zu verbessern. Diese entsteht, wenn die Klienten aus eigenem Antrieb an ihren Zielen arbeiten und die erreichten Veränderungen auf ihre eigene Anstrengung zurückführen.

Äußerer Druck in Richtung Veränderung kann dagegen bewirken, dass der Wunsch nach Veränderung eher abnimmt.

Miller & Rollnick (2015) sehen zwei Möglichkeiten, intrinsische Motivation aufzubauen. Zunächst müssen die Klientinnen und Klienten sehen, dass eine Veränderung überhaupt notwendig ist, sie müssen also die Absicht entwickeln, an sich zu arbeiten (siehe »Phase der Absichtsbildung«, S. 234f.). Die hierfür geeignete Methode ist das Entwickeln von Diskrepanzen. Die sich daraus entwickelnde Motivation muss dann immer wieder im Sinne einer Selbstverpflichtung verfestigt und erneuert werden. Hierfür setzt man in der motivierenden Gesprächsführung die Methode des Change Talk ein. Denn Veränderungen werden wahrscheinlicher umgesetzt, wenn der Wunsch und der Antrieb zur Veränderung aus der Person selbst kommen.

Eine empathische Haltung (siehe S. 23ff.) der Fachkraft ist auch in der motivierenden Gesprächsführung Grundvoraussetzung. In unserer Arbeit in sozialpsychiatrischen Kontexten können wir es oftmals aber nicht dabei belassen, dass Klientinnen und Klienten sich akzeptiert und verstanden fühlen und dann so weitermachen wie bisher. Oftmals haben wir darüber hinaus die Aufgabe, Menschen von der Notwendigkeit zu überzeugen, ihr Verhalten zu verändern, sie also zu motivieren. Dies trifft z. B. auf die Arbeit mit suchtkranken Klienten zu, für die die motivierende Gesprächsführung ursprünglich entwickelt wurde. Aber auch wenn Klientinnen ein vorgegebenes Maßnahmeziel einer Rehabilitation nicht erreichen oder wegen gravierenden Fehlverhaltens vor einem Abbruch stehen, müssen wir sie oftmals zur Veränderung ihres Verhaltens motivieren.

Diskrepanzen entwickeln

Um Diskrepanzen entwickeln zu können, sollten Sie zunächst etwas darüber wissen, welche Werte Ihre Klientinnen und Klienten verfolgen, was ihnen wichtig ist, was sie anstreben. Darauf aufbauend können Sie gemeinsam mit ihnen untersuchen, ob ihr gegenwärtiges Verhalten geeignet ist, diese Ziele und Werte zu erreichen, oder ob dies nicht der Fall ist. Wenn das gegenwärtige Verhalten nicht zum Ziel des Klienten hinführt oder im Gegenteil sogar in die entgegengesetzte Richtung, so besteht eine Diskrepanz zwischen Wunsch und Verhalten. Diese gemeinsame Suche nennt man das Entwickeln von Diskrepanzen. Durch die Wahrnehmung solcher Diskrepanzen entsteht beim Klienten ein ungutes Gefühl, das als *kognitive Dissonanz* bezeichnet wird (Festinger 1957). Dies kann als Treibstoff für die Veränderungsmotivation angesehen werden. Durch die Diskrepanzen wird deutlich, dass das momentane Verhalten wahrscheinlich nicht zum Erreichen der Ziele führen wird.

BEISPIEL

SOZIALPÄDAGOGIN »Sie haben mir erzählt, wie wichtig es Ihnen ist, auf keinen Fall wieder in die Klinik zu müssen.«

KLIENT »Ja, das will ich unbedingt schaffen, da will ich nie wieder rein.«

SOZIALPÄDAGOGIN »Sie haben allerdings die letzten beiden Termine bei Ihrer Ärztin nicht wahrgenommen. Wie passt das zusammen?«

KLIENT »Ach, na ja, die habe ich halt vergessen, ist doch nicht schlimm.«

SOZIALPÄDAGOGIN »Sie wollen nie wieder in die Klinik, das ist Ihnen wichtig. Klappt das, wenn Sie die Termine bei Ihrer Ärztin so oft vergessen?«

KLIENT »Na ja, das sollte nicht so oft passieren, stimmt schon. Ich hoffe mal, dass es jetzt besser wird.«

SOZIALPÄDAGOGIN »Hoffnung ist auf jeden Fall gut. Gibt es noch etwas außer Hoffnung, was Sie dazu beitragen können, dass Sie an die Termine denken und auch hingehen?«

KLIENT »Na ja, wenn jemand mit mir da hingehen würde, dann würde ich es nicht vergessen. Eigentlich fände ich es sowieso besser, wenn jemand dabei wäre, Sie z. B.«

In diesen Prozess der Entwicklung von Diskrepanzen sollten Fachkräfte durchaus ihr Expertenwissen einbringen und Klientinnen und Klienten dabei auch mit der einen oder anderen kritischen Information konfrontieren.

BEISPIEL

SOZIALPÄDAGOGIN »Es gibt einige Studien, die zeigen, dass es wichtig ist, nicht erst beim Auftreten von Krankheitssymptomen ärztlichen Rat zu suchen, sondern gerade in guten Phasen regelmäßig Termine wahrzunehmen. So kann man am besten erneute Krankheitsepisoden verhindern.«

Besonders wirkungsvoll und motivierend ist es, wenn die Person selbst Widersprüche und Diskrepanzen entdeckt.

BEISPIEL

KLIENTIN »Mir ist es so wichtig, dass meine neuen Mitbewohner in der WG mich mögen. Aber ich sitze ja immer nur allein in meinem Zimmer rum. Das geht so echt nicht weiter.«

Zur Entwicklung von Diskrepanzen sind die Befunde von ärztlichen Untersuchungen oder von Testergebnissen ebenfalls gut geeignet.

BEISPIEL

KLIENT »Ich hab eigentlich keinen Bock auf gesundes Essen und so. Aber jetzt waren meine Blutfettwerte total hoch und der Blutdruck auch, da muss ich ja echt was tun.«

Beschränken Sie sich beim Entwickeln von Diskrepanzen darauf, die Widersprüche deutlich zu machen und den Klienten oder die Klientin zu motivieren, genau hinzusehen und sich nichts mehr vorzumachen.

Schlagen Sie sich aber nicht auf eine Seite der Veränderung, bleiben Sie in der Sache neutral (siehe S. 237 f.).

Change Talk

An der Art, wie jemand über seine Veränderungsabsichten spricht, kann man erkennen, ob er oder sie grundsätzlich motiviert ist und wie ernst es der Person damit ist. Äußerungen in Richtung Veränderung werden in der motivierenden Gesprächsführung als *Change Talk* bezeichnet. Wenn Klientinnen sich eher rechtfertigen und eine Veränderung ihnen unnötig erscheint, wird das als *Sustain Talk* bezeichnet.

BEISPIELE

SUSTAIN TALK »Das ist doch gar nicht so schlimm, ich habe es voll im Griff und kann jederzeit problemlos was ändern. Im Moment finde ich es halt gut so, wie es ist.«
Vorbereitender **CHANGE TALK** »Ich könnte ja mal ... Vielleicht sollte ich ... Ich müsste echt ...«
Mobilisierender **CHANGE TALK** »Ich werde ... Ab morgen mache ich ...«

Change Talk kann also unterschiedlich verbindlich und konkret sein. In jedem Fall sieht der Klient, die Klientin die Notwendigkeit einer Veränderung. Beim vorbereitenden Change Talk belässt die Person es jedoch zunächst bei allgemeinen, oft vagen Absichtserklärungen. Wünsche, Notwendigkeiten und Möglichkeiten werden meist im Konjunktiv geäußert. Jeder kennt solche Formulierungen, die häufig mit »Ich sollte ...« beginnen: »Ich sollte weniger rauchen / mehr Sport machen / abnehmen etc.« Die gute Absicht ist da, sehr konkret sind die Vorsätze aber nicht. Anders ist dies beim mobilisierenden Change Talk. Hier bekräftigt der Klient, was er konkret tun möchte, er verpflichtet sich gewissermaßen selbst. Die Äußerungen sind verbindlich und enthalten meistens konkrete Handlungspläne: »Ich werde ab morgen aufhören zu rauchen / einen Einsteigerkurs im Sportstudio belegen / abends keine Süßigkeiten mehr essen etc.« Besonders wirkungsvoll für eine Verhaltensänderung ist es natürlich, wenn jemand selbst seine Veränderungswünsche anspricht, konkret formuliert und sie der Person nicht vorgegeben werden.

Zunächst gilt es also, eine Sensibilität für die sprachlichen Äußerungen unserer Klienten und Klientinnen zu entwickeln. Äußern sie eher Change Talk oder verteidigen sie den Status quo mit Sustain Talk? Wenn Klienten viel Sustain Talk im Gespräch zeigen, so weist dies nicht nur darauf hin, dass sie noch nicht zur Veränderung motiviert sind. Es kann auch ein Zeichen dafür sein, dass der Klient sich rechtfertigen und gegen Veränderungswünsche verteidigen muss, die von anderen an ihn herangetragen werden (»Sie müssen jetzt echt mal ...«). Das macht tatsächliche Veränderungen eher unwahrscheinlich. Change Talk ist dagegen ein Zeichen, dass jemand sich mit der Veränderungsnotwendigkeit auseinandersetzt.

Umgang mit Ambivalenz

Der Begriff der Ambivalenz kommt vom lateinischen »ambi« = beide, doppelt und »valere« = stark sein. Gemeint ist also, dass man zwischen zwei gleich starken Polen hin- und hergerissen ist. Mal neigt man mehr zur einen Seite, mal mehr zur anderen. Ambivalenz ist etwas völlig Normales für alle Menschen. Sie ist ein Begleiter aller wichtigen Lebensentscheidungen, auch in Krisen ist sie eine häufige Erscheinung. Oftmals sind Menschen gegenüber Verhaltensänderungen nicht generell entweder motiviert oder unmotiviert, sondern ambivalent. Diese oft lang dauernde Phase der Ambivalenz zu begleiten, kann für Fachkräfte sehr herausfordernd sein.

BEISPIEL

GESINE ist Sozialpädagogin im stationären Wohnen und arbeitet mit Björn, der ambivalent ist bezüglich der Möglichkeit, ins ambulant Betreute Wohnen umzuziehen. Lange Zeit ist er hin- und hergerissen. Gesine wartet geduldig ab und setzt ihn nicht unter Druck. Irgendwann beginnt Björn mit Change Talk: »Ich könnte mir die WG ja mal anschauen, ich würde schon gerne wieder normaler wohnen ...« Gesine ist begeistert und vereinbart gleich einen Besichtigungstermin in einer betreuten WG für ihn. Björn nimmt den Termin nicht wahr.

Egal wie zögerlich, unentschlossen oder hin- und hergerissen Klienten auf uns wirken mögen, aus Sicht der Klienten ist dieses Zögern durchaus nachvollziehbar. Denn nach MAHONEY (2003) war jedes momentane Problem die Lösung für ein vorheriges Problem. Es gibt daher immer auch gute Gründe, die dafürsprechen, sich nicht zu verändern. Wenn Sie sich zu früh und zu klar in Richtung Veränderung positionieren, drängen Sie Ihre Klientinnen und Klienten geradezu auf die andere Seite der Ambivalenz, auf die Seite der Nichtveränderung. Bei einer Überbetonung der einen Seite der Ambivalenz bringen Klienten fast immer die andere Seite ins Spiel.

BEISPIEL

KLIENT »Ich könnte ja mal mehr Sport machen.«
SOZIALPÄDAGOGE »Das finde ich super, dass Sie sich entschlossen haben. Was werden Sie konkret machen? Wann geht es los?«
KLIENT »Ich weiß nicht – wenn ich so drüber nachdenke, ist es mir vielleicht doch zu viel.«

Mit dem Fuß arbeiten, der draußen ist

Ambivalente Klienten sind mit einem Fuß im Veränderungsprozess und mit einem Fuß draußen. Wir sollten immer mit dem Fuß arbeiten, der draußen ist, also mit dem inneren Anteil, der gegen eine Veränderung ist.

BEISPIEL

KLIENT »Ich könnte ja mal mehr Sport machen.«
SOZIALPÄDAGOGE »Hört sich gut an. Es gab bestimmt auch gute Gründe, warum Sie bisher keinen Sport gemacht haben. Welche denn?«
KLIENT »Na ja, ich kann mich halt abends einfach nicht mehr aufraffen so allein.«

Anwalt bzw. Anwältin der Ambivalenz sein

Über ambivalente Klientinnen und Klienten wird oft gesagt, es fehle ihnen an Motivation. Treffender ist es aber, ihre Motivation als schwankend zu bezeichnen. Dabei ist es wichtig, die Gründe, die gegen eine Veränderung sprechen, ernst zu nehmen, ihnen Aufmerksamkeit zu widmen und sie nicht nur als Ausrede anzusehen. Bei ambivalenten Klienten muss also grundsätzlich *mit* der Ambivalenz gearbeitet werden. Die Fachkraft ist der »Anwalt der Ambivalenz« nach SIMON & WEBER (2022). Unser Ziel ist natürlich, die Ambivalenz in Richtung Veränderung aufzulösen. Wenn Klientinnen und Klienten sich aber gegen eine Veränderung und damit für die aus unserer Sicht schlechtere Lösung entscheiden, so tragen wir auch diese Entscheidung mit und respektieren, dass die Person aus ihrer Sicht gute Gründe hat für ihre Entscheidung.

BEISPIEL

SOZIALPÄDAGOGE »Hört sich gut an. Es gab bestimmt auch gute Gründe, warum Sie bisher keinen Sport gemacht haben. Welche denn?«
KLIENT »Na ja, ich kann mich halt abends einfach nicht mehr aufraffen so allein.«
SOZIALPÄDAGOGE »Wenn Sie sich abends nicht aufraffen, was machen Sie denn dann statt Sport?«
KLIENT »Ich ruhe mich halt aus, lese ein bisschen Zeitung, informiere mich und dann schaue ich Fernsehen und schalte ab. Das tut mir gut.«
SOZIALPÄDAGOGE »Wenn Sie also abends noch Sport machen würden, dann würde Ihnen die Zeit zum Ausruhen, zum Zeitunglesen und zum Abschalten fehlen?«
KLIENT »Ja, genau. Aber vielleicht würde ich mich nach dem Sport ja auch gut fühlen. Der Sport dürfte halt nicht so viel Zeit einnehmen.«

Wenn Klienten sich nicht auf eine Seite der Ambivalenz gedrängt fühlen, können sie sich frei entscheiden und sind grundlegend motiviert, falls sie sich für die Veränderung entscheiden. Die Haltung der Fachkraft, mit der Ambivalenz zu arbeiten, ist jedoch nur sinnvoll bei ambivalenten Personen. Wenn jemand bereits für ein konkretes Ziel motiviert ist und mit beiden Füßen im Veränderungsprozess steht, sollten wir der Person ihre Motivation natürlich nicht wieder ausreden und nach Gründen suchen, die dagegensprechen, sich zu verändern. Solche Klientinnen und Klienten sollten von uns im Veränderungsprozess konkret unterstützt werden.

Die Arbeit mit ambivalenten, abwartenden und unentschlossenen Klientinnen und Klienten kann mitunter anstrengend sein. Sind Sie auch manchmal ganz erschöpft vom Versuch, Klientinnen zu motivieren? Kennen Sie den Impuls, einen unmotivierten Klienten in Richtung eines Ziels drängen oder schieben zu wollen? Oder fühlen Sie sich manchmal völlig geschlaucht und ausgelaugt und haben den Eindruck, Ihre Energie würde Ihnen regelrecht entzogen von Klienten?

Die Rikscha-Falle

Das ist immer dann der Fall, wenn Sie als Fachkraft mehr arbeiten als Ihr Gegenüber. Wir nennen dieses Phänomen die »Rikscha-Falle«: Sie befinden sich als Fachkraft in der Position desjenigen, der die Rikscha zieht oder fährt und der seine ganze Energie einsetzt. Der Klient sitzt hinten in der Rikscha und wird passiv bewegt, er verbraucht selbst keine Energie. Immer wenn die Arbeit mit Klientinnen und Klienten als anstrengend und energieraubend empfunden wird, ist das ein sicheres Zeichen dafür, dass wir uns in der Rikscha-Falle befinden. Wir neigen dazu, immer noch mehr Energie einzusetzen, um die Rikscha von der Stelle zu bewegen, und ärgern uns, dass die Klienten ihrerseits keine Energie aufbringen. Je passiver die Fahrgäste in ihren Sitzen versinken, desto stärker strengt sich der Fahrer an. Je weniger Eigeninitiative die Klienten zeigen, desto mehr arbeitet die Fachkraft.

ABBILDUNG 25
Die Rikscha-Falle

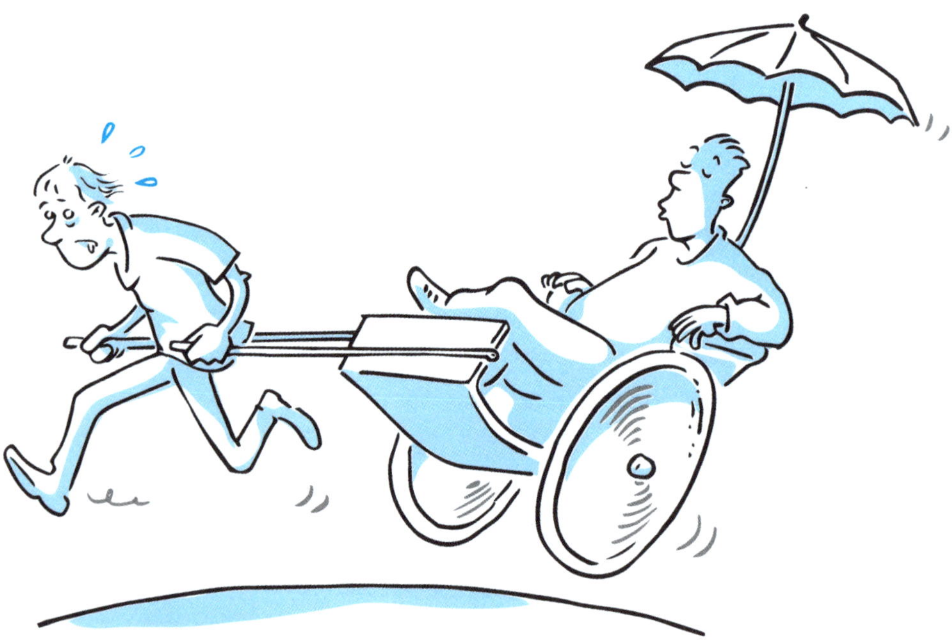

Wahrscheinlich haben wir alle dieses Phänomen in unserer Arbeit schon einmal erlebt. Aber wie kommen wir aus der Rikscha-Falle wieder heraus? Es nützt nichts, immer noch mehr Arbeit und Anstrengung einzubringen und sich über Klienten zu beklagen, die passiv hinten in der Rikscha sitzen. Denn können die Klienten in einer Rikscha etwas anderes tun? In einer Rikscha sind die Rollen nun mal klar verteilt: Es gibt Fahrer und es gibt Fahrgäste. Daran ändert sich auch nichts, wenn sich die Fahrer noch mehr anstrengen oder wenn die Fahrgäste kritisiert werden. Wirklich aussteigen aus der Rikscha-Falle kann man erst, wenn die Rollen anders verteilt werden: wenn alle gemeinsam den Karren ziehen oder jeder im Wechsel mal Fahrer und mal Fahrgast ist. Nur gemeinsam übernommene Verantwortung und geteilte Aufgaben führen aus der Rikscha-Falle heraus.

Wenn Sie also von der Arbeit erschöpft sind und das Gefühl haben, selbst mehr zu arbeiten als die Klientinnen und Klienten, dann sollten Sie innehalten und sich fragen:

- Welchen Auftrag habe ich von meinem Klienten erhalten?
- Handle ich aufgrund meines eigenen Auftrags und meiner eigenen Ziele?
- Will ich die Klientin retten?
- Wie übernimmt der Klient Verantwortung für seine Belange?
- Trägt mein Verhalten dazu bei, dass die Klientin mehr Verantwortung übernimmt, oder wird sie noch passiver?

Sie sollten daher darauf achten, den Klientinnen und Klienten nicht immer noch mehr Aufgaben und Verantwortung abzunehmen, weil sie vermeintlich nicht motiviert genug sind. Passivität als Krankheitsfolge einzuschätzen und fachlich dagegen vorgehen zu wollen – Klienten motivieren zu wollen –, ist eine typische Gefahr in unserer Arbeit. Wenn Sie als Fachkraft die Rikscha ziehen, weil Sie annehmen, der Klient könne das ja nicht, geraten Sie leicht in die Falle. Manchmal ist es besser, selbst passiv zu bleiben, abzuwarten und jemandem die Chance auf Eigenaktivität zu geben, also die Chance, die Rikscha auch einmal selbst zu fahren und die Position des Fahrgasts zu verlassen. Knuf (2020) nennt diese Haltung *passive Aktivität*. Damit ist gemeint, geduldig abzuwarten, Aktivitäten gleichmäßig zu verteilen und nicht stellvertretend für Klientinnen zu handeln. Sie können als Fachkraft sehr aktiv sein, gerade indem Sie passiv bleiben!

Umgang mit Widerstand

BEISPIEL

BETREUERIN »Der Herr Müller, der ist echt voll im Widerstand, typisch Borderline eben.«

Wenn wir Klientinnen und Klienten als widerständig bezeichnen, so klingt dies oft, als wäre Widerstand ein Symptom psychischer Erkrankung. Das ist aber nicht der Fall. Widerstand kann immer auftreten, wenn Menschen versuchen, das Verhalten anderer Menschen zu beeinflussen oder zu verändern. Widerstand tritt daher nicht nur auf, wenn der Klient nicht machen möchte, was wir als Fachkräfte für gut und richtig halten. Widerstand ist nicht nur ein Phänomen des Klienten. Am Widerstand sind auch die Fachkräfte beteiligt, gegen deren Versuch der Beeinflussung der Klient oder die Klientin sich schützen muss. Widerstand ist nach ARKOWITZ u.a. (2010) eine Gemeinschaftsleistung, die durch die Ambivalenz des Klienten entsteht und durch die Art und Weise, wie wir damit umgehen. Widerstand wird auch als *Reaktanz* bezeichnet. In dieser Bezeichnung wird bereits deutlich, dass es sich um eine Reaktion auf etwas handelt. Reaktanz entsteht aus einem frustrierten Bedürfnis nach Autonomie und Kontrolle, also wenn eine Person sich dominiert und eingeengt fühlt.

Widerstand ist ein alltägliches Phänomen und kein Grund zur Besorgnis. Im Gegenteil: Wenn Klientinnen widerständig sind, so sind sie aktiv und engagiert, haben eine Vorstellung davon, was sie wollen und was nicht, und setzen sich mit einem Thema auseinander. Widerstandsverhalten ist oftmals eher als Einladung zum Kampf und damit zur Beziehungsgestaltung anzusehen (KREMER & SCHULZ 2020). Vor allem für Klientinnen und Klienten, die in ihrer Entwicklung zu viel oder zu wenig Autonomie erlebt haben, ist es wichtig, diese Kämpfe auszutragen. Als Fachkraft sollten Sie diesen Prozess auf der Beziehungsebene und als Ringen um Autonomie betrachten und sich nicht primär darauf konzentrieren, dass der Klient oder die Klientin endlich macht, was Sie für richtig halten.

Menschen möchten sich weiterentwickeln und streben nach Wachstum. Sie streben aber auch danach, sich sicher zu fühlen, und nach Vorhersagbarkeit, Vertrautheit und Sicherheit in ihrem Alltag. Dieses Gefühl der Sicherheit ist für viele Menschen unsagbar wertvoll. Deshalb zeigen Menschen manchmal aktiv Widerstand gegenüber Veränderungen und den damit verbundenen Gefühlen und Gedanken, auch dann, wenn etwas Positives mit der Veränderung verbunden sein könnte.

Formen von Widerstand

Widerstand wird vor allem geleistet, wenn man sich bedroht oder in seiner Freiheit eingeschränkt fühlt. Er wird oft nicht direkt geäußert, sondern verschlüsselt und auf Umwegen. Dabei kann Widerstand ganz unterschiedliche Formen annehmen, beispielsweise wenn jemand ...

- oft zu spät kommt;
- Termine vergisst;
- Regeln nicht einhält oder ganz bewusst übertritt (diese Form des Widerstands wird auch als Trotz bezeichnet);
- sich äußerlich ganz angepasst gibt, aber heimlich Regeln nicht einhält oder umgeht, also verdeckte Sabotage betreibt;
- der Fachkraft die Kompetenz abspricht, misstrauisch und feindselig ist: »Sie haben doch keine Ahnung!«, »Ich trau Ihnen nicht!«;
- die Beziehung zur Fachkraft abbricht, diese also nicht mehr aufsucht oder im Kontakt zunehmend genervt, aggressiv oder schweigsam ist, alles infrage stellt, ihr häufig ins Wort fällt etc.;
- anklagt und andere beschuldigt: »Wenn Sie Ihren Job richtig machen würden ...«;
- verbal widerspricht: »Ja, aber ...«;
- bagatellisiert, also das eigene Verhalten entschuldigt oder die Notwendigkeit von Veränderung herunterspielt: »Ist doch nicht so schlimm, ich weiß gar nicht, was Sie haben«;
- die Fachkraft ignoriert, unaufmerksam ist, nicht antwortet oder reagiert.

Klienten und Klientinnen bringen ihren Widerstand also nicht nur direkt und verbal zum Ausdruck, sondern auch indirekt, z. B. durch Zuspätkommen, Passivität oder das Absagen von Terminen.

Gute Gründe, sich nicht zu ändern

»Wenn ein Mensch keinen Grund hat, etwas zu tun, so hat er einen Grund, es nicht zu tun.« SIR WALTER SCOTT

Nach ARKOWITZ u.a. (2010) ist Widerstand fast immer gleichzusetzen mit Ambivalenz gegenüber Veränderung. Klienten sind im Widerstand nicht eindeutig *gegen* etwas, aber eben auch nicht ganz klar *für* etwas. Wenn Klientinnen nicht machen möchten, was wir für gut und sinnvoll halten, so bezeichnen wir sie oft als unmotiviert. Tatsächlich sind sie oft einfach anderer Meinung.

Es gibt gute Gründe für Widerstand. Manchmal müssen sich Klientinnen und Klienten aus ihrer Sicht vor bedrohlichem Veränderungsdruck schützen oder davor, herumkommandiert und respektlos behandelt zu werden. Insofern ist Widerstand immer auch Ausdruck einer stolzen, selbstbewussten Haltung und somit Teil von Selbstwirksamkeit und Empowerment.

Widerstand wird immer dann ausgelöst, wenn man sich beeinflusst und in eine Richtung gedrängt fühlt. Allgemein bekannt ist das Phänomen, dass man sich immer der Alternative zuwendet, von der man abgehalten werden soll. Wenn es beispielsweise mehrere Automodelle zur Auswahl gibt, dann neigt der Kaufinteressent am stärksten zu dem Modell, das der Verkäufer ihm ausreden möchte. Umgekehrt wird das Automodell, zu dem ein Kunde sich gedrängt fühlt, eher weniger interessant, egal wie attraktiv der Kunde es ursprünglich fand. Dieses Phänomen tritt nicht nur in Verkaufsgesprächen auf, auch in der Arbeit mit psychisch erkrankten Menschen sollten wir es beachten. Gerade wenn wir versuchen, Klienten von den Vorteilen einer Verhaltensänderung zu überzeugen, wenden sie sich verstärkt der Alternative zu, je mehr sie sich gedrängt fühlen. Aber auch wenn wir Klientinnen und Klienten nicht unter Druck setzen, sich zu ändern, zeigen diese Widerstand. Gründe dafür können sein:

Primärer Krankheitsgewinn Das gegenwärtige Verhalten selbst bringt für einen Klienten oder eine Klientin Vorteile. Beispielsweise vermeidet eine Klientin das Auftreten starker Ängste, wenn sie das Haus nicht verlässt. Ein anderer vermeidet depressive Gefühle, indem er sich keinen Moment der Ruhe gönnt und immer aktiv ist. Eine weitere Klientin vermeidet es, sich in völlig übertriebenem Aktionismus zu verausgaben, indem sie lieber gar nichts macht und untätig bleibt, ihre Antriebsarmut schützt sie vor übersteigerter Motivation. Generell ist Vermeidungsmotivation ein häufiger primärer Krankheitsgewinn.

Sekundärer Krankheitsgewinn Das gegenwärtige Verhalten bringt für den Klienten oder die Klientin Vorteile in seinem bzw. ihrem Umfeld. Beispielsweise erwarten Eltern nicht von ihrem Sohn, zu Hause auszuziehen und selbst für seinen Lebensunterhalt zu sorgen, solange der Sohn krank ist. Oder eine Klientin fühlt sich sicher und geborgen in ihrem gegenwärtigen Umfeld und befürchtet, dieses verlassen zu müssen, wenn sie sich weiterentwickelt.

Tertiärer Krankheitsgewinn Das gegenwärtige Verhalten bringt Vorteile für das Umfeld des Klienten oder der Klientin. Beispielsweise geht die Mutter ganz in der Pflege ihres kranken Sohnes auf und vermeidet es auf diese Weise, sich mit anderen Problemen in ihrem Leben auseinandersetzen zu müssen. Dem Sohn ist dies bewusst und er bleibt der Mutter zuliebe in der Rolle des pflegebedürftigen Kranken.

In all diesen Fällen überwiegen die Vorteile des gegenwärtigen Zustands, die Nachteile einer Veränderung wären zu groß aus Sicht des Klienten. Dies gilt insbesondere, wenn die Nachteile des gegenwärtigen Verhaltens nicht groß sind. Sachse u.a. (2018) bezeichnen diese Nachteile als Kosten, die einer Person entstehen, wenn sie sich nicht verändert und an sich arbeitet. Wenn diese Kosten gering sind, so wird auch die Motivation, an sich zu arbeiten, eher gering sein. Durch das Entwickeln von Diskrepanzen (siehe S. 241) kann einem Klienten deutlich gemacht werden, welche Kosten sein gegenwärtiges Verhalten verursacht und dass er selbst diese Kosten bezahlt. Es ist seine eigene Entscheidung, ob er daran etwas ändern möchte oder nicht.

BEISPIELE

JOBCOACH »Ihr Chef hat mir gesagt, dass es ihn ärgert, wenn Sie so häufig fehlen. Natürlich gibt es immer gute Gründe dafür. Wenn Sie so weitermachen, werden Sie voraussichtlich den Preis zahlen, Ihre Stelle wieder zu verlieren. Möchten Sie diesen Preis zahlen oder möchten Sie etwas verändern?«

WG-BETREUERIN »Wenn Sie die Anzahlung nicht leisten, können Sie nicht mit zur Freizeit fahren. Es ist Ihre Entscheidung, wie wichtig Ihnen das ist.«

Der magische Knopf oder die Wunderfrage

Sie sollten stets die innere Haltung einnehmen, dass Ihre Klienten und Klientinnen gute Gründe dafür haben, sich in einer bestimmten Weise zu verhalten und sich z. B. gegen eine Veränderung entscheiden. Um diese Gründe zu erfahren, können Sie Ihre Klientinnen beispielsweise fragen, wie ihr Leben aussehen würde, wenn ihr Problem ganz plötzlich gelöst, alles andere aber gleich geblieben wäre. Steve de Shazer (2022) nennt das die Wunderfrage, Mintie & Staples (2018) sprechen von einem magischen Knopf:

BEISPIEL

SOZIALPÄDAGOGIN »Wenn hier auf dem Tisch ein magischer Knopf wäre und Sie könnten Ihr Problem loswerden, ohne etwas dafür tun zu müssen – würden Sie den Knopf drücken? Was wäre dann anders in Ihrem Leben? Was wäre besser? Was wäre schlechter?«

Wichtig ist, dass die Klienten und Klientinnen sich ausmalen, wie sich ihr Leben verändern würde, wenn ihr Problem ganz plötzlich nicht mehr da wäre, alles andere aber gleich bleiben würde. Oftmals entsteht das Bild eines positiven, leichteren Lebens ohne das Problem, sodass sich zusätzliche Motivation entwickeln kann. Mitunter wird aber auch deutlich, dass dann ganz neue Probleme auftreten würden, welche die betreffende Person gegenwärtig durch ihr Verhalten unter Kontrolle hat. Durch die Frage nach dem Drücken des magischen Knopfs kann auch darüber nachgedacht werden, ob jemand bereit ist für sein verändertes Leben, wenn er sein Problem tatsächlich überwunden haben sollte. Manchmal stellt sich heraus, dass das Problem zwar schlimm ist, es aber nicht mehr zu haben, wäre noch schlimmer.

BEISPIEL

GERD würde so gerne wieder mit seinen Brüdern ins Fußballstadion zu einem Bundesligaspiel gehen können. Aber er hat große Ängste, nicht nur vor den Menschenmassen. Seine größte Sorge ist, dass er nicht weiß, was er machen soll, wenn es ihm psychisch schlechter geht und er im Stadion Zustände mit intensiven Symptomen bekommt. Deshalb geht er am liebsten nirgendwo hin, solange seine psychische Erkrankung nicht weg ist. Auf die Frage nach dem magischen Knopf, also was wäre, wenn seine Zustände weg wären, alles andere aber gleich bliebe, wird Gerd fast schwindelig. Dann könnte er ja alles Mögliche machen: wieder zum Fußball gehen, selbst wieder Fußball spielen, allein wohnen, Geld verdienen, wieder eine Freundin haben und so vieles mehr. Gerd fällt auf, dass er dann ja gar keinen Grund mehr hätte, all das nicht zu tun, und dass es vielleicht doch ganz gut ist, sein Problem noch eine Weile zu haben und nicht gleich mit allem loslegen zu müssen.

Geschmeidig bleiben

Widerstand ist ganz normal und nicht etwas, das unbedingt vermieden werden muss oder immer auf einen Fehler der Fachkraft hinweist. Wenn Widerstand als etwas Schlechtes angesehen wird, kommt es leicht zum Versuch, diesen abzuwehren und niederzuringen. Stattdessen sollte die positive Kraft, die im Widerstand liegt, aufgenommen und umgelenkt werden. In der motivierenden Gesprächsführung wird dafür das Bild der japanischen Kampfkunst gebraucht: Die Energie des Widerstands wird geschmeidig aufgenommen und umgelenkt. Sie sollten also nicht eine Kraft gegen den Widerstand setzen, sondern die Kraft im Widerstand aufnehmen und in eine andere Richtung lenken. Auf diese Weise bricht auch der Kontakt zu Klienten im Widerstand nicht ab.

Ziel des Umgangs mit Widerstand muss immer sein, dass dem Klienten oder der Klientin so viel Autonomie, Freiheit und Kontrolle übertragen wird wie möglich. Sie sollten sie daher fortlaufend gezielt ermutigen, Fragen zu stellen, zu widersprechen, Zweifel zu äußern und Vorschläge einzubringen.

BEISPIEL

»Was spricht für Sie gegen dieses Vorgehen? Welche Zweifel haben Sie, dass das klappt?«

Wenn Klienten sich in den Widerstand begeben, bedeutet das für uns in erster Linie, das Tempo im Prozess der Begleitung zu verlangsamen, innerlich einen Schritt zurückzutreten und nicht gekränkt zu sein, dass der Klient unseren Expertenrat nicht vorbehaltlos annehmen will. Wir sollten vielmehr davon ausgehen, dass unser Gegenüber gute Gründe für seinen Widerstand haben wird, die es mit ihm gemeinsam zu betrachten gilt. Dabei können wir uns vor Augen führen, dass Widerstand Ausdruck innerer Ambivalenz ist, und der Person dies spiegeln:

BEISPIEL

»Meistens möchten Sie alles beim Alten lassen. Gibt es auch Momente, in denen Sie sich eine Veränderung wünschen?«

Ambivalenz bedeutet, zwischen unterschiedlichen Impulsen hin und her zu schwanken und eben keine stabile Entscheidung für oder gegen etwas getroffen zu haben. Sie sollten dies immer wieder hervorheben, indem Sie Formulierungen verwenden, die deutlich machen, dass die momentane Haltung des Klienten vorläufig ist, und die es ihm leichter machen, diese Haltung auch wieder zu verändern:

- *Im Moment* sehen Sie das ganz anders ...
- Sie sind *noch* unentschlossen ...

Sehr hilfreich bei Gesprächen mit Klienten im Widerstand ist es auch, ihnen Wahlmöglichkeiten anzubieten, zwischen denen sie entscheiden können, sodass sie sich nicht ausschließlich fremdbestimmt fühlen. Dabei spielt es keine Rolle, dass natürlich durch die Art und Anzahl der Wahlmöglichkeiten bereits eine bestimmte Richtung vorgegeben wird (siehe »Entscheidungsfreiheit wahren«, S. 72 f.). Die Wahl zwischen unterschiedlichen Alternativen ist die Entscheidungsfreiheit der Klientinnen und Klienten. Mit den Konsequenzen ihrer Entscheidung müssen sie dann auch selbst zurechtkommen, was sehr viel leichter gelingt, wenn man sich selbst für einen bestimmten Weg entschieden hat.

Die Falle der Beweisführung

Die häufigste Falle beim Umgang mit Widerstand ist in der motivierenden Gesprächsführung die *Beweisführung* durch die Fachkraft. Wenn Klientinnen oder Klienten unseren Expertenrat nicht annehmen oder befolgen wollen, so neigen wir dazu, immer neue Begründungen und Beweise für unsere Position anzuführen und dafür, dass jene falsch liegen:

BEISPIEL

»Es ist ganz klar so, dass … Ihre Äußerung zeigt mir eindeutig, dass … Sie sehen das falsch, es ist so … Sie müssen jetzt endlich mal einsehen, dass …«

Zur Beweisführung gehört auch die Expertenfalle (siehe S. 238). Damit ist gemeint, dass wir die Expertenkarte zum falschen Zeitpunkt zücken:

BEISPIEL

»Ich habe jahrelange Erfahrung und kann Ihnen genau sagen, wozu das führen wird.«

Letztlich geht es bei der Beweisführung nicht mehr darum, jemanden für eine Veränderung zu motivieren, sondern nur noch darum, wer recht hat und bei wem letztlich die Macht liegt. Je stärker Sie Klienten von etwas überzeugen wollen, was diese nicht einsehen, desto stärker halten die Klienten mit immer neuen Argumenten dagegen. Solche Machtkämpfe führen zu nichts und sollten vermieden werden.

Statt zu beweisen, dass Sie richtig liegen, sollten Sie Ihr Expertenwissen im Sinne einer sachlichen Information anbieten und anerkennen, dass es in der Verantwortung des Gegenübers liegt, ob es diese Informationen hören möchte und derselben Meinung ist oder nicht. Letztlich geht es dabei wieder um das Entwickeln von Diskrepanzen (siehe S. 241).

BEISPIEL

»Ich habe in meiner jahrelangen Erfahrung oft gesehen, welche Folgen das haben kann. Sind Sie interessiert, das zu hören?«

Motivation und chronische Erkrankung

BEISPIEL

»Die Zeit rast, ohne dass ich mitkomme. Es tut sich nichts, ich stagniere einfach.«

Diese Äußerung eines Klienten auf meine Frage, ob seine Psychose chronisch sei und woran er dies merke, macht deutlich, wie eine chronische Erkrankung erlebt wird. Alles bleibt immer gleich, nichts verändert sich. Psychisch erkrankte Klientinnen und Klienten mit chronischem Krankheitsverlauf gelten als besonders unmotiviert für jede Form der Veränderung. In vielen sozialpsychiatrischen Arbeitsfeldern, in denen Klientinnen und Klienten ohne zeitliche Begrenzung begleitet werden, liegt der Schwerpunkt auf der Arbeit mit chronisch erkrankten Menschen.

BEISPIEL

BETREUER »Der ist chronisch, bei dem tut sich gar nichts mehr.«

Dabei findet Chronifizierung nicht nur in Kliniken oder Heimen statt, sondern auch in ambulanten sozialpsychiatrischen Versorgungsstrukturen. SCHWEITZER (1995) nennt dies die »neuen Chroniker« und meint Klientinnen und Klienten, die ihren Alltag vorwiegend in Sondereinrichtungen verbringen, in der Psychiatriegemeinde leben und vorrangig Kontakt zu anderen Erkrankten und professionellen Helfern, nicht jedoch zu Gesunden haben. Manche Klienten übernehmen bewusst die Rolle des chronisch Kranken, der keine oder möglichst wenig Veränderung wünscht. Diesem Lebensentwurf gilt es zunächst einmal Respekt entgegenzubringen.

Wir müssen in unserer Arbeit mit der Langsamkeit von Veränderungen und Entwicklungen umgehen können, ohne die Hoffnung auf Entwicklung und Wachstum für die Klientinnen und Klienten aufzugeben. Wir sollten daher in der Lage sein, in der Arbeit mit chronisch erkrankten Menschen lange Zeit auf den richtigen Moment zum Eingreifen zu warten. Ciompi (2012) weist darauf hin, dass Langsamkeit wichtiger ist als Schnelligkeit. Geduldig warten zu können, Langmut und Zuversicht sind in der sozialpsychiatrischen Arbeit so wichtig und nötig wie vielleicht nirgends sonst.

Das Erleben von Chronizität bei Klientinnen und Klienten ist nach Schweitzer (1995) gekennzeichnet durch eine sehr langsam verstreichende Gegenwart, eine überwiegend leere Zukunft und eine nicht enden wollende Beschäftigung mit der Vergangenheit. Schweitzer (1995) stellt Ratschläge zusammen, wie man es am besten anstellen kann, richtig zu chronifizieren:

- Veränderungen gar nicht beachten;
- Umgebungen aufsuchen, an denen sich nie etwas ändert;
- keine Geburtstage, Jahrestage etc. feiern;
- sich als Opfer sehen und sich klarmachen, dass die Krankheit an allem schuld ist und sich daran auch nie etwas ändern wird;
- möglichst viel Verantwortung an Fachkräfte abgeben;
- keine Ideen für die Zukunft entwickeln.

Daraus ergeben sich im Umkehrschluss Hinweise, wie Sie Klientinnen und Klienten unterstützen können, wieder Motivation für Veränderung zu entwickeln und einer Chronifizierung entgegenzuwirken:

- Veränderungen beachten: auch bei kleinen Veränderungen eine Rückmeldung geben und Klienten beim Registrieren von Veränderungen in ihrer Umgebung unterstützen;
- Unterschiede im Jahresverlauf und im Tagesverlauf beachten, z. B. Jahreszeiten wahrnehmen, Geburtstage feiern, Tagesstruktur durch Termine gestalten etc.;
- kleine Veränderungen im Alltag anregen und nicht zu viel Wert darauf legen, dass alles immer beim Alten bleibt;

- eigene Einflussmöglichkeiten und Selbstwirksamkeit mit den Klienten erarbeiten (siehe »Selbstwirksamkeit fördern«, S. 274 ff.);
- mit den Klientinnen Ideen für die Zukunft entwickeln;
- den Klientinnen und Klienten nicht zu viel Verantwortung abnehmen bzw. diese wieder zurückgeben, wenn die vorübergehende Übernahme von Verantwortung im Krankheitskontext notwendig war.

Wenn psychische Erkrankungen chronifizieren, gerinnt die Zeit oft zu einer unterschiedslos vergehenden Einheit, in der nichts passiert. Rückblickend erscheinen diese Tage leer, ohne Inhalt, die Zeit scheint unausgefüllt vergangen zu sein.

BEISPIEL

OLIVER »Seit mein Vater nicht mehr lebt, hat sich alles total reduziert, weil weniger Aktivität da ist. Früher haben wir viel geredet und auch viel gemacht, waren im Urlaub oder so. Es war einfach mehr Aktivität da, mehr Leben.«

Wenig Aktivität, wenig Leben und das Gefühl, ein Tag sei wie der andere – dies kennzeichnet häufig das Erleben von chronischer Erkrankung. Um der niemals vergehenden Zeit der Chronifizierung (Borst & Hildenbrand 2012) entfliehen zu können, braucht es manchmal Anreize von außen, solche mit Aufforderungscharakter, solche, die einen Unterschied machen. Aus sich selbst heraus fällt es chronisch erkrankten Menschen oft zu schwer, sich aus der Veränderungslosigkeit zu befreien:

BEISPIEL

OLIVER »Wenn mich mein Alltag nicht interessiert, ich mich nicht damit beschäftigen möchte, dann ist mir langweilig. Dann wünscht man sich immer, dass irgendetwas passiert oder dass mehr Bewegung reinkommt ins Leben, von außen. Von innen tut man sich dann etwas schwer, sich zu mobilisieren.«

Gerade für Menschen mit Erkrankungen aus dem schizophrenen Formenkreis wird häufig ein Umfeld geschaffen, das möglichst reizarm ist und wenig Überraschungen bietet, um die Betroffenen nicht zu überfordern. Außerhalb akutpsychiatrischer Einrichtungen wird damit aber auch die Wahrscheinlichkeit, durch äußere Anreize der inneren Erstarrung und Interesselosigkeit zu entfliehen, verringert. Hoffnung zu empfinden, wieder eine Zukunftsperspektive zu haben trägt dazu bei, aus einem depressiven Zeiterleben ohne wahrgenommene Veränderungen auszusteigen. Unsere Aufgabe als Fachkräfte ist es daher, Anreize und Möglichkeiten anzubieten, ohne die Klientinnen und Klienten damit unter Druck zu setzen. Ausdauernd und freundlich immer wieder auf Entwicklungsmöglichkeiten hinzuweisen und Chancen zu eröffnen, ohne jedoch zu drängen, ist eine sehr wirkungsvolle Vorgehensweise, um chronisch psychisch erkrankte Menschen zu motivieren.

Dabei ist es wichtig zu wissen, dass der Prozess der Motivation und Veränderung auch bei chronisch erkrankten Menschen zunächst ein innerer Prozess ist, der nicht durch entsprechende äußerlich sichtbare Veränderungen nachvollzogen und wahrgenommen werden kann. Die Entwicklung und Veränderung eines Klienten ist zunächst nicht unbedingt an seinem veränderten Verhalten zu erkennen. Oftmals halten Klienten lieber lange Zeit an gewohnten Verhaltensmustern fest, da Veränderungen viel zu angstauslösend wären. Veränderungen, die zunächst als innere Prozesse ablaufen, zeigen sich oft erst lange Zeit später auch als äußerlich nachvollziehbare Verhaltensänderungen. Dieses Wissen kann uns Fachkräften helfen, die Hoffnung aufrechtzuerhalten, auch wenn noch kein verändertes Verhalten erkennbar ist. Und wenn dann Veränderungen und Wachstumsschritte scheinbar »aus dem Nichts« auftreten, so sind sie meist der nun auch äußerlich sichtbar werdende Ausdruck eines inneren Veränderungsprozesses, der bis dahin im Verborgenen ablief.

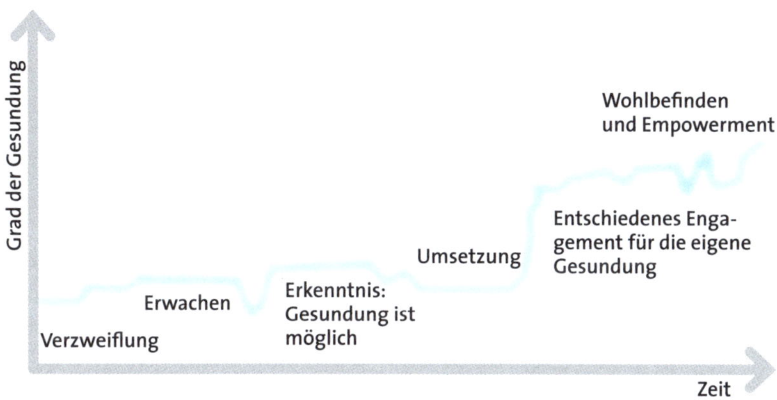

ABBILDUNG 26 Gesundungswege (Recoverymodell von RALPH u. a. aus KNUF 2020, S. 18)

Damit Klientinnen und Klienten diese Phase des Erwachens und der äußerlich sichtbaren Veränderung erleben können, ist eine lange und ausdauernde Begleitung durch Fachkräfte in der davor liegenden Phase der inneren Entwicklung und Vorbereitung erforderlich. Strahlen Sie in dieser Phase Geduld, Hoffnung und Zuversicht aus und halten Sie die Alltäglichkeit und Gleichförmigkeit aus. Ein in diesem Zusammenhang häufig zitierter Vergleich kann dabei helfen: Es gibt eine chinesische Bambussorte, die innerhalb von fünf Jahren zehn Meter in die Höhe wächst. Diese an sich für einen Bambus nicht ungewöhnliche Größe erreicht die Pflanze jedoch nicht durch kontinuierliches Wachstum. Stattdessen wächst sie innerhalb der ersten vier Jahre überhaupt nicht. Und erst

Entwicklungen verlaufen nicht selten wie das Wachstum von Bambus: jahrelang Kräfte sammeln, dann in die Höhe schießen.

im fünften Jahr schießt sie innerhalb von sechs Monaten in die Höhe. Wie lange braucht der Bambus also, um zehn Meter hoch zu wachsen? Eben nicht sechs Monate, sondern insgesamt fünf Jahre. Denn auch in der Phase, in der die Pflanze nicht erkennbar wächst, entwickelt sie sich innerlich, sammelt Kraft und bereitet sich auf ihr Wachstum vor. Heute ist bekannt, dass die chinesische Bambuspflanze diese Zeit für ihr Wachstum benötigt. Bevor dies bekannt war, musste ein Gärtner viel Hoffnung auf Wachstum und Veränderung haben und Jahr für Jahr abwarten, ob sich die Pflanze noch entwickelt. Dieser unerschütterliche Glaube an die Entwicklungsmöglichkeiten von Klienten und Klientinnen sollte auch uns in unserer Arbeit auszeichnen.

Praktische Methodenschätze

Die Entscheidungswaage

Eine Veränderung in Angriff zu nehmen oder diese sogar als Herausforderung anzusehen, gelingt erst, wenn man selbst überzeugt ist, dass diese Veränderung notwendig ist. Um eine klare Entscheidung für oder gegen eine Veränderung zu treffen, ist die aus der motivierenden Gesprächsführung stammende Entscheidungswaage (Arkowitz u.a. 2010) ein hilfreiches Instrument, vor allem wenn Klienten ambivalent sind. Statt jemanden zu drängen, sich endlich zu entscheiden, ist es hilfreicher, die Entscheidung zu versachlichen und beide Seiten der Ambivalenz genau anzuschauen. Die Entscheidungswaage ist eine Matrix mit vier Feldern:

Vorteile einer Veränderung Welche Gründe sprechen für eine Veränderung? Klienten und Klientinnen können in der Regel klar benennen, welche Vorteile eine Veränderung mit sich bringen würde. Diese Vorteile überwiegen jedoch nicht eindeutig, sonst hätten sie die Veränderung längst umgesetzt.

Nachteile einer Veränderung Welche Gründe sprechen gegen eine Veränderung? Wenn mit einer Veränderung keinerlei Nachteile verbunden sind, so entsteht keine Ambivalenz. In der Regel haben Veränderungen aber nicht nur Vorteile, sie bringen auch Nachteile mit sich, die es genau zu betrachten gilt.

Nachteile, wenn man alles beim Alten lässt Wenn das gegenwärtige Verhalten keine Nachteile mit sich bringt, so gibt es wenig Grund zur Veränderung. Es kann daher sehr motivierend sein, sich die Nachteile des gegenwärtigen Verhaltens klarzumachen. Sachse u.a. (2018)

sprechen von den Kosten, die ein problematisches Verhalten für den Klienten oder die Klientin hat. Die betreffende Person führt sich in diesem Feld die Kosten, die sie selbst bezahlt, klar vor Augen, macht sich also ihren Leidensdruck bewusst.

Vorteile, wenn man alles beim Alten lässt Welchen Wert hat es, zu bleiben, wo und wie man ist? Von welchen Nachteilen einer Veränderung ist man befreit? Gegen eine Veränderung sprechen nicht nur die negativen Folgen, die mit der Veränderung verbunden wären. Das gegenwärtige Verhalten bringt immer auch Vorteile mit sich, es kann also durchaus sinnvoll sein, alles beim Alten zu lassen.

ARBEITSBLATT

Die Entscheidungswaage (nach KREMER & SCHULZ 2020)

Thema:			
1. Vorteile einer Veränderung	Wert 1 bis 10	2. Nachteile einer Veränderung	Wert 1 bis 10
Summe		Summe	
3. Nachteile, wenn ich alles beim Alten belasse	Wert 1 bis 10	4. Vorteile, wenn ich alles beim Alten belasse	Wert 1 bis 10
Summe		Summe	
Gesamtsumme für Veränderung		Gesamtsumme gegen Veränderung	

In die Matrix der Entscheidungswaage werden die Argumente für jedes der vier Felder eingetragen. Beginnen sollte man immer mit dem vierten Feld, also mit den Vorteilen, alles beim Alten zu belassen. Dieser wichtige und für die Ambivalenz häufig entscheidende Punkt kommt sonst oft zu kurz. Wenn die Argumente eingetragen sind, sollten diese bewertet werden nach ihrer jeweiligen Wichtigkeit. Nach Feld 4 sollte zunächst das erste Feld ausgefüllt werden, danach die Felder 2 und 3. Auch bei diesen Feldern werden zuerst die Argumente eingetragen und dann gewichtet. Natürlich sind alle aufgelisteten Gründe wichtig, aber einige ganz besonders. Generell kommt es nicht auf die Anzahl der Argumente an: Ein einzelner Punkt in einem Feld kann schwerer wiegen als mehrere

Punkte zusammen in einem anderen Feld. Die Gewichtung kann anhand einer Skala von 1 bis 10 vorgenommen werden, von 1 wie »ganz unwichtig« bis 10 wie »äußerst wichtig«. Möglich ist auch eine Unterteilung der Gewichtung in drei Punkte mit 1 = weniger gewichtiger Grund, 2 = mittel gewichtiger Grund und 3 = schwerwiegender Grund. Die Gewichtung erfolgt subjektiv durch den Klienten oder die Klientin. Es handelt sich dabei immer um eine Momentaufnahme, die einen Monat später ganz anders aussehen kann.

Abschließend werden die Gewichtungen zunächst für jedes Feld addiert. Die Summe der Gewichtung aus den Feldern 1 und 3 ergibt dann, wie gewichtig die *Argumente für eine Veränderung* sind. Die Summe der Gewichtung aus den Feldern 2 und 4 verdeutlicht dagegen, wie gewichtig die *Argumente gegen eine Veränderung* sind.

BEISPIEL

ESME arbeitet seit 15 Jahren in einer Werkstatt für behinderte Menschen und fühlt sich dort wohl. Seit einigen Jahren denkt sie aber immer wieder darüber nach, auf einen betriebsintegrierten Arbeitsplatz zu wechseln, wie dies einige ihrer Kolleginnen bereits getan haben. Auch die Eltern von Esme sprechen sie immer wieder darauf an. Esme ist unentschlossen und fühlt sich hin- und hergerissen. Von ihrer Arbeitserzieherin wird Esme aufgefordert, die Entscheidungswaage auszufüllen.

Thema: *Betriebsintegrierter Arbeitsplatz in Firma statt wie bisher in der Werkstatt*

1. Vorteile einer Veränderung	Wert 1 bis 10	2. Nachteile einer Veränderung	Wert 1 bis 10
Ich kann sagen, ich arbeite in normaler Firma	*7*	*Muss mehr arbeiten*	*2*
Kürzerer Weg zur Arbeit	*5*	*Keine Zeit für Gespräche*	*7*
Höherer Verdienst	*8*	*Angst, wieder krank zu werden, wenn es zu viel wird*	*10*
Lerne neue Leute kennen	*3*	*Sehe meine vertrauten Kollegen nicht mehr*	*3*
Bin stolz auf mich	*5*	*Kann mich nicht mehr täglich mit der Gruppenleiterin austauschen*	*4*
Meine Eltern sind stolz auf mich	*10*	*Muss mich auf viel Neues einstellen*	*3*
Summe	*38*	Summe	*29*

3. Nachteile, wenn ich alles beim Alten belasse	Wert 1 bis 10	4. Vorteile, wenn ich alles beim Alten belasse	Wert 1 bis 10
Ich bereue später, dass ich es nicht versucht habe	*3*	*Habe dieselben Kollegen wie bisher*	*5*
Meine Eltern sind enttäuscht von mir	*10*	*Weiterhin Kontakt mit meiner Gruppenleiterin und dem Sozialdienst*	*8*
Weniger Zeit, da längerer Arbeitsweg	*5*	*Kenne mich aus, muss mich nicht umstellen*	*3*
		Mittagessen in der Werkstatt	*3*
		Gutes Arbeitsklima	*3*
Summe	*18*	Summe	*28*
Gesamtsumme für Veränderung	*56*	Gesamtsumme gegen Veränderung	*57*

Die Entscheidungswaage macht deutlich, warum Esme sich nicht entscheiden kann und sich hin- und hergerissen fühlt: Es gibt gute Gründe, die für eine Veränderung ihres Arbeitsplatzes sprechen, aber es gibt genauso gute und genauso wichtige Gründe, die dafür sprechen, nichts zu verändern. Unterschiede in den Gesamtsummen im einstelligen Bereich können vernachlässigt werden.

Auf den ersten Blick wird deutlich, dass Esme viele Vorteile einer Veränderung sieht (Feld 1). Die Argumente für den betriebsintegrierten Arbeitsplatz sind die mit der größten Summe in der Gewichtung. Im direkten Vergleich sind die Nachteile einer Veränderung (Feld 2) weniger schwerwiegend, Esme muss nicht befürchten, sich mit dem Wechsel des Arbeitsplatzes gravierende Nachteile einzuhandeln. Betrachtet man also nur die Vorteile und Nachteile einer möglichen Veränderung (Felder 1 und 2), so müsste die Entscheidung klar für eine Veränderung fallen und Esmes Zögern erscheint nicht verständlich. Betrachtet man jedoch auch, was für oder gegen den momentanen Zustand spricht (Felder 3 und 4), so entsteht ein differenzierteres Bild. Feld 3 macht deutlich, dass es kaum Nachteile mit sich bringen würde, am gegenwärtigen Arbeitsplatz festzuhalten. Esme ist dort nicht unzufrieden, es besteht kein Leidensdruck. Zugleich gibt es auch einige Vorteile, die mit dem bisherigen Arbeitsplatz verbunden sind (Feld 4), auch wenn diese nicht ganz so schwer wiegen wie die Vorteile des neuen, betriebsintegrierten Arbeitsplatzes. In der Summe mit den Nachteilen, die eine Veränderung mit sich bringen würde (Feld 2), entsteht jedoch eine ausgeglichene Pattsituation.

Die Entscheidungswaage kann uns dabei helfen, die Beweggründe und Entscheidungslagen unserer Klientinnen und Klienten besser zu verstehen und z. B. Esmes Zögern nicht als mangelnde Motivation zu interpretieren. Sie können als »Anwalt der Ambivalenz« immer wieder jene Felder ins Gespräch bringen, die vom Gegenüber gerade zu wenig beachtet oder ausgeblendet werden. Zugleich bietet die Gewichtung der einzelnen Gründe Anknüpfungspunkte für ein Gespräch analog zu den Skalierungsfragen (siehe S. 47 f.).

BEISPIELE

ARBEITSERZIEHERIN » Die Angst, wieder krank zu werden aus Überforderung, ist sehr bedeutsam für Sie, Sie bewerten das mit 10. Wenn das ein kleines bisschen weniger bedeutsam für Sie wäre, z. B. nur noch eine 8, was wäre dann anders in Ihrem Leben?«

ARBEITSERZIEHERIN »Auf einem betriebsintegrierten Arbeitsplatz wären Sie stolz auf sich. Sie bewerten das mit 5. Was wäre nötig, damit Sie etwas mehr stolz auf sich sein könnten, sodass der Wert von 5 auf 6 ansteigt?«

Die Betrachtung der Entscheidungswaage macht in Esmes Situation insgesamt deutlich, dass es darauf ankommt, wie sich ihr weiteres Leben entwickelt bezüglich der Entscheidung für oder gegen einen betriebsintegrierten Arbeitsplatz. Beispielsweise könnten neue Argumente in Feld 3 hinzukommen, also Nachteile der gegenwärtigen Situation. Esme könnte einen neuen Arbeitsauftrag bekommen, der ihr nicht gefällt (Gewichtung 5), oder ständige Meinungsverschiedenheiten mit einem neuen Kollegen (Gewichtung 8) könnten die Gesamtgewichtung für eine Veränderung auf 69 verschieben. Die Entscheidung würde dann klar für eine Veränderung fallen.

Ziele finden

»Ans Ziel kommt nur, wer eines hat.« Martin Luther

Ein Ziel zu haben gibt die Richtung vor, in die wir unsere Motivation lenken, bestimmt die Energie, die im Körper bereitgestellt wird, und signalisiert uns, wie weit wir schon gekommen sind auf unserem Weg zum Ziel. Sich kleine Ziele zu setzen, die leicht zu erreichen sind, ermöglicht Erfolgserlebnisse, ist aber manchmal wenig motivierend. Große Ziele sind oft so weit entfernt, dass man ihnen nie näherzukommen scheint und schließlich aufgibt. Wenn sie aber erreicht werden, ist man sehr stolz. Man unterscheidet deshalb langfristige, mittelfristige und kurzfristige

Ziele. Wichtig ist in jedem Fall, sich erst mal über das Ziel im Klaren zu sein und es richtig in Worte zu fassen. Das Ziel sollte positiv formuliert sein (siehe »Ziele formulieren«, S. 63 ff.). Ziele sollen also eher das Vorhandensein von etwas (»hin zu …«) und nicht die Abwesenheit von etwas (»weg von …«) zum Ausdruck bringen:

BEISPIELE

POSITIV »Ich möchte mich wohlfühlen, wenn ich am Rednerpult stehe.«
NEGATIV »Ich möchte nicht mehr so nervös sein und zittern, wenn ich am Rednerpult stehe.«

Bei chronisch kranken Menschen können Ziele auch in der Vermeidung von Dingen bestehen und nicht unbedingt in etwas, das sie erreichen wollen. Auch in diesen Fällen kann aber versucht werden, das Ziel positiv zu formulieren:

BEISPIELE

NEGATIV »Ich möchte nicht mehr in die Klinik müssen.«
POSITIV »Ich möchte gesund bleiben.«

Ziele sollten darüber hinaus den Beginn von etwas markieren, also eher einen Anfang als ein Ende beschreiben:

BEISPIELE

ENDE »In einem halben Jahr möchte ich meine Abschlussarbeit fertig geschrieben haben.«
ANFANG »Ab sofort arbeite ich jede Woche mindestens acht Stunden an meiner Abschlussarbeit.«

Ziele können zudem unterschieden werden bezüglich ihres zeitlichen Horizonts, also wie lange es vermutlich bis zur Zielerreichung dauert und wie groß oder zahlreich die notwendigen Schritte sind.

Langfristige Ziele

Langfristige Ziele können sehr weit entfernt liegen, unter Umständen kann es Jahre dauern, diese zu erreichen. Bei langfristigen Zielen überprüfen wir nicht dauernd, ob wir sie erreicht haben. Allenfalls überprüfen wir, ob wir dem langfristigen Ziel ein bisschen nähergekommen sind. Langfristige Ziele dienen vor allem als Quelle für Motivation und Anstrengungsbereitschaft. Sie müssen nicht unbedingt realistisch sein. Im Gegenteil: Um langfristig motivierende Ziele für sich selbst formulieren zu können, ist es oftmals hilfreich, die Bremse der Realitätsprüfung (»Das klappt ja sowieso nicht!«) bewusst zu lösen.

Langfristigen Zielen kommt man beispielsweise auf die Spur, wenn man sich in der Fantasie ausmalt, wie sich ein bestimmter Bereich des eigenen Lebens verändern müsste, damit man sich wohl damit fühlt. Dabei kann die Realitätsprüfung beiseitegelassen werden, diese kommt erst später ins Spiel.

BEISPIEL

MARISSA wohnt im Wohnheim, seit ihre Eltern in ein Pflegeheim umgezogen sind. Marissa leidet unter starken sozialen Ängsten, sie verlässt kaum ihr Zimmer und spricht nur mit einer einzigen Fachkraft. Marissa ist nicht in der Lage, sich selbst zu versorgen, sie kauft nicht ein, kocht nicht und erledigt weder die Wäsche noch Reinigungsarbeiten selbstständig. Sie hat keine Erfahrung damit, da dies bisher ihre Mutter für sie übernommen hat. Im Gespräch mit ihrer Wohnbetreuerin formuliert Marissa als *langfristiges Ziel*: »Ich möchte in einer schönen kleinen Wohnung in der Stadt wohnen und alles allein erledigen können.«

Langfristige Ziele kann man über sehr lange Zeit aufrechterhalten (»Irgendwann mache ich das noch ...«), ohne ein Scheitern vor sich selbst eingestehen zu müssen oder das Ziel aufzugeben. Solche langfristigen Ziele sind daher weniger bedrohlich als kurz- und mittelfristige Ziele. Je konkreter ein Ziel ist, desto eher zeigen sich Widerstand und Ambivalenz.

Mittelfristige Ziele

Mittelfristige Ziele können nach der SMART-Methode (DRUCKER 1998) formuliert werden anhand von fünf Kriterien:

1. **SPEZIFISCH** Die Formulierung sollte so klar und präzise wie möglich sein. Also z. B. nicht »ein bisschen abnehmen«, sondern »10 kg abnehmen«.
2. **MESSBAR** Es sollte festgelegt werden, wie der Grad der Zielerreichung gemessen werden kann. Beispielsweise die erreichte Punktzahl bei einem Test, das erreichte Körpergewicht, die Anzahl Sporteinheiten pro Woche, die durchgehaltene Zeit oder Ähnliches. Also nicht »öfter mal Rad fahren«, sondern »an drei Tagen pro Woche mit dem Rad zur Arbeit fahren«.
3. **ATTRAKTIV** Ziele sollten so formuliert sein, dass man sich darauf freut, sie zu erreichen. Also nicht »Ich will weniger essen«, sondern »Meine Lieblingshose soll mir bequem passen«. Nicht nur negativ »weg von ...«, sondern positiv »hin zu ...«.
4. **REALISTISCH** Natürlich sollte es grundsätzlich realistisch sein, das Ziel zu erreichen und damit auch die attraktiven Auswirkungen zu erleben.
5. **TERMINIERT** Ziele sollten nicht nur vage terminiert sein (»Ich müsste mal ...«), sondern konkret und mit Etappenzielen (»Bis Weihnachten nehme ich 10 kg ab, pro Monat 1 kg«).

BEISPIEL

MARISSA erarbeitet sich im Gespräch mit ihrer Wohnbetreuerin folgendes *mittelfristige Ziel:* »Ich möchte alles können, was man braucht, um selbstständig zu wohnen, also: einkaufen, kochen, putzen, waschen und bügeln. Ich möchte mit allem allein zurechtkommen und selbst bestimmen können. Anfangen möchte ich mit dem Einkaufen und Kochen, das will ich in drei Monaten können.«

Marissa fühlt sich nicht wohl im Wohnheim. Am liebsten würde sie wieder bei den Eltern wohnen, sie trauert der gemeinsamen Zeit sehr nach. Die Vorstellung, allein in einer schönen kleinen Wohnung zu wohnen, ist jedoch attraktiv für sie, vor allem, weil sie dann selbst bestimmen kann, was sie macht, und sich nach niemandem richten muss.

Kurzfristige Ziele

Auch der Weg zu einem mittelfristigen Ziel beginnt mit einem konkreten Schritt. **Kurzfristige Ziele** sind gleichzusetzen mit konkreten Schritten. Sie sollten so gestaltet sein, dass man sie tatsächlich gleich am nächsten Tag umsetzen kann. Mittelfristige Ziele müssen also in kleine, umsetzbare Schritte zerlegt werden. Ein Schritt ist dann ein kurzfristiges Ziel, wenn man tatsächlich am nächsten Tag damit beginnen kann. Wenn das nicht möglich erscheint, ist der Schritt noch zu groß und es sollte ein kleinerer, zuvor zu erledigender Schritt gesucht werden.

BEISPIEL

WOHNBETREUERIN »Sie möchten in drei Monaten selbstständig einkaufen und kochen können. Was wäre denn jetzt ein erster konkreter Schritt in diese Richtung?«

MARISSA »Ich könnte ja mal ein ganz einfaches Gericht kochen und vorher alles einkaufen.«

WOHNBETREUERIN »Könnten Sie damit gleich morgen anfangen?«

MARISSA »Also nein, ich wüsste gar nicht, was ich da kochen soll. Ich hab ja gar keine Rezepte.«

WOHNBETREUERIN »Was müssten Sie also vorher noch erledigen?«

MARISSA »Ich müsste mir ein Kochbuch kaufen und mal darin blättern.«

WOHNBETREUERIN »Könnten Sie damit gleich morgen anfangen?«

MARISSA »Ich weiß nicht, ich glaube nicht. Es gibt bestimmt voll viele Kochbücher und ich weiß nicht, welches gut für mich ist.«

WOHNBETREUERIN »Was müssten Sie also vorher noch erledigen?«

MARISSA »Ich könnte mal unsere Hauswirtschaftsleiterin fragen, welches Kochbuch sie mir empfehlen kann.«

WOHNBETREUERIN »Könnten Sie das gleich morgen erledigen?«

MARISSA »Ja.«

Im Sinne einer Rückwärtsplanung wird also zurückgegangen bis zum wirklich ersten Schritt, den die Klientin gehen kann. Eine andere Methode zur Erarbeitung kurzfristiger Ziele und konkreter erster Schritte ist das Problemlösen (siehe S. 270 ff.).

Kurzfristige Ziele, die auf diese Weise gemeinsam mit den Klientinnen und Klienten erarbeitet und von diesen formuliert werden, sind in der Regel klein. Sie können aber mit hoher Wahrscheinlichkeit erreicht werden und dies wirkt sich positiv auf die Selbstwirksamkeit der

Klientinnen und Klienten aus. Zugleich sind die Veränderungen, die durch kleine Schritte erreicht werden, nicht sehr groß, sodass innere Widerstände und Ambivalenzen, die gegen eine Veränderung arbeiten, nicht alarmiert werden.

Das Formulieren von Zielen kann bei Menschen mit schweren und chronischen psychischen Erkrankungen sehr schwierig sein (siehe S. 215). Sie signalisieren uns häufig den Wunsch, nichts zu verändern und in Ruhe gelassen werden zu wollen. Sie sollten diese Klientinnen und Klienten keinesfalls zur Formulierung von Zielen drängen (»Möchten Sie nicht mal …?«), zumal die Gefahr besteht, dass sie den Zielen vordergründig zustimmen, um ihre Ruhe zu haben, tatsächlich aber nicht dahinterstehen (»Wenn Sie meinen …«).

Stattdessen sollten Sie durch geduldiges Nachfragen Ihre Klientinnen und Klienten dabei unterstützen, mögliche Wünsche und Ziele für sich zu entdecken. Die Fragen sollten sich nach Arkowitz u.a. (2010) auf kleine Schritte und Ziele richten, z. B. so:

BEISPIEL

»Womit verbringen Sie tagsüber Ihre Zeit? Was gefällt Ihnen daran, was nicht? Gibt es etwas, was Sie stattdessen lieber tun würden? Ist das etwas, das Sie gerne ändern würden? Würden Sie sich das gerne als Ziel setzen?«

Wenn Menschen entscheiden, sich lieber keine Ziele setzen und nichts ändern zu wollen, so sollten Sie dies in jedem Fall akzeptieren. Psychisch erkrankte Menschen sind nicht selten lange Zeit nicht mehr gefragt worden, was sie möchten und was ihre Ziele sind. Manche haben ihr ganzes Leben lang noch nicht erlebt, dass sich jemand für ihre Wünsche und Ziele interessiert. Es ist eine Herausforderung für Fachkräfte, diese Klienten und Klientinnen wieder in Kontakt mit ihren Wünschen und Ressourcen zu bringen, ohne sie unter Druck zu setzen.

Wünsche und Ziele wiederentdecken

»Doch was man träumt
will man auch werden
u was man hofft, will man auch sein –« Gottfried Benn (1998, S. 190)

Klienten und Klientinnen wieder in Kontakt mit ihren Wünschen und Zielen zu bringen, kann eine zentrale Aufgabe in der sozialpsychiatrischen Begleitung sein. Mit der Frage »Was möchten Sie denn?« ist es meistens nicht getan. Menschen mit psychischen Erkrankungen haben oft verlernt, auf ihre Wünsche zu achten und diese wertzuschätzen. Mitunter machen sie die Erfahrung, dass ihre Wünsche nicht beachtet oder als unrealistisch oder falsch bezeichnet werden. Manche haben es aufgegeben, sich zu fragen, was sie wollen. Zugleich ist es für die personenzentrierte, individuelle Herangehensweise, die sich in der sozialpsychiatrischen Arbeit immer mehr durchsetzt, entscheidend, dass Klientinnen und Klienten wieder Kontakt bekommen zu ihren Wünschen und Zielen.

Sie müssen dafür in sich selbst hineinhorchen und herausfinden, was sie wollen. Es ist wenig sinnvoll, dass wir den Klienten und Klientinnen verschiedene Wünsche und Ziele vorschlagen und gewissermaßen zur Auswahl anbieten. Einerseits birgt dies die Gefahr der Beeinflussung, da sie sich dann vielleicht auf Wünsche und Ziele einlassen, die gar nicht die ihren sind. Andererseits besteht auch für die Fachkraft die Gefahr, sich in der Rikscha-Falle (siehe S. 246 f.) zu verausgaben, wenn Klienten oder Klientinnen die vorgeschlagenen Ziele ein ums andere Mal ablehnen.

BEISPIEL

HENDRIK leidet unter starken Ängsten und schiebt Dinge, die er erledigen muss, möglichst lange vor sich her. Immer überlegt er lange, was alles schiefgehen könnte und wie er sich darauf vorbereiten könnte. Er ist nicht motiviert für eine Veränderung. Die Vorstellung, dass sich etwas ändern könnte, macht ihm viel zu viel Angst.

Eine gute Möglichkeit, Wünsche und Ziele wiederzuentdecken, ist die Aktivierung von Ressourcen aus dem Zürcher Ressourcen Modell (Krause & Storch 2018). Mit dieser Methode werden zunächst unbewusst vorhandene Antriebe und Wünsche, sogenannte Bedürfnisse aktiviert und als bewusste Motive formuliert. Die Grundhaltung im Zürcher Ressourcen Modell ist, dass Menschen die Ressourcen, die sie zur Lösung ihrer Probleme benötigen, bereits in sich tragen und mitbringen. Die Klientinnen und Klienten wissen daher selbst am besten, was gut für sie ist, auch wenn ihnen dies manchmal nicht bewusst ist. Unsere Aufgabe ist es also nicht, ihnen zu sagen, was sie wollen sollen, sondern sie dabei zu unterstützen, wieder in Kontakt zu kommen mit ihren Wünschen und Zielen.

Auch wenn Klienten keine bewussten Wünsche und Ziele angeben können, so sind doch unbewusste Bedürfnisse da. Die können oft nicht in Worte gefasst werden, sind aber mit einem Gefühl verbunden, das in der Regel sehr schnell auftaucht, bevor die bewusste Verarbeitung beginnt. Fachkräfte sollten Klienten dabei unterstützen, aufmerksam dafür zu sein, auf welche Reize sie mit spontanen, positiven Gefühlen reagieren. Solche Reize können sein:

Fotos Erinnerungsfotos aus den letzten Urlaubsreisen, aber auch schöne Bilder ohne persönlichen Bezug, z. B. von einem Kalender, Postkarten etc.

Wunschelemente-Technik Der Klient fragt sich, was er wäre, wenn er eine Farbe, ein Gebäude, ein Auto, ein Tier, eine Pflanze, ein Kleidungsstück etc. wäre. Auch andere Wunschelemente sind denkbar, beispielsweise ein Handy, ein Turnschuh oder eine Sportart. Die Wunschelemente können an die Interessen des Klienten bzw. der Zielgruppe angepasst werden, können also z. B. bei jungen Klientinnen ganz andere sein als bei älteren Klienten. Klientinnen und Klienten schlüpfen bei dieser Methode in die Rolle des Wunschelements, das sie ausgewählt haben. Sie *sind* dann dieses Wunschelement und sprechen aus dieser Rolle heraus. Zum Beispiel so: »Ich bin rot, ich bin voller Energie und Stärke.« »Ich bin rot, ich strahle Wärme aus und bin freundlich zu allen.« »Ich bin rot, ich warne vor Gefahren.«

Wie bei den Fotos können Klientinnen und Klienten auch bei dieser Technik darauf achten, was spontan positive Gefühle bei ihnen auslöst. Dadurch kommen sie ihren Ressourcen auf die Spur und manchmal auch einem unbewussten Bedürfnis. So können bewusste Motive und Veränderungsmotivation möglich werden.

BEISPIEL

HENDRIK wählt aus mehreren Bildern, die sein Wohnbetreuer ihm vorgelegt hat, spontan das Foto von einem Strand mit Meer und Sonne aus. Dieses Bild weckt ein angenehmes Gefühl in ihm. Er erinnert sich, als junger Mann ganz spontan in den Urlaub nach Griechenland gefahren zu sein, ganz allein und mit wenig Geld. Über mögliche Probleme habe er sich damals gar keine Gedanken gemacht. Hendrik verspürt den starken Wunsch, wieder etwas von dieser Leichtigkeit und Sorglosigkeit in seinem Leben zu haben. Er kann mit Unterstützung seines Betreuers als Ziel formulieren: »Ich möchte wieder spontan etwas machen und daran glauben können, dass es gut gehen wird.«
Bei der Wunschelemente-Technik fragt der Wohnbetreuer Hendrik, welches Tier Hendrik wäre, wenn er ein Tier wäre. Hendrik entscheidet sich für einen Adler: »Ich schwebe über allem, schau mir die Welt von oben an und halte mich raus. Aber wenn ich will, kann ich blitzschnell zuschlagen.« In den nächsten Gesprächen überlegt Hendrik mit seinem Wohnbetreuer, für welche Ziele es sich lohnen könnte, blitzschnell zuzuschlagen.

Logbuch-Methode Dies ist eine weitere Methode zum Aufspüren von verborgenen Wünschen und Zielen (Krause & Storch 2018). Wie in der motivierenden Gesprächsführung sollen hier Diskrepanzen entdeckt werden zwischen dem, was ist, und dem, was man gerne hätte oder angenehm finden würde. So wie in der Seefahrt in ein Logbuch wichtige Vorkommnisse und Beobachtungen eingetragen werden, so können

Klienten ihr Logbuch für die Selbstbeobachtung nutzen. Sie können dort eintragen, wann sie mit ihrem Verhalten in einer Situation nicht zufrieden waren und welches Verhalten sie sich stattdessen gewünscht hätten. Wenn das Logbuch über mehrere Wochen geführt wird, so wird für die Klienten deutlich, in welchen Bereichen sie sich Veränderungen wünschen und in welche Richtung sie sich entwickeln möchten. Wenn es mehrere Bereiche sind, so sollte zunächst ein Bereich ausgewählt werden, mit dem man beginnen möchte. Die anderen Bereiche können dann später in den Blick genommen werden. Das Gefühl, keine eigenen Wünsche und Ziele zu haben, gehört dann der Vergangenheit an. Und wenn zusätzlich zu den Zielen noch eine konkrete Ausführungsabsicht in einem Wenn-dann-Plan formuliert wird, erhöht sich die Wahrscheinlichkeit der Umsetzung deutlich (siehe S. 213 f.).

Umgang mit unrealistischen Wünschen und Zielen

»Fake it, till you make it«

Manchmal fällt es Klientinnen und Klienten sehr leicht, Wünsche und Ziele zu formulieren, und sie wissen genau, was sie wollen. Solche Ziele können aus unserer Sicht als Fachkraft problematisch sein, wenn wir sie für unrealistisch halten. Häufig versuchen wir dann, den Klienten diese unrealistischen Ziele auszureden und sie für vermeintlich realistischere, meist deutlich kleinere oder ganz andere Ziele zu motivieren, was nur sehr selten gelingt. Grundsätzlich sollten wir es zunächst begrüßen, wenn Klienten Ziele und Wünsche äußern, auch wenn diese aus unserer Sicht unrealistisch sind. Denn in diesen Zielen liegen Ressourcen, Wünsche und Bedürfnisse verborgen, die in der weiteren Arbeit genutzt werden können. Wenn wir versuchen, den Klienten ihre unrealistischen Ziele auszureden, so verlieren sie dadurch oftmals auch die Motivation und den Kontakt zu ihren Ressourcen.

Wenn Klienten unrealistische Ziele für sich formulieren, so beziehen sich diese oftmals auf einen sehr langen Zeitraum, sind also Fernziele. Solche Ziele kann man ruhig stehen lassen, es lohnt sich nicht und ist eher demotivierend, sie in vermeintlich realistischere Ziele umwandeln zu wollen. Denn die Fernziele sind für den Klienten motivierend, rufen Ressourcen in ihm wach und sind vor allem nicht angstauslösend, da man am Erreichen fern liegender Ziele nicht scheitern kann. Wir sollten diese Ziele daher einfach so stehen lassen und mit den Klienten daran arbeiten, wie sie einen realistischen ersten kleinen Schritt auf dieses Ziel hin machen können. Wichtig ist dabei, das ferne Ziel nicht als unrealistisch ganz zu streichen und sich stattdessen nur auf den ersten kleinen Schritt zu konzentrieren. Das Fernziel kann stehen bleiben und gleichzeitig beginnt auch ein langer Weg mit einem ersten Schritt.

BEISPIEL

Das Ziel von **MELANIE** ist es, ihr Jurastudium abzuschließen und als Rechtsanwältin tätig zu sein. Melanie arbeitet im Moment halbtags in einer Werkstatt für behinderte Menschen und ihre Sozialpädagogin schätzt das Ziel als wenig realistisch ein. Im gemeinsamen Zielplanungsprozess kann aber ein erster Schritt gefunden werden, den Melanie als motivierend und die Sozialpädagogin als realistisch empfindet: Melanie kandidiert für die Wahl als Frauenbeauftragte in der Werkstatt und tritt für die Rechte und Interessen der Frauen ein.

Suche nach dem Wesenskern von unrealistischen Zielen

Um motivierende kleine Zwischenschritte auf dem Weg zum eher unrealistischen Fernziel zu finden, ohne die Klientinnen und Klienten zu demotivieren oder zu enttäuschen, bewährt sich die Suche nach dem Wesenskern. Mit dieser von Barbara SHER (2014) beschriebenen Methode sucht man nach dem emotionalen Gehalt eines Zieles oder Wunsches. Man findet gemeinsam heraus, welchen Lohn das Wunschziel gewissermaßen bereithält, also was die Person durch den Wunsch erreichen möchte und was sie braucht. Gerade bei unrealistisch erscheinenden Wünschen kann man so erkennen, was das Wesentliche daran ist.

BEISPIEL

MELANIE hat das Fernziel »Rechtsanwältin sein«. Mögliche Wesenskerne dieses Ziels können sein: viel Geld verdienen, von anderen respektiert werden oder sich für die Rechte anderer einsetzen. Melanie findet heraus, dass es ihr vor allem darum geht, anderen Menschen zu helfen und sich für sie einzusetzen.

Die Arbeit als Frauenbeauftragte in der Werkstatt ist ein motivierender erster Schritt für Melanie, da der Wesenskern ihres Ziels genau darin besteht, sich für andere einzusetzen. Wenn ihr Wesenskern wäre, viel Geld zu verdienen, hätte sie einen anderen ersten Schritt wählen müssen. Entscheidend ist, dass das unrealistische Fernziel nicht aus den Augen verloren wird, auch wenn ein realistischer erster Schritt gefunden wurde. Denn für kleine, leicht zu erreichende Schritte wird oft nur wenig Energie bereitgestellt. Dagegen wird auch für unrealistische Zukunftsideen trotzdem Energie mobilisiert.

Probleme lösen

Probleme erscheinen oftmals groß und unveränderbar, man sieht keinen Ansatzpunkt für ihre Bewältigung. Wenn wir weitgehend hilflos und passiv vor einem Problem verharren, so liegt dies nicht immer an einer zu geringen Veränderungsmotivation. Häufig sehen wir einfach keinen ersten Schritt, mit dem wir beginnen könnten, das Problem zu lösen. Eine gute Methode, um einen ersten Schritt zu tun, ist die von D'Zurilla & Goldfried (1971) entwickelte Methode des Problemlösens. Diese Vorgehensweise stammt aus der Verhaltenstherapie und kann sowohl im Einzelkontakt als auch in der Gruppe verwendet werden (vgl. Arbeitsblatt 9, S. 72 in Plößl & Hammer 2016). Entscheidend ist die lösungsorientierte Herangehensweise an ein Problem. Auf dem Weg vom Problem zur Lösung liegt der Schwerpunkt auf der Lösung.

ARBEITSBLATT Vom Problem zur Lösung

1. Problembeschreibung Das Problem sollte nicht in allen Facetten dargestellt und mögliche Ursachen müssen nicht analysiert werden. Das Problem sollte nur so beschrieben werden, dass man sich gut vorstellen kann, worum es geht.

2. Zieldefinition Was möchte ich konkret erreichen? Das Ziel legt allein die Person fest, um deren Problem es geht. Womit wäre sie zufrieden? Das Ziel sollte positiv formuliert und mittelfristig oder langfristig erreichbar sein. *Wichtig*: Das Ziel muss kein Veränderungsziel sein. Ein Ziel kann auch sein, dass alles bleibt, wie es momentan ist. Denn auch um den Status quo zu erhalten, sind Anstrengung und Engagement erforderlich.

3. Sammlung von Lösungsideen Die Sammlung von Lösungsideen entspricht einer Reihe von kurzfristigen Zielen. Die Sammlung erfolgt zunächst ohne Bewertung der einzelnen Ideen, wie beim Brainstorming.

- ☐ ....
- ☐ ....
- ☐ ....
- ☐ ....

4. Den ersten Schritt wählen Mit welchem konkreten Schritt möchte ich beginnen (in den nächsten vier bis sechs Wochen)? Im Anschluss an die Sammlung der Lösungsideen wählt die Person, um deren Problem es geht, einen konkreten ersten Schritt aus, mit dem sie beginnen möchte.

5. Mögliche Schwierigkeiten und Unterstützung Welche Schwierigkeiten können auftreten? Wer kann mich unterstützen? Wie? Ausschließlich bezogen auf diesen ersten Schritt, mit dem die Person beginnen möchte, wird überlegt, ob Schwierigkeiten auftreten können, welche Unterstützung gegebenenfalls erforderlich ist und wie die aussehen kann.

6. Zeitraum festlegen Wann möchte ich überprüfen, ob ich mein Ziel erreicht habe? Abschließend legt die Person fest, wie lange sie sich Zeit geben möchte für die Umsetzung des ersten Schritts.

Beim Problemlösen geht es immer darum, einen ersten Schritt zu tun, also ein kurzfristiges Ziel zu erreichen. Eine ausführliche Problemanalyse ist eher zu vermeiden. Es ist ein weit verbreiteter Irrtum, dass ein Problem zunächst genauestens verstanden werden muss, um es dann lösen zu können. Motivierend ist vielmehr ein lösungsorientierter Blick auf Probleme: Welche Ideen gibt es, das Problem anzugehen?

Im Idealfall übernehmen Klientinnen und Klienten diese lösungsorientierte Herangehensweise und setzen diese auch in ihrem Alltag um.

BEISPIEL

EIN KOLLEGE war Betreuer in einer Ferienfreizeit und unterwegs mit einer Kleingruppe von Klienten zu einer Bergwanderung. Der Rückweg vom Berg dauerte länger als geplant. Als die Gruppe im Tal ankam, fuhr kein Bus mehr und es fing an zu regnen. Der Kollege war selbst schon ganz verzweifelt, da meinte einer der Klienten: »Also, es ist doch so: Das Problem ist, dass wir den letzten Bus verpasst haben und es regnet. Unser Ziel ist es, zurück in unsere Unterkunft zu kommen. Was sind jetzt die Lösungsideen?«

Im Einzelgespräch können Sie gemeinsam mit dem Klienten oder der Klientin Lösungsideen sammeln. In einer Gruppe können auch alle anderen Teilnehmenden Lösungsideen beisteuern. Alle Vorschläge werden wie beim Brainstorming nur gesammelt und nicht bewertet. Die Entscheidung, mit welchem Schritt begonnen werden soll, trifft ausschließlich die Person, um deren Problem es geht.

BEISPIEL

MARISSA hat mit ihrer Wohnbetreuerin folgendes Problemlöseschema erarbeitet:

1. Problembeschreibung *Ich kann nicht kochen.*

2. Zieldefinition Was möchte ich konkret erreichen? *Ich möchte mehrere Gerichte kochen können, die mir schmecken.*

3. Sammlung von Lösungsideen

- ☐ *Rezept aus Kochbuch suchen*
- ☐ *Mitbewohnerin bitten, mir ein Rezept/Gericht beizubringen*
- ☐ *Kochkurs besuchen*
- ☐ *Kochsendung im Fernsehen anschauen*
- ☐ *Etwas ganz Einfaches kochen, z.B. Nudeln*

4. Den ersten Schritt wählen Mit welchem konkreten Schritt möchte ich beginnen (in den nächsten vier bis sechs Wochen)? *Rezept aus Kochbuch suchen*

5. Mögliche Schwierigkeiten und Unterstützung Welche Schwierigkeiten können auftreten? Wer kann mich unterstützen? Wie? *Schwierigkeit: Ich habe kein Kochbuch. Unterstützung: Hauswirtschaftsleitung fragen nach gutem Kochbuch für mich.*

6. Zeitraum festlegen Wann möchte ich überprüfen, ob ich mein Ziel erreicht habe? *In vier Wochen.*

Die Überprüfung des Ziels bezieht sich nur auf den ersten konkreten Schritt, bei Marissa also darauf, ein Rezept aus einem Kochbuch zu suchen und auszuwählen. Natürlich ist damit das mittel- oder langfristige Ziel noch nicht erreicht, Marissa kann noch nicht mehrere leckere Gerichte kochen. Aber der erste Schritt ist getan, Marissa kann sich dann einen anderen konkreten Schritt aus dem Problemlöseschema aussuchen, z. B. kann sie sich vornehmen, einen Kochkurs zu besuchen. In diesem Sinne dient die Sammlung von Lösungsideen als Ideenspeicher für die weitere Entwicklung. Eine andere Möglichkeit ist, dass Marissa mit ihrer Wohnbetreuerin ein neues Problemlöseschema ausfüllt. Vielleicht kann sie die konkreten Schritte sogar um noch mehr Lösungsideen anreichern, wenn das Problemlöseschema beispielsweise beim Gruppengespräch im Wohnheim eingesetzt wird.

Die lösungsorientierte Herangehensweise an Probleme ist motivierend: Nicht das Problem wird ausführlich betrachtet, sondern der Blick wird auf das Ziel gerichtet und erste Lösungsideen werden gesammelt, die zum Ziel hinführen. Wir sollten uns dabei nicht zu sehr zurücknehmen, aber den Problemlöseprozess auch nicht zu sehr strukturieren und dirigieren. Langfristiges Ziel muss die Selbstbehandlung (Fiedler 1981) sein. Um das Ziel der Selbstbehandlung zu erreichen und Klientinnen und Klienten zu ermöglichen, Selbstwirksamkeit zu erleben, ist es erforderlich, dass wir ihnen nicht zu viel vorgeben oder abnehmen und nicht immer schon eine Lösung in petto haben, sondern Seite an Seite mit den Klienten ein Problem bearbeiten. Das Ziel unserer Unterstützung sollte immer sein, dass wir uns selbst mittelfristig überflüssig machen, weil der Klient unsere Unterstützung zwar schätzt, jedoch nicht mehr benötigt.

Selbstwirksamkeit fördern und Ressourcen aktivieren

»Ein Leben ohne existenzielle Krisen ist niemandem zu wünschen. Im Grunde genommen ist der ein glücklicher Mensch, dem es gelingt, Krisen erfolgreich zu überwinden, durch sie zu wachsen und dabei vielleicht sogar die Prinzipien seines vorherigen Lebens in Frage zu stellen.« PETER FIEDLER (2018, S. 253)

Menschen werden in der Regel dann als motiviert bezeichnet, wenn sie aktiv sind und Energie dafür einsetzen, ein Ziel zu verfolgen. Um sich zu engagieren, müssen Menschen überzeugt sein, durch ihren Einsatz tatsächlich etwas bewirken zu können. Wer überwiegend die Erfahrung gemacht hat, auf wichtige Dinge in seinem Leben keinen Einfluss zu haben, der wird eher passiv abwarten, was passiert. Um sich motivieren zu können, braucht es daher ein Mindestmaß an sogenannter *Selbstwirksamkeitserwartung.* Dieser Begriff geht auf den kanadischen Psychologen Albert Bandura zurück. Selbstwirksamkeitserwartung ist die Überzeugung, dass das eigene Handeln zum gewünschten Erfolg führen wird. Viele psychisch erkrankte Menschen haben aufgrund ihrer Lebenserfahrung eine eher schwache Erwartung an die eigene Selbstwirksamkeit. Sie gehen oft nicht davon aus, dass ihr Handeln Dinge entscheidend beeinflussen könnte. Daher lassen sie viele Dinge lieber auf sich zukommen und warten ab. Auf andere Menschen wirkt das manchmal unmotiviert. Doch das stimmt so nicht ganz: Die Erwartung von Selbstwirksamkeit ist gewissermaßen die Voraussetzung für Motivation.

Damit sich Selbstwirksamkeit entwickeln kann, ist zunächst eine positive, Zuversicht ausstrahlende Grundhaltung der Fachkraft erforderlich. Um unsere Klientinnen und Klienten zu motivieren, müssen wir also dazu beitragen, bei ihnen eine positive Erwartung von Selbstwirksamkeit aufzubauen. Die entsteht nicht zwangsläufig, wenn Menschen Erfolgserlebnisse haben oder etwas in ihrem Leben gut läuft. Entscheidend ist, worauf wir diese positiven Ereignisse zurückführen: auf unseren eigenen Einfluss, auf den Einfluss anderer Personen oder auf den Zufall. Nur wenn Menschen davon ausgehen, dass ihre Anstrengung einen wesentlichen Einfluss auf einen Bereich ihres Lebens hat, werden sie sich entsprechend engagieren. Daher sollten Sie Ihren Klienten immer widerspiegeln, welchen Einfluss sie selbst auf Ereignisse in ihrem Leben haben, und verhindern, dass sie solche Einflüsse ausschließlich bei anderen Menschen oder dem Schicksal vermuten. In der Psychologie spricht man in diesem Zusammenhang von *interner und externer*

Attribution (Seligman 1975). Wenn jemand ein bestimmtes Ereignis in seinem Leben auf den eigenen Einfluss zurückführt, so attribuiert die Person intern. Sieht sie die Ursache eher außerhalb, bei anderen Menschen oder beim Schicksal, attribuiert sie extern.

BEISPIELE

DORIAN hat seine Prüfung mit einer guten Note bestanden. Er führt dies darauf zurück, dass er viel gelernt und sich gut vorbereitet hat. Durch diese interne Attribution ist er sehr stolz auf seine Leistung und geht davon aus, auch künftige Prüfungen gut zu schaffen.

SASKIA hat ihre Prüfung mit einer guten Note bestanden. Sie nimmt an, dass die Prüferin einen guten Tag hatte und es ihr leicht gemacht hat. Saskia ist erleichtert und hofft, dass sie bei künftigen Prüfungen auch wieder solches Glück hat.

Deutlich wird, dass interne Attribution dazu führt, dass man eigene Einflussmöglichkeiten wahrnimmt und das Gefühl bekommt, wichtige Dinge in seinem Leben unter Kontrolle zu haben. Externe Attribution führt dagegen eher dazu, sich als abhängig vom Einfluss anderer und von Glück oder Pech zu erleben. Wir sollten unsere Klientinnen und Klienten daher immer darin unterstützen, den eigenen Einfluss wahrzunehmen und zu erkennen, dass sie Ereignisse in ihrem Leben zwar nicht vollständig kontrollieren, aber doch beeinflussen und verändern können. Denn Erfolgserlebnisse sind nur dann motivierend, wenn man diese auch auf den eigenen Beitrag und Einfluss zurückführt und nicht nur auf den anderer Menschen oder den Zufall.

BEISPIEL

SOZIALPÄDAGOGE »Wie war Ihr Gespräch beim Amt?«
KLIENTIN »Ganz gut, ich hatte Glück, die Sachbearbeiterin war echt nett.«
SOZIALPÄDAGOGE »Haben Sie selbst auch etwas dazu beigetragen?«
KLIENTIN »Na ja, ich hatte alle meine Unterlagen dabei.«
SOZIALPÄDAGOGE »Was noch?«
KLIENTIN »Ich war pünktlich. Und ich hab mich bemüht, nett zu sein.«
SOZIALPÄDAGOGE »Sie haben sich also gut vorbereitet, alles dabeigehabt, waren pünktlich und freundlich. Und deshalb ist der Termin gut gelaufen.«

Sie können Ihre Klientinnen und Klienten in folgenden Bereichen bei der Entwicklung von Selbstwirksamkeit unterstützen (Knuf 2020):

Erfolgserlebnisse ermöglichen Klienten sollten direkte positive Erfahrungen machen können und sich selbst darin bestärken.

BEISPIEL

»Das habe ich ja jetzt echt hingekriegt!«

Positive Beispiele ermöglichen Durch die Beobachtung der Erfolgserlebnisse anderer können Klientinnen die Vorstellung entwickeln, dass man grundsätzlich etwas erreichen kann und sie selbst das vielleicht auch können.

BEISPIEL

»Wenn die das kann, dann kann ich das bestimmt auch!«

Ermutigung Sie sollten zuversichtlich an die Entwicklungsmöglichkeiten Ihrer Klientinnen und Klienten glauben und ihnen das Gefühl vermitteln, über die notwendigen Ressourcen für eine Veränderung zu verfügen.

BEISPIEL

»Ich kann das, die trauen mir das zu.«

Die Entwicklung von Selbstwirksamkeit kann unter Umständen lange Zeit in Anspruch nehmen und in ganz kleinen Schritten vorangehen, insbesondere bei Menschen, die in ihrem Leben nie die Erfahrung von Selbstwirksamkeit gemacht haben.

BEISPIEL

»Ich nehme mir lieber gar nichts vor. Sobald ich mir was vornehme, geht es garantiert schief. Lieber warte ich ab, was von selbst passiert, manchmal ist es ja das, was ich sowieso gewollt habe.«

Umsetzen, was man sich vornimmt

Selbstwirksamkeit kommt zum Ausdruck in dem Satz: »Wenn ich mir etwas vornehme, dann setze ich es auch um.« Damit Menschen mit geringer Selbstwirksamkeitserwartung einen solchen Satz sagen können, sind viele Entwicklungsschritte erforderlich. STRITZELBERGER (2015) beschreibt, wie man wieder lernen kann, eine Selbstverpflichtung einzuhalten und umzusetzen: Man nimmt sich etwas vor und setzt es um. Wenn man Zweifel hat, ob es klappt, sollte man sich weniger vornehmen, zunächst einen kleineren Schritt machen. Wer häufiger erfolgreich umgesetzt hat, was er sich vorgenommen hat, entwickelt Stolz und Zuversicht und kann sich dann auch größere Schritte zutrauen.

BEISPIEL

WG-BETREUERIN »Sie wollten ja mehr Sport machen. Was könnten Sie sich denn mal vornehmen?«
KLIENT »Na, so zweimal die Woche joggen gehen.«

Um zu überprüfen, ob der Klient sich wirklich zutraut, den Schritt, den er sich vorgenommen hat, auch umzusetzen, kann die Zuversicht anhand von Skalierungsfragen (siehe S. 47 f.) eingeschätzt werden.

BEISPIEL

WG-BETREUERIN »Wie zuversichtlich sind Sie, dass Sie es in den nächsten Wochen schaffen werden, zweimal pro Woche zu joggen? Auf einer Skala von 1 bis 10, wobei 1 ganz wenig Zuversicht und 10 sehr große Zuversicht bedeutet.«

KLIENT »Also ich würde sagen, so 3 oder 4.«

WG-BETREUERIN »Was würde Sie noch zuversichtlicher machen? Was würde dazu beitragen, dass der Wert von 3 oder 4 auf 6 ansteigt?«

KLIENT »Na, wenn ich fitter wäre.«

WG-BETREUERIN »Welchen Schritt Richtung mehr Sport könnten Sie sich vornehmen, bei dem Ihre Zuversicht, ihn auch umzusetzen, bei 8 liegt?«

KLIENT »Vielleicht mehr zu Fuß gehen für den Anfang. Ich glaube, einmal in der Woche eine Haltestelle früher aussteigen und zu Fuß nach Hause gehen, das könnte ich schon schaffen.«

Der Schritt, den der Klient sich vornimmt, ist sehr viel kleiner als der ursprünglich vorgeschlagene Schritt. Die Erfahrung, das tatsächlich erfolgreich umzusetzen, wird sein Gefühl von Selbstwirksamkeit aber ansteigen lassen und die Wahrscheinlichkeit erhöhen, auch noch weitere Schritte umzusetzen. Sehr hilfreich ist, wenn diese Schritte in einem Wenn-dann-Plan formuliert werden als konkrete Umsetzungsabsicht (siehe S. 213 f.):

BEISPIEL

KLIENT »Wenn ich sonntags vom Besuch bei meiner Mutter mit der Bahn heimfahre, dann steige ich eine Haltestelle früher aus und gehe den Rest zu Fuß nach Hause.«

Um Veränderungsprozesse trotz aller Anstrengungen und möglicher Schwierigkeiten erfolgreich meistern zu können, müssen Klientinnen und Klienten davon überzeugt sein, dass sie mit allen notwendigen Ressourcen ausgestattet sind, um die anstehenden Schritte zu schaffen. Um Menschen wieder in Kontakt mit ihren Ressourcen zu bringen, ist die lösungs- und ressourcenorientierte Gesprächsführung hilfreich (siehe die Kapitel ab S. 50 und S. 55). Eine weitere Möglichkeit ist das Cheerleading (siehe S. 54 f.).

← Über Erfolge sprechen

Mit Klientinnen und Klienten über Erfolge zu sprechen und sie dabei zu unterstützen, sich ihren eigenen Beitrag zu diesen Erfolgen bewusst zu machen, trägt ebenfalls dazu bei, dass sich ihre Selbstwirksamkeitserwartung steigert. Über Erfolge zu sprechen, ist für die meisten Menschen eher ungewöhnlich. Die Auswirkungen auf Motivation und Selbstwirksamkeit sind jedoch so positiv, dass es sich lohnt, die anfängliche Unsicherheit zu überwinden. Als Einstieg können Sie zunächst nach Erfolgen fragen (Herwig-Lempp 2016):

- Wann waren Sie kürzlich mit sich zufrieden?
- Welche erfreuliche Situation haben Sie in letzter Zeit erlebt?
- Was ist Ihnen gelungen? Schildern Sie ein Beispiel.

Auch ganz kleine Erfolge zählen, z. B. den Bus noch erwischt zu haben oder ein Formular rechtzeitig abgegeben zu haben. Sie sollten dann immer fragen, worin der eigene Beitrag zum Erfolg bestand:

- Wie haben Sie das gemacht?
- Wie ist Ihnen das gelungen?
- Was war Ihr Beitrag dazu?
- Welche Fähigkeiten braucht man, um das zu schaffen?
- Welche Ihrer Stärken und Fähigkeiten haben Sie dabei eingesetzt?

Durch diese Fragen wird deutlich, dass das Gelingen nicht einfach Glückssache war oder ausschließlich auf die Unterstützung anderer zurückzuführen ist. Durch die Frage nach dem eigenen Beitrag und den dabei eingesetzten Stärken und Fähigkeiten bekommen die Klientinnen und Klienten ein Gespür für die Ressourcen, die ihnen zur Verfügung stehen. Dadurch erhöht sich die Selbstwirksamkeitserwartung.

BEISPIEL

WG-BETREUER »Wann waren Sie kürzlich mit sich zufrieden?«

KLIENTIN »Als ich meinem Nachbarn die Meinung gesagt habe.«

WG-BETREUER »Wie ist Ihnen das gelungen?«

KLIENTIN »Ich habe all meinen Mut zusammengenommen.«

WG-BETREUER »Welche Ihrer Stärken und Fähigkeiten haben Sie dabei eingesetzt?«

KLIENTIN »Ich habe mir vorher genau überlegt, was ich sagen will.«

WG-BETREUER »Welche Fähigkeiten braucht man, um das zu schaffen?«

KLIENTIN »Also Mut braucht man. Und einen Plan muss man schon auch haben.«

WG-BETREUER »Sie sind also mutig und planvoll vorgegangen und das hat zum Erfolg geführt.«

Veränderungsprozesse unterstützen

»*Energy flows where the attention goes.*« Milton Erickson

Aus der verhaltenstherapeutischen Forschung ist seit Langem bekannt, dass angenehme Konsequenzen dazu führen, dass Verhaltensweisen häufiger gezeigt werden (Neudeck & Lammers 2017). In der Fachsprache werden solche angenehmen Konsequenzen als *Verstärker* bezeichnet. Verstärker können alle Konsequenzen sein, die als angenehm empfunden werden. Beispielsweise können Fachkräfte in der Arbeit mit Menschen mit psychischer Erkrankung ihre Aufmerksamkeit, Zuwendung und Anerkennung als ausgesprochen wirksamen Verstärker einsetzen. Daher sollten Sie generell sorgsam darauf achten, welches Verhalten Ihrer Klientinnen und Klienten Sie mit Aufmerksamkeitszuwendung verstärken und ob es Ihre Absicht ist, dass dieses Verhalten dann häufiger gezeigt wird. Zugleich unterstützt bewusst eingesetzte positive Verstärkung Veränderungsprozesse und wirkt motivierend.

Verhalten verstärken

Ihre Aufmerksamkeit und Ihr Interesse sind also in der Regel wirksame Verstärker für Ihre Klientinnen und Klienten. Ganz besonders gilt dies für positive Aufmerksamkeit: Anerkennung, Wertschätzung und Lob. Aber auch wenn Sie einfach nur aufmerksam zuhören, Interesse zeigen, Fragen stellen und sich Zeit nehmen, kann dies als Verstärker wirken, ganz besonders natürlich bei Menschen, denen wichtig ist, von anderen wahr- und ernst genommen zu werden.

Die Folge ist: Klientinnen und Klienten werden Verhaltensweisen häufiger zeigen, wenn diese durch unsere Aufmerksamkeitszuwendung verstärkt wurden. Wenn wir einen Klienten neu kennenlernen, so richten wir unsere Aufmerksamkeit zunächst auf dessen Problembereiche und seine Krankheitsgeschichte. Dadurch verstärken wir, dass der Klient über seine Schwierigkeiten berichtet und Probleme offen anspricht. Auch Klienten, die hilfsbedürftig sind und Unterstützung einfordern, werden durch Aufmerksamkeitszuwendung und konkrete Hilfestellung in ihrem Verhalten verstärkt.

Dies ist zu Beginn der gemeinsamen Arbeit auch vollkommen richtig und stärkt das Vertrauen und die Offenheit gegenüber der Fachkraft. Nach der Phase des Beziehungsaufbaus sollten wir unsere Aufmerksamkeit allerdings nicht mehr vorrangig auf Problemschilderungen der Klientinnen und Klienten richten, da wir damit eine mögliche Problemfixierung verstärken.

BEISPIEL

KLIENT »Mir geht es zurzeit nicht gut, ich habe immer schlechte Laune und dann kommen auch noch Ängste dazu und dieser ganze Stress. Ich habe es sogar mit Yoga versucht, hat aber nichts geholfen.«

ERGOTHERAPEUTIN »Warum hat das denn nicht geholfen?«

KLIENT »Ich kann die Übungen nicht und dann fühle ich mich hinterher noch schlechter, wie ein totaler Versager.«

ERGOTHERAPEUTIN » Wie lange hält die schlechte Laune denn an?«

KLIENT »Eigentlich den ganzen Tag. Ich bin schon morgens deprimiert und das ändert sich nicht, wird eher noch schlechter.«

Stattdessen sollten Ansatzpunkte für Veränderung verstärkt werden, beispielsweise das Bemühen des Klienten, ganz unabhängig davon, ob es zum Erfolg geführt hat.

BEISPIEL

KLIENT »Mir geht es zurzeit nicht gut, ich habe immer schlechte Laune und dann kommen auch noch Ängste dazu und dieser ganze Stress. Ich habe es sogar mit Yoga versucht, hat aber nichts geholfen.«

ERGOTHERAPEUTIN »Das ist ja interessant, dass Sie es mit Yoga versucht haben. Erzählen Sie doch mal davon.«

KLIENT »Ich hab mir halt eine Yoga-App geladen. Aber das ist schon ganz schön schwierig.«

ERGOTHERAPEUTIN »Ich finde es klasse, dass Sie das versucht haben. Welche Unterstützung könnte Ihnen denn helfen, besser klarzukommen?«

KLIENT »Ich bräuchte halt eine Anleitung, weiß auch nicht, wer mir da helfen könnte.«

Shaping: kleine Schritte verstärken

Verstärkung sollte sich auf möglichst konkretes Verhalten beziehen. Sie sollten nicht allgemein etwas als »toll« bezeichnen, sondern konkret die Anstrengung des Klienten verstärken, dass er es versucht hat, nicht aufgegeben hat, drangeblieben ist etc. Hierbei können auch kleine Schritte verstärkt werden, alle Verhaltensweisen, die eine Annäherung an das Ziel des Klienten ermöglichen, auch wenn sie noch sehr weit vom eigentlichen Ziel entfernt sind. Der Fachbegriff für dieses Verstärken der kleinen Schritte ist Shaping.

BEISPIEL

MARIE ist in vielen Haushaltsfragen völlig überfordert und hilflos. Sie benötigt dann immer Hilfe von ihrer Wohnbetreuerin. Marie möchte das ändern und selbstständiger werden, das wurde auch im Hilfeplangespräch so besprochen. Beim nächsten Problem während des Kochens versucht Marie, sich selbst zu helfen. Es klappt leider gar nicht und sie geht völlig entnervt und aufgelöst zur Betreuerin. Die betont voller Anerkennung, dass Marie es erst mal selbst versucht hat, und hilft ihr gerne.

Grundsätzlich sollten sich Lob und positive Rückmeldung stärker auf das Engagement und den Einsatz beziehen und weniger auf das Ergebnis der Anstrengung. Das bedeutet, auch wenn Marie völlig problemlos ein leckeres Essen gekocht hätte, so hätte ihre Wohnbetreuerin sie nicht primär für das Ergebnis (leckeres Essen) loben sollen, sondern für ihre Anstrengung und ihr Engagement (es allein und ohne fremde Hilfe trotz Problemen geschafft zu haben). Es ist also wichtig, nicht vorrangig das Erreichen eines Ziels zu würdigen, sondern den Weg dahin, die Anstrengungsbereitschaft und vor allem das Dranbleiben (HECKMAN 2017; DUCKWORTH 2017). Studien zeigen immer wieder, dass es im Leben vor allem darauf ankommt, an einem Ziel für lange Zeit dranbleiben und es mit Beständigkeit, Anstrengung und Interesse verfolgen zu können. Ausdauer und Dranbleiben können sind auf Dauer die wichtigsten Eigenschaften, um Ziele im Leben zu erreichen. Diese motivierende Erkenntnis können Sie auch an Ihre Klientinnen und Klienten weitergeben.

Damit Klientinnen und Klienten aber nicht davon abhängig werden, für jeden kleinen Veränderungsschritt gelobt zu werden, ist es wichtig, dass wir unsere Verstärkung auch wieder zurücknehmen, gewissermaßen ausschleichen. Dies sollte nicht abrupt der Fall sein, sondern ebenfalls in kleinen Schritten erfolgen. In der Fachsprache wird das Ausschleichen der Verstärkung als Fading bezeichnet. Die Verhaltensänderung soll von der positiven Aufmerksamkeit der Fachkraft entkoppelt werden.

Fading: Verhaltensänderung vom Lob entkoppeln

BEISPIEL

MARIE hat es geschafft. Sie kann drei verschiedene Gerichte selbstständig und ohne Hilfe kochen. Als sie zum ersten Mal berichtet, was sie sich gekocht und wie gut es geschmeckt hat, freut sich ihre Wohnbetreuerin mit ihr und lobt sie sehr. Im Laufe der Zeit wird es selbstverständlich, dass Marie im Haushalt allein klarkommt. Alle paar Monate sagt die Wohnbetreuerin zu Marie, wie sehr sie es schätzt, dass Marie sich selbst versorgen kann, und dass sie weiß, dass das nicht immer leicht ist, und sie sehr stolz auf Marie ist.

Beim Fading reduzieren wir unsere Verstärkung, setzen sie seltener ein, verstärken aber durchaus noch gelegentlich. Ein vollkommener und dauerhafter Entzug von Verstärkung wird als *Löschung* bezeichnet. Der Lerntheorie zufolge tritt ein Verhalten überhaupt nicht mehr auf, wenn es keinerlei positive Konsequenzen hat. Im Umkehrschluss heißt dies, dass ein Verhalten, das weiterhin gezeigt wird, auch eine positive Konsequenz haben muss, selbst wenn diese auf den ersten Blick nicht erkennbar ist.

BEISPIEL

WERNER beschwert sich häufig bei seinem **GRUPPENLEITER** über seine Arbeitskollegen in der Werkstatt. Anfangs war dies nur gelegentlich der Fall, mittlerweile kommt er fast täglich und klagt über das Verhalten verschiedener Personen. Der Gruppenleiter erklärt ihm jedes Mal, dass er die Kollegen nicht ändern könne und dass die Beschwerden nicht sinnvoll seien.

In diesem Beispiel scheint die positive Konsequenz der Beschwerden für Werner das kurze Gespräch mit dem Gruppenleiter zu sein. Auch wenn der Gruppenleiter das Verhalten selbst nicht positiv verstärkt, wirkt doch seine Aufmerksamkeitszuwendung verstärkend. Jede Form der Reaktion, auch kritische Rückmeldung, kann verstärkend wirken. Wenn es möglich ist, sollten Fachkräfte daher auf unerwünschtes Verhalten von Klienten einfach *gar nicht* reagieren. Dies sollte zuvor mit dem Klienten so abgesprochen werden.

BEISPIEL Der **GRUPPENLEITER** vereinbart mit **WERNER**, dass er nicht mehr auf seine Beschwerden eingehen wird. Zugleich vereinbart er mit ihm, dass er sich verbindlich einmal in der Woche für eine halbe Stunde mit ihm unterhalten wird und Werner das Thema festlegen kann. Werner hält die Gesprächstermine immer ein und nutzt die 30 Minuten, um Themen zu besprechen, die er sich meistens auf einem Zettel notiert hat. Nie nutzt er die Zeit, um sich über Kollegen zu beschweren.

Entscheidend ist, dass Klientinnen und Klienten nicht den Eindruck gewinnen, dass sie Problemverhalten und Schwierigkeiten zeigen müssen, um Aufmerksamkeit zu erhalten. Durch den bewussten und abgesprochenen Entzug von Aufmerksamkeit und Verstärkung können wir sie manchmal im Veränderungsprozess unterstützen. Um neues Verhalten einüben zu können, muss aber unbedingt Verstärkung eingesetzt werden.

Merkmale einer motivierenden, lösungsorientierten Vorgehensweise

Respekt Respektieren Sie den Eigensinn und den Willen des Gegenübers. Bewundern Sie die Autonomie und Widerständigkeit und wünschen Sie sich nicht nur angepasste, pflegeleichte Klientinnen und Klienten.

Individuelle, situative Herangehensweise Vermeiden Sie Schubladendenken und führen Sie nicht alles nur auf psychiatrische Diagnosen zurück. Beachten Sie die Belastungen und alltäglichen Sorgen Ihrer Klientinnen und Klienten unabhängig von der psychischen Erkrankung und unterstützen Sie bei deren Bewältigung. Sehen Sie Klienten nicht nur als Patienten.

Wachstumsorientierung Wahren Sie einen Blick für das Positive, auch für ganz kleine Schritte. Glauben Sie an die Bereitschaft und den Wunsch der Klientinnen und Klienten, sich zu verändern. Setzen Sie sie aber nicht unter Druck und versuchen Sie nicht, zu überzeugen und Beweise zu führen.

Beharrlichkeit Bleiben Sie dran! Eine gewisse freundliche Hartnäckigkeit führt in vielen Alltagssituationen weiter.

Erzeugen von positiven Erwartungen Vermitteln Sie Lob und Anerkennung (»Sie haben sich schon gesteigert, seit Sie hier sind«) und das Gefühl, gebraucht zu werden (»Sie sind wichtig«). Glauben Sie daran, dass Veränderungen möglich sind, und strahlen Sie in hohem Maße Zuversicht aus.

Zur Vertiefung

Irre verstsändlich-Methodenschätze Seminar »Motivation« — Informationen hierzu finden Sie unter www.irreverstaendlich.de/fortbildungen/methodenschaetze/

Zum Schluss

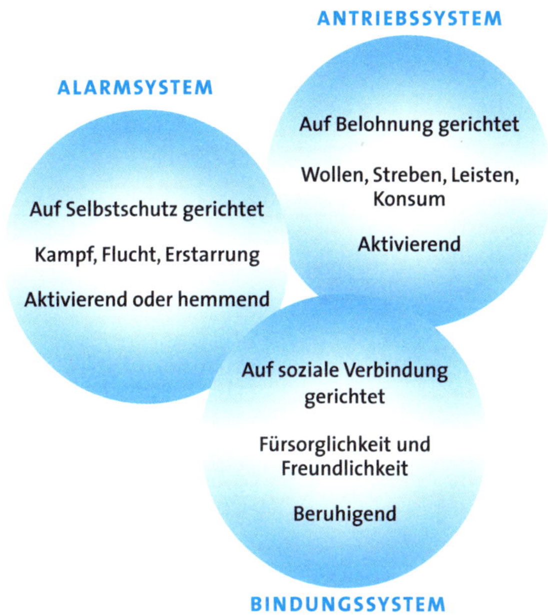
ANTRIEBSSYSTEM
Auf Belohnung gerichtet
Wollen, Streben, Leisten, Konsum
Aktivierend
ALARMSYSTEM
Auf Selbstschutz gerichtet
Kampf, Flucht, Erstarrung
Aktivierend oder hemmend
Auf soziale Verbindung gerichtet
Fürsorglichkeit und Freundlichkeit
Beruhigend
BINDUNGSSYSTEM

ABBILDUNG 27 Die drei Regulationssysteme im Gleichgewicht (VAN DEN BRINK & KOSTER 2013)

Erinnern Sie sich noch an das Einleitungskapitel und die drei Kreise mit den Regulationssystemen? Wir haben in allen Kapiteln auf diese grundlegenden Systeme Bezug genommen und versucht, die Kreise mit Inhalt zu füllen. Durch Kommunikation können wir Bindungen aufbauen und stärken. Klienten können die Erfahrung machen, verstanden und angenommen zu werden. Ein bewusster Umgang mit Gefühlen kann Klientinnen helfen, besser ihre Bedürfnisse wahrzunehmen und mit ihren Gefühlen umzugehen. Ein guter Umgang mit Gedanken kann helfen, aus stressverstärkenden Grübeleien und Sorgen auszusteigen und mehr Aufmerksamkeit auf die Gegenwart zu lenken. Menschen mit psychischen Erkrankungen haben manchmal den Zugang zu ihrer Motivation und ihren Ressourcen verloren. Das Leben ist stark von Vermeidungsverhalten und Rückzug geprägt. Motivation wecken heißt auch, sich wieder Ziele setzen und aktiv werden.

Zusammenfassend kann das Modell der drei Regulationssysteme direkt in der Arbeit mit Klienten und Klientinnen eingesetzt werden, wie eine Landkarte, um Menschen bewusst zu machen, welches System gerade aktiv oder überaktiv ist und welches System gerade vernachlässigt bzw. wenig erlebt wird.

BEISPIEL für die Überaktivität des Alarmsystems

Als **FRANCO** das Modell kennenlernt, stellt er fest, dass er vor dem letzten Klinikaufenthalt extrem gestresst und aktiv war. Beide oberen Kreise – also das Alarm- und das Antriebssystem – seien immer größer geworden. Er habe versucht, an der neuen Praktikumsstelle besonders viel zu arbeiten und sich gleichzeitig eine neue Wohnung zu suchen. Alles sei dann zu viel geworden, er habe das Gefühl gehabt, weder das mit der Wohnung noch die Sache mit der Arbeit auf die Reihe zu bekommen. Den Kreis mit der Bindung und Beruhigung habe er total vernachlässigt. Dann sei er wieder krank geworden, habe nur noch gegrübelt, kaum mehr geschlafen und sich von allen Aufgaben zurückgezogen. Das Praktikum habe er abgebrochen und die Wohnungssuche aufgegeben. Er habe sich nur noch gestresst gefühlt und zurückgezogen. Das Alarmsystem sei ganz groß geworden.
Ich frage Franco, was nach dem Klinikaufenthalt jetzt für ihn wichtig sei. Er sagt: »Mir tut es gut, wenn ich nicht die ganze Zeit allein bin, wenn ich Menschen treffe, die ich kenne und die nichts Großes von mir erwarten. Ich brauche wieder meine Struktur, in der ich mich bewege, und ab und zu Gespräche mit meiner Sozialarbeiterin.« Franco spricht das Bindungssystem an.

ABBILDUNG 28

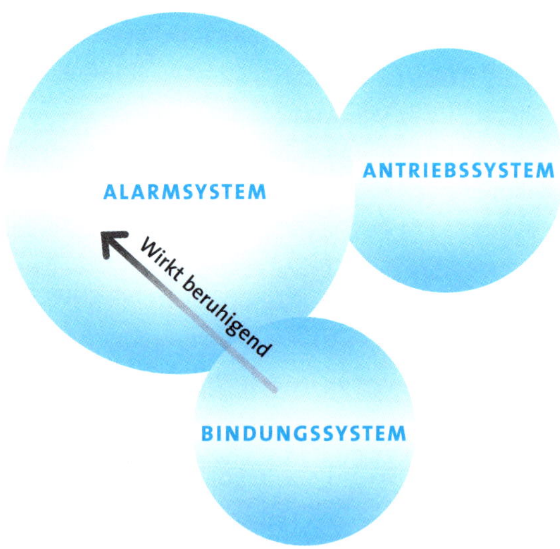

Fragen, die Sie Ihren Klientinnen und Klienten stellen können, um das Bindungssystem zu stärken:

- Was brauchen Sie noch zur Beruhigung?
- Welche Beziehungen tun Ihnen gut?

- Welche Orte geben Ihnen Sicherheit?
- Gibt es Tätigkeiten, bei denen Sie sich wohlfühlen?
- Gibt es reale Orte, an denen Sie sich sicher und geborgen fühlen?
- Gibt es Orte, an die Sie sich erinnern, an denen Sie sich wohl- und sicher gefühlt haben? (Siehe Übung auf S. 165 f.)
- Gibt es Menschen oder Tiere, in deren Gegenwart Sie sich besonders wohlfühlen? Das können auch Erinnerungen an Menschen oder Tiere aus der Vergangenheit sein.
- Gibt es in Ihrem jetzigen Leben Menschen, in deren Gegenwart Sie sich wohlfühlen?
- Gibt es Menschen, denen Sie sich zugehörig fühlen, wo Sie ein Teil des Teams oder der Gruppe sind, ohne dass Sie etwas leisten müssen?
- Erinnern Sie sich an Erlebnisse der Verbundenheit mit anderen?

BEISPIEL

»Ich muss wieder lernen, aktiv zu werden. Mir gelingt es kaum, meine Tagesstruktur einzuhalten. Ich weiß nicht, ob ich gerade mehr als zwei Stunden arbeiten kann«, sagt **FRANCO** außerdem. Ihm fällt auf, dass er während der Krise kaum Zugriff zu seinen Fähigkeiten und Ressourcen hatte. Alles wirkte auf ihn bedrohlich und überforderte ihn. Vor der Krise gehörten Kochen und Musikhören zu seinen Hobbys. Er nahm auch mal gerne den Fotoapparat und streifte durch die Natur, um Bilder zu schießen. Nur langsam beginnt Franco wieder sich etwas zu kochen oder Musik zu hören.

Das Antriebssystem kann bei chronisch überaktiviertem Alarmsystem ganz klein und inaktiv sein. Die Energie der Klientinnen und Klienten fließt fast ausschließlich in die Vermeidung von Gefahren, es ist fast kein Antrieb mehr übrig für positive Aktivitäten. Deshalb ist die Stärkung des Antriebssystems ebenfalls wichtig, um stabil zu bleiben. Klientinnen und Klienten sollten auf die Einhaltung einer Tagesstruktur achten und lernen, sich wieder Ziele zu setzen und aktiv das Leben zu gestalten (siehe das Kapitel zur Motivation, ab S. 222). Dabei können medizinische, soziale oder auch berufliche Rehabilitationsmaßnahmen sehr hilfreich sein. Der Schwerpunkt der gemeinsamen Arbeit sollte also nicht nur auf der Beruhigung des Alarmsystems liegen, sondern parallel auch auf der Stärkung des Antriebssystems. Schritt für Schritt sollten Klientinnen und Klienten wieder lernen, ihr Leben aktiv zu gestalten, Bedürfnisse zu formulieren, Ressourcen zu entdecken und persönliche Ziele festzulegen.

ABBILDUNG 29

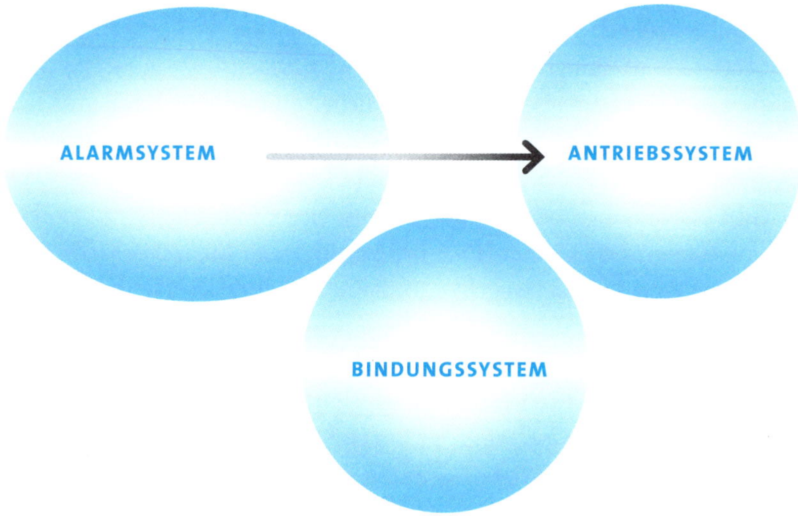

Fragen, die das Antriebssystem stärken:

- Was würde Ihnen in der nächsten halben Stunde guttun?
- Wo können Sie Energie und Kraft tanken?
- Welche Ziele und Interessen sind Ihnen wichtig, in der Arbeit, in der Freizeit?
- Gibt es Aktivitäten, bei denen Sie sich wohlfühlen?
- Gibt es Aktivitäten, die Sie beruhigen und Ihnen Sicherheit vermitteln?
- Welche Fähigkeiten und Ressourcen sind Ihnen wichtig?

BEISPIEL

Als **MAYA** sich mit den drei Regulationssystemen befasst, findet sie ein Muster bei sich. Wenn sie sich gestresst fühlt, allein oder zurückgewiesen in einer Beziehung, dann konsumiert sie Cannabis, wirft eine Pille ein oder sucht sexuellen Kontakt mit Männern. Oft geht das so schnell, dass sie ihre Impulse nur schwer kontrollieren kann. Danach bereut sie häufig, was sie getan hat, so manche Beziehungen hat sie dadurch zerstört. Manchmal geht sie auch ins Fitnessstudio und treibt exzessiv Sport.

Wenn Maya ihr Erleben und Verhalten auf die drei Regulationssysteme überträgt, dann ist zunächst das Alarmsystem aktiviert und zur Bewältigung des emotionalen Stresses wird Maya aktiv, sie konsumiert Drogen, hat Sex mit Unbekannten oder treibt exzessiv Sport. Im Gegensatz zu Franco, der sich vorrangig zurückzieht. Maya versucht durch die Aktivitäten ihre Gefühle zu betäuben. Manchmal hasst sie sich dafür, auch das führt zu emotionalem Stress und der innere Druck steigt noch mehr. Maya fühlt sich diesem Kreislauf hilflos ausgeliefert.

Auf die Frage nach dem Bindungssystem fällt ihr vor allem ihre große Schwester ein, mit der sie sich gut versteht. Ihr fällt es schwer, mit sich allein etwas anzufangen, dann wird sie schnell unruhig und fühlt sich getrieben. Es zeigt sich, dass Mayas Bindungssystem nur wenig ausgebildet ist. Lediglich in der Beziehung zu ihrer Schwester fühlt sie sich angenommen. Sie hat wenig stabilisierende oder beruhigende Hobbys und Interessen. Sport ist zwar ein Hobby, doch den betreibt sie eher exzessiv. Wenn sie sich nicht stark fordert, ist sie rasch unzufrieden und neigt zur Selbstkritik.
Anhand des Modells wird Maya schnell deutlich, was ihr fehlt. Sie hat ein starkes Bedürfnis nach Bindung, Beziehung und Beruhigung. Sie weiß nur noch nicht, wie sie das in ihrem Leben finden kann. Maya ist bereit, dies für sich herauszufinden. Sie muss dabei lernen, ihr Antriebssystem zu bremsen, die schnellen Impulse zu stoppen, da diese häufig selbstschädigend wirken.

Es geht also darum, dass die drei Systeme in ein Gleichgewicht kommen, Bindung, Sicherheit und Aktivität sich wechselseitig ausgleichen und ergänzen. So wie ein Auto zum Fahren ein Gaspedal, eine Bremse und regelmäßig Wartung, Öl und Benzin benötigt. Niemand möchte in einem Auto fahren, bei dem die Bremsen nicht funktionieren, aber es hat auch keinen Sinn, nur auf der Bremse zu stehen und sich aus Angst gar nicht mehr von der Stelle zu bewegen. Bei vielen Klientinnen und Klienten ist genau das der Fall. Das Alarmsystem ist aus der Balance geraten. Dann ist eine aktive Gegenregulation erforderlich. Bei vielen geht es darum, dass sie wieder Zugang finden zu den eigenen Ressourcen, wieder lernen, Beziehungen zu leben, und persönliche Ziele verfolgen. Auch das Antriebssystem kann aus den Fugen geraten. In einer Konsum- und Leistungsgesellschaft wie der unseren ist das nicht selten der Fall. Die Betäubung kann durch Verhaltenssüchte erfolgen oder durch den Konsum von Essen, Alkohol oder Drogen. Hier geht es darum, das Antriebssystem zu begrenzen und zu kontrollieren.

Wir haben in den vorhergehenden Kapiteln beschrieben, wie durch hilfreiche Kommunikation Beziehungen und die Motivation gestärkt werden können und wie sich durch einen bewussten Umgang mit Gedanken und Gefühlen das überaktive Alarmsystem beruhigen lässt.

ABBILDUNG 30

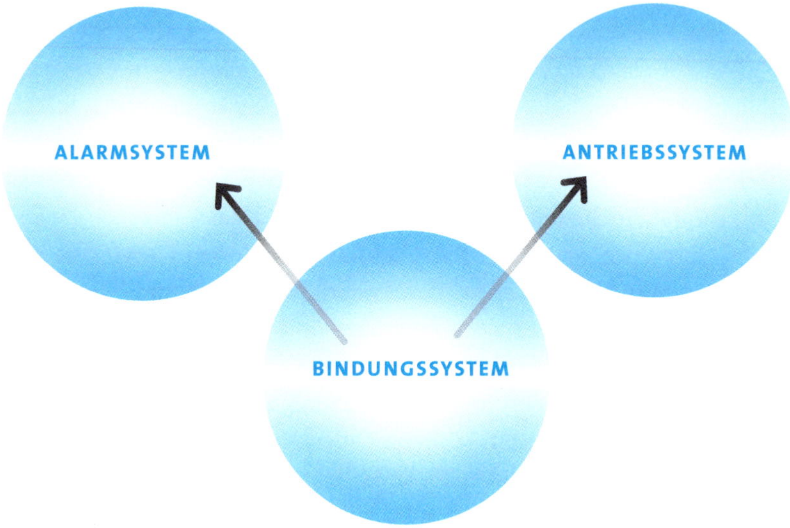

Am Ende dieses Buches hoffen wir, dass Ihnen die beschriebenen Methoden in der Alltagsarbeit mit Ihren Klientinnen und Klienten weiterhelfen. Wir hätten uns diese Tipps und diese Zusammenfassung der Methoden am Anfang unserer Arbeit gewünscht. Und wir wünschen Ihnen eine gute Balance in Ihrer Arbeit und Ihrem Leben. Vielleicht möchten Sie das Modell der drei Kreise auf Ihr eigenes Leben übertragen und sich die folgenden Fragen stellen:

- In welchem Kreis befinde ich mich zurzeit?
- Ist ein System gerade aus der Balance geraten?
- Was brauche ich gerade? Wo schöpfe ich wieder Kraft und Energie?
- Bei welchen Aktivitäten kann ich mich beruhigen?
- Welche Menschen tun mir gut? Wo fühle ich mich angenommen und kann so sein, wie ich bin?

Nehmen Sie sich ein wenig Zeit und nehmen Sie bewusst Ihre Körperempfindungen und Gefühle wahr. Wenn wir als Fachkräfte lernen, gut in der Balance zu sein, sind wir die beste Unterstützung für unsere Klientinnen und Klienten.

Mit herzlichen Grüßen
Irmgard Plößl und Matthias Hammer

Anhang

Hinweise zu den Downloadmaterialien

Die folgenden Downloadmaterialien können Sie unter www.irreverstaendlich.de herunterladen und ausdrucken. Das Passwort lautet Schatz30.

- Auflösung: Validierende vs. non-validierende Kommunikation
- Gefühlsliste
- Arbeitsblatt: Vom Problem zur Lösung
- Arbeitsblatt: Notfallstrategien und Ablenkungsstrategien
- Notfallplan für emotionale Krisen
- Liste positiver Aktivitäten
- Checkliste: Stresssignale
- Fragebogen zu alltäglichen Belastungen
- Arbeitsblatt: WEG-Modell
- Checkliste: Stressverstärkende Gewohnheiten
- Arbeitsblatt: Grübelthemen identifizieren
- Arbeitsblatt: Die Entscheidungswaage

Literatur

AMERING, M.; SCHMOLKE, M. (2012): Recovery. Das Ende der Unheilbarkeit. Köln: Psychiatrie Verlag.

ARKOWITZ, H.; WESTRA, H.A.; MILLER, W.R.; ROLLNICK, S. (Hg.) (2010): Motivierende Gesprächsführung bei der Behandlung psychischer Störungen. Weinheim: Beltz.

BARNOW, S. (2018): Gefühle im Griff! Wozu man Emotionen braucht und wie man sie reguliert. 3. korrig. Aufl., Berlin, Heidelberg: Springer.

BAUER, J. (2013): Das Gedächtnis des Körpers. Aktual. u. erweit. Aufl., München: Piper.

BECK, A.; RUSH, A.J.; SHAW, B.F. (2010): Kognitive Therapie der Depression. Weinheim: Beltz.

BENN, G. (1998): Sämtliche Werke. »1934«. Stuttgart: Klett-Cotta.

BERNE, E. (2002): Spiele der Erwachsenen. Psychologie der menschlichen Beziehungen. Hamburg: rororo.

BERKING, M. (2017): Training emotionaler Kompetenzen. TEK – Schritt für Schritt. Heidelberg: Springer.

BOHUS, M. (2019): Borderline-Störung. 2., vollständ. überarb. Aufl., Göttingen: Hogrefe.

BOHUS, M.; WOLF-AREHULT, M. (2018): Interaktives Skillstraining für Borderline-Patienten. Das Therapeutenmanual. Stuttgart: Schattauer.

BORST, U.; HILDENBRAND, B. (Hg.) (2012): Zeit essen Seele auf. Der Faktor Zeit in Therapie und Beratung. Heidelberg: Carl Auer.

CAMPBELL-SILLS, L.; ELLARD, K. K.; BARLOW, D.H. (2015): Emotion Regulation and Anxiety Disorders. In: J. J. GROSS (Hg.): Handbook of Emotion Regulation. Second Edition. New York: Guilford, S. 393–492.

CIOMPI, L. (2012): Zehn Thesen zum Thema Zeit in der Psychiatrie. In: U. BORST; B. HILDENBRAND (Hg.): Zeit essen Seele auf. Der Faktor Zeit in Therapie und Beratung. Heidelberg: Carl Auer, S. 11–28.

DE SHAZER, S. (2022): Der Dreh. Überraschende Wendungen und Lösungen in der Kurzzeittherapie. 14. Aufl., Heidelberg: Carl Auer.

DRUCKER, P.F. (1998): Die Praxis des Managements. Ein Leitfaden für die Führungs-Aufgaben in der modernen Wirtschaft. Düsseldorf: Econ.

DUCKWORTH, A. (2017): GRIT – Die neue Formel zum Erfolg: Mit Begeisterung und Ausdauer ans Ziel. München: Bertelsmann.

D'ZURILLA, T.J.; GOLDFRIED, M.R. (1971): Problem solving and behavior modification. Journal of Abnormal Psychology, 78, S. 107–126.

EKMAN, P. (2016): Gefühle lesen. Wie Sie Emotionen erkennen und richtig interpretieren. 2. Aufl., München: Spektrum.

Ellis, A.; MacLaren, C. (2014): Rational-Emotive Verhaltenstherapie. Paderborn: Junfermann.

Ende, M. (1973): Momo oder Die seltsame Geschichte von den Zeit-Dieben und von dem Kind, das den Menschen die gestohlene Zeit zurückbrachte. Stuttgart: Thienemann.

Epstein, S. (1990): Cognitive-experiential Self Theory. In: L. A. Pervin (Hg.): Handbook of personality: Theory and research. New York: Guliford, S. 165–192.

Festinger, L. (1957): A Theory of Cognitive Dissonance. Evaston, IL: Row Peterson.

Fiedler, P. (1981): Psychotherapieziel Selbstbehandlung. Grundlagen kooperativer Psychotherapie. Weinheim: VCH.

Fiedler, P. (Hg.) (2018): Varianten psychotherapeutischer Beziehung. Transdiagnostische Befunde, Konzepte, Perspektiven. Lengerich: Pabst.

Fisher, P.; Wells, A. (2014): Metakognitive Therapie. Paderborn: Junfermann.

Forsyth, J. P.; Eifert, G. H. (2018): Mit Ängsten und Sorgen erfolgreich umgehen. Ein Ratgeber für den achtsamen Weg in ein erfülltes Leben mit Hilfe von ACT. Göttingen: Hogrefe.

Gilbert, P. (2013): Compassion Focused Therapy. Paderborn: Junfermann.

Goleman, D. (1996): Emotionale Intelligenz. München: Hanser.

Greenberg, L.S. (2006): Emotionsfokussierte Therapie. Lernen, mit den eigenen Gefühlen umzugehen. Tübingen: dgvt Verlag.

Hammer, M. (2012): Das innere Gleichgewicht finden. Achtsame Wege aus der Stressspirale. Köln: BALANCE buch + medien verlag.

Hammer, M. (2015): Der Feind in meinem Kopf. Stopp den inneren Kritiker! München: Gräfe & Unzer.

Hammer, M. (2019): Micro Habits. Wie Sie schädliche Gewohnheiten stoppen und gute etablieren. München: MVG.

Hammer, M. (2020): SBT: Stressbewältigungstraining für psychisch kranke Menschen. Ein Handbuch zur Moderation von Gruppen. Köln: Psychiatrie Verlag.

Hammer, M.; Plößl, I. (2023): Irre verständlich. Menschen mit psychischer Erkrankung wirksam unterstützen. 4. Aufl., Köln: Psychiatrie Verlag.

Harris, R. (2023): ACT leicht gemacht: Ein grundlegender Leitfaden für die Praxis der Akzeptanz- und Commitment-Therapie. Erweit. u. überarbeit. Neuausgabe, Freiburg: Arbor.

Harris, R. (2021): Wer vor dem Schmerz flieht, wird von ihm eingeholt. Unterstützung in schwierigen Zeiten. ACT in der Praxis. Überarbeit. u. aktual. Neuausgabe, München: Kösel-Verlag.

Hayes, S. C.; Smith, S. (2007): In Abstand zur inneren Wortmaschine: Ein Selbsthilfe- und Therapiebegleitbuch auf der Grundlage der Akzeptanz- und Commitment-Therapie (ACT). Tübingen: dgvt-Verlag.

Hayes, S. C.; Strosahl, K. D.; Wilson, K. G. (2004): Akzeptanz und Comitment Therapie. Ein erlebnisorientierter Ansatz zur Verhaltensänderung. München: CIP-Medien.

Heath, C.; Heath, D. (2011): Switch. Veränderungen wagen und dadurch gewinnen! Frankfurt / M.: Fischer.

Heckman, J. J. (2017): Giving Kids a Fair Chance. Boston Review Books. Boston: MIT Press.

Herwig-Lempp, J. (2016): Ressourcenorientierte Teamarbeit: Systemische Praxis der Kollegialen Beratung. Göttingen: Vandenhoeck & Ruprecht.

Hölzel, B. K.; Lazar, S. W.; Gard, T.; Schuman-Olivier, Z.; Vago, D. R.; Ott, U. (2011): How Does Mindfulness Meditation Work? Proposing Mechanisms of Action From a Conceptual and Neural Perspective. Perspectives on Psychological Science, 6 (6), S. 537 – 559.

Huppertz, M.; Schatanek, V. (2021): Achtsamkeit in der Natur. 101 naturbezogene Achtsamkeitsübungen und theoretische Grundlagen. Paderborn: Junfermann.

Joormann, J.; Siemer, M. (2015): Emotion Regulation in Mood Disorders. In: J. J. Gross (Hg.): Handbook of Emotion Regulation. Second Edition. New York: Guilford, S. 413–427.

Kabat-Zinn, J. (2019): Gesund durch Meditation. Das große Buch der Selbstheilung mit MBSR. München: Knaur.

Kahneman, D. (2016): Schnelles Denken, langsames Denken. München: Penguin Verlag.

Klein, S. (2014): Die Glücksformel oder wie die guten Gefühle entstehen. Frankfurt / M.: Fischer.

Kleinginna, P.R. Jr.; Kleinginna, A. M. (1981): A categorized list of emotion definitions, with suggestions for a consensual definition. Motivation and Emotion, 5, S. 345 – 379.

Knuf, A. (2013): Ruhe, ihr Quälgeister. Wie wir den Kampf gegen unsere Gefühle beenden können. München: arkana.

Knuf, A. (2020): Recovery und Empowerment. Köln: Psychiatrie Verlag.

Krause, F.; Storch, M. (2018): Ressourcen aktivieren mit dem Unbewussten. Göttingen: Hogrefe.

KREMER, G.; SCHULZ, M. (2020): Motivierende Gesprächsführung in der Psychiatrie. Köln: Psychiatrie Verlag.

LAMMERS, C.-H. (2023): Emotionsbezogene Psychotherapie. Grundlagen, Strategien und Techniken. 2. Aufl., Stuttgart: Schattauer.

LINCOLN, T. (2019): Kognitive Verhaltenstherapie der Schizophrenie. Ein individuenzentrierter Ansatz. 2., überarbeit. Aufl., Göttingen: Hogrefe.

LINEHAN, M. (1996): Dialektisch-Behaviorale Therapie der Borderline-Persönlichkeitsstörung. München: CIP-Medien.

MAHONEY, M. J. (2003): Constructive psychotherapy. Theory and practice. New York: Guilford Press.

MCCULLOUGH, L.; KUHN, N.; ANDREWS, S.; KAPLAN, A.; WOLF, J.; HURLEY, C. L. (2003): Treating Affect Phobia. A manual for short-term dynamic psychotherapy. New York, London: Guilford Press.

MEHRABIAN, A. (1971): Silent Messages. Belmont, California: Wadsworth Publishing Company.

MEHRABIAN, A. (1972): Nonverbal Communication. New Brunswick: Aldine Transaction.

MILLER, W. R.; ROLLNICK, S. (2015): Motivierende Gesprächsführung. Freiburg/Br.: Lambertus.

MINTIE, D.; STAPLES, J. K. (2018): Reclaiming Life after Trauma. Healing PTSD with Cognitive-Behavioral Therapy and Yoga. Rochester: Healing Arts Press.

MORROW, J.; NOLEN-HOEKSEMA, S. (1990): Effects of responses to depression on the remediation of depressive affect. Journal of Personality and Social Psychology, 58, S. 519–527.

NEUDECK, P.; LAMMERS, C.-H. (2017): Therapeutische Beziehung und Gesprächsführung. Weinheim: Beltz.

OETTINGEN, G. (2017): Die Psychologie des Gelingens. München: Droemer.

PLÖSSL, I.; HAMMER, M. (2016): ZERA – Zusammenhang zwischen Erkrankung, Rehabilitation und Arbeit. 7., aktual. Aufl., Köln: Psychiatrie Verlag.

PRIOR, M. (2019): MiniMax-Interventionen. 15 minimale Interventionen mit maximaler Wirkung. 16. Aufl., Heidelberg: Carl Auer.

PROCHASKA, O. J.; DICLEMENTE, C. C. (1983): Stages and processes of self-change of smoking: toward an integrative model of change. Journal of Consulting and Clinical Psychology, 51 (3), S. 390–395.

RIPPER, K.; RIPPER, J. (2018): Therapie-Tools Kommunikation. Weinheim: Beltz.

ROGERS, C. (1973): Entwicklung der Persönlichkeit. Stuttgart: Klett-Cotta.

ROGERS, C. (2009): Die klientenzentrierte Gesprächspsychotherapie. Frankfurt/M.: Fischer.

RÖSCH, S.; LINSENMAYR, R. (2017): Vom Umgang mit schwierigen und gewaltbereiten Klienten. Strategien für mehr Sicherheit und Souveränität. Köln: BALANCE buch + medien verlag.

ROSENBERG, M.B. (2016): Gewaltfreie Kommunikation. Eine Sprache des Lebens. Überarbeit. u. erweit. Neuaufl., Paderborn: Junfermann.

RUDOLF, G. (2018): Strukturbezogene Psychotherapie. In: P. FIEDLER (Hg.): Varianten psychotherapeutischer Beziehung. Transdiagnostische Befunde, Konzepte, Perspektiven. Lengerich: Pabst, S. 63–82.

SACHSE, R. (2019): Persönlichkeitsstörungen. Leitfaden für die Psychologische Psychotherapie. 3., aktual. u. erweit. Aufl., Göttingen: Hogrefe.

SACHSE, R. (2018): Beziehungsgestaltung in der Klärungsorientierten Verhaltenstherapie. In: P. FIEDLER (Hg.): Varianten psychotherapeutischer Beziehung. Transdiagnostische Befunde, Konzepte, Perspektiven. Lengerich: Pabst, S. 33–50.

SACHSE, R.; LANGENS, T. A.; SACHSE, M. (2018): Klienten motivieren. Therapeutische Strategien zur Stärkung der Änderungsbereitschaft. 2. Aufl., Köln: Psychiatrie Verlag.

SCHMIDT, T. (2006): Kommunikationstrainings erfolgreich leiten. Bonn: ManagerSeminare.

SCHMIDT, T. (2015): Konfliktmanagement-Trainings erfolgreich leiten. Der Seminarfahrplan. Bonn: ManagerSeminare.

SCHULZ VON THUN, F.; RUPPEL, J.; STRATMANN, R. (2003): Miteinander reden. Kommunikationspsychologie für Führungskräfte. Hamburg: Rowohlt.

SCHWEITZER, J. (1995): Die unendliche und die endliche Psychiatrie. Heidelberg: Carl Auer.

SELIGMAN, M. E. P. (1975): Helplessness. On Depression, Development and Death. San Francisco: Freeman and Comp.

SHER, B. (2014): Wishcraft. Lebensträume und Berufsziele entdecken und verwirklichen. Osnabrück: Edition Schwarzer.

SIEGEL, D. J. (2006): Wie wir werden, die wir sind. Neurobiologische Grundlagen subjektiven Erlebens. Die Entwicklung des Menschen in Beziehungen. Paderborn: Junfermann.

SIMON, F.; WEBER, G. (2022): Vom Navigieren beim Driften. »Post aus der Werkstatt« der systemischen Therapie. 6. Aufl., Heidelberg: Carl Auer.

STAVEMANN, H. (2023): Im Gefühlsdschungel: Emotionale Krisen verstehen und bewältigen. 4., vollständig überarb. Aufl.,Weinheim, Basel: PVU Programm Psychologie Verlags Union in der Verlagsgruppe Beltz.

STRITZELBERGER, R. (2015): Selbstmotivation. Wie Sie dauerhaft leistungsfähig bleiben. Freiburg: Haufe.

TANGNEY, J. P.; TRACY, J. L. (2012): Self-Conscious Emotions. In: M. LEARY, J. P. TANGNEY (Hg.): Handbook of Self and Identity. Second Edition. New York: Guilford Press, S. 446–478.

TAUSCH, R.; TAUSCH, A.-M. (1990): Gesprächspsychotherapie. Hilfreiche Gruppengespräche und Einzelgespräche in Psychotherapie und alltäglichem Leben. Göttingen: Hogrefe.

TEISMANN, T. (2018): Grübeln. Wie Denkschleifen entstehen und wie man sie löst. 3., korr. Aufl., Köln: BALANCE buch + medien verlag.

VAN DEN BRINK, E.; KOSTER, F. (2013): Mitfühlend leben. Mit Selbst-Mitgefühl und Achtsamkeit die seelische Gesundheit stärken. Mindfulness-Based Compassionate Living – MBCL. München: Kösel.

WATZLAWICK, P. (1983): Anleitung zum Unglücklichsein. München: Piper.

WATZLAWICK, P. (2016): Man kann nicht nicht kommunizieren. Das Lesebuch. Bern: Hogrefe.

WEGNER, D. M.; SCHNEIDER, D. J.; CARTER, S.; WHITE, L. (1987): Paradoxical effects of thought suppression. Journal of Personality and Social Psychology, 53, S. 5–13.

WEINMANN, S. (2019): Die Vermessung der Psychiatrie. Täuschung und Selbsttäuschung eines Fachgebiets. Köln: Psychiatrie Verlag.

WEISBACH, C. R.; SONNE-NEUBACHER, P. (2015): Professionelle Gesprächsführung. Ein praxisnahes Lese- und Übungsbuch. München: Beck im dtv.

WENGENROTH, M. (2016): Das Leben annehmen. So hilft die Akzeptanz- und Commitment-Therapie (ACT). Göttingen: Hogrefe.

ZERLER, H. (2009): Motivational Interviewing in the assessment and management of suicidality. Journal of Clinical Psychology, 65 (11), S. 1207–1217.

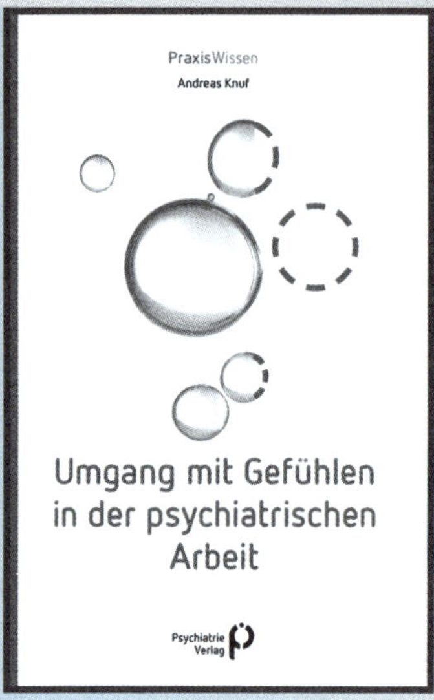
PraxisWissen
Andreas Knuf
Umgang mit Gefühlen in der psychiatrischen Arbeit
Psychiatrie Verlag